脑卒中中西医结合康复指导丛书

丛书主编◎夏文广

脑卒中言语障碍
中西医结合康复指导

主编◎张阳普　宋振华

NAOCUZHONG
YANYU ZHANGAI
ZHONGXIYI
JIEHE KANGFU ZHIDAO

長江出版傳媒
Changjiang Publishing & Media
湖北科学技术出版社
HUBEI SCIENCE & TECHNOLOGY PRESS

图书在版编目(CIP)数据

脑卒中言语障碍中西医结合康复指导/张阳普，宋振华主编. 一武汉：湖北科学技术出版社，2021.6

(脑卒中中西医结合康复指导丛书 / 夏文广主编)

ISBN 978-7-5706-1324-3

Ⅰ.①脑… Ⅱ.①张… ②宋… Ⅲ.①脑血管疾病一语言障碍一中西医结合一康复 Ⅳ.①R743.309

中国版本图书馆 CIP 数据核字(2021)第 049480 号

责任编辑：徐　丹　　封面设计：喻　杨

出版发行：湖北科学技术出版社　　电话：027－87679454

地　　址：武汉市雄楚大街 268 号　　邮编：430070

(湖北出版文化城 B 座 13－14 层)

网　　址：http：//www.hbstp.com.cn

印　　刷：武汉首壹印务有限公司　　邮编：430013

700×1000　1/16　16.25 印张　301 千字

2021 年 6 月第 1 版　　2021 年 6 月第 1 次印刷

定价：58.00 元

脑卒中中西医结合康复指导丛书

丛书编委会

《脑卒中言语障碍中西医结合康复指导》

编　委　会

主　编　张阳普（湖北中医药大学附属新华医院）
　　　　　宋振华（中南大学湘雅医学院附属海口医院）

副主编　韩　冻（湖北省中西医结合医院）
　　　　　林夏妃（中南大学湘雅医学院附属海口医院）
　　　　　张文娟（武汉市中心医院）

编　者（以姓氏笔画为序）

　　　　　王胜洁（湖北省中西医结合医院）
　　　　　王运泰（湖北省中西医结合康复临床医学研究中心）
　　　　　卢　容（湖北中医药大学附属新华医院）
　　　　　刘付星（湖北省中西医结合医院）
　　　　　李思成（湖北省中西医结合康复临床医学研究中心）
　　　　　汪立梅（湖北省中西医结合医院）
　　　　　吴海霞（中南大学湘雅医学院附属海口医院）
　　　　　吴智刚（海南西部中心医院）
　　　　　张冬妮（中南大学湘雅医学院附属海口医院）
　　　　　种玉飞（湖北省中西医结合康复临床医学研究中心）
　　　　　崔振华（中南大学湘雅医学院附属海口医院）
　　　　　曹晶晶（湖北中医药大学附属新华医院）
　　　　　崔晓阳（湖北省中西医结合康复临床医学研究中心）
　　　　　黄丹婧（海南省人民医院）
　　　　　黄英媛（中南大学湘雅医学院附属海口医院）
　　　　　梁　超（海口市中医医院）
　　　　　潘晶晶（中南大学湘雅医学院附属海口医院）

前　言

脑卒中具有高发病率、高致残率、高死亡率的特点，在我国是导致残疾、死亡的主要原因之一。我国每年300多万的新发脑卒中患者中，有70%～80%的幸存者失去独立生活的能力。脑卒中患者的功能障碍不仅包括躯体障碍，言语功能障碍也是其常见的功能障碍，占30%～40%，严重影响患者的生存质量。世界卫生组织的调查资料显示，言语功能障碍严重地影响患者与外界的交流，增加患者的心理负担，同时也阻碍其回归家庭、恢复社会功能，给家庭和社会造成巨大的负担。脑卒中后言语功能障碍的机制复杂，种类繁多，多伴有认知功能障碍，患者康复配合度欠佳，使得言语障碍的恢复比较困难，且周期长。目前，单一的言语康复训练方法效果欠理想，因此，脑卒中后言语功能障碍的康复治疗成为当今医学界的艰巨任务和攻关热点。

本书的编写目的是普及脑卒中言语功能障碍中西医康复知识及治疗技术，提高临床治疗能力，最大限度地帮助患者恢复交流能力，提高生活质量。全书共分9章28节，详细介绍了脑卒中言语功能障碍的基础理论、康复治疗机制、言语障碍的评估，以及中西医治疗方法。本书将脑卒中言语功能障碍的中西医康复治疗技术融会贯通，除了常规的治疗方法外，还包括社区康复及居家康复、护理指导，加速患者的康复进程，降低潜在的护理费用，节约社会资源。本书针对脑卒中言语功能障碍的康复，从基础理论到临床应用，以及未来康复治疗技术的发展方向，循序渐进，内容丰富，应用面广，实用性强，可作为康复工作者的参考用书。

本书参编人员是在康复医学科从事一线临床与教学工作的骨干，在脑卒中言语功能的康复方面，既有深厚的理论基础，又有丰富的临床实践经验。本书在编写过程中得到了作者所在单位及湖北科学技术出版社的大力支持，在此表示衷心的感谢。由于时间仓促，参编的作者较多，书中介绍的内容可能不能全面反映国内外脑卒中言语功能障碍康复方面的所有进展，恳请读者批评指正！

编者

2021年1月

目　录

第一章　脑卒中言语障碍概述

脑卒中是一种急性脑血管病的总称，包括缺血性脑卒中和出血性脑卒中。脑卒中患者常会出现不同程度的言语障碍，多由于脑血管病损伤大脑优势半球语言中枢或发音相关的中枢神经、周围神经或肌肉疾病所致。言语障碍可分为失语症和构音障碍。失语症是指在意识清楚的情况下，由于优势侧大脑半球语言中枢的病变导致的语言表达或理解障碍。患者表现为发音和构音正常，但不能言语，肢体运动功能正常，但不能书写，视力正常，但不能阅读，听力正常，但不理解言语。构音障碍是和发音相关的中枢神经、周围神经或肌肉疾病导致的一类言语障碍的总称。

言语是发出已约定作为语言代码的声音以进行交流的过程。由于声音作为交流载体有其优越性，说和听就必然成为人类交流的主要形式。言语是经口头表达出来的语言，而语言则必须以语音、文字、手势等为载体才能表达出来，从而被他人所接收和感知。语言是一种思维中的智能活动，言语是以语音为符号将语言具体化的过程。虽然人类的语言主要是以语音为代码的言语，但手势、表情、文字、数码、电码等也都是人类用来表达意思、交流思想的符号，例如聋人用的手语、计算机语言等。言语包括从语音表象到发出语音、听到语音、感知和理解语音的全过程。在言语产生和理解过程中，连接说话人大脑和听话人大脑的、依次发生的一系列功能障碍，都属于言语障碍（speech disorder）。脑卒中患者除了会出现运动、感觉等最常见的功能障碍以外，言语功能障碍也是脑卒中后的常见并发症，常见类型有失语症、构音障碍等。研究发现，脑卒中患者的言语功能障碍使患者的社会交流和生存质量受到严重影响。

“失语”一词来自现代医学。中医对中风（脑卒中，中医又称中风）所致言语障碍有“痱”“风喑”等记载。《素问·脉解》曰：“内夺而厥为瘖痱，此肾虚也。”刘河间释云：“内夺而厥，为肾脉虚弱，其气厥不至舌下，则舌喑不能言，足废不能用，经名瘖痱。”《千金要方》谓：“风懿者，奄忽不知人，咽中塞塞然，舌强不能言，足废不能用，经名喑痱。”《诸病源候论》记载更详细：“风癔候，风邪之气，若先中于阴，病发五脏者，其状奄忽不知人，喉中噫噫然有声，舌强不能言。”《医学纲目》：“风喑者，以风冷之客于中，滞而不能发，故使口噤不能言，与涎塞心肺同候，此以口噤为差耳。”“痱”“风懿”“风喑”皆以语言功能障碍为主症。前两者伴神昏，病在脏腑；而“痱”则完全不能言语，“风懿”虽不能言语，但喉中噫噫然有声。二者的临床表现符合现代失语定义，“风懿”相当于现代医学当中的运动性失语、命名性失语，而“痱”当属完全性失语。至于“风喑”似属构音障碍。

脑卒中导致的言语障碍，不仅对患者及患者的整个家庭造成巨大的经济压力，而且由于患者理解能力下降、发音困难等，使得其无法理解康复治疗师的指令从而去积极配合康复训练，极其不利于患者其他功能障碍的恢复，对维系其日常生活及参与正常的社会生活均造成了不利的影响。脑卒中后言语功能障碍患者由于无法清晰表达自己的欲望与需求，更容易情绪低落甚至患上抑郁症，这是一个值得关注的社会问题。因此，针对脑卒中言语障碍，寻找行之有效的治疗方法迫在眉睫。目前的康复治疗方法包括中西医结合药物治疗、现代康复治疗、针灸治疗、心理治疗等，以帮助患者尽早回归生活，提高生存质量。

第一节　语言交流的语言学基础

人类天生具有言语能力，但语言却不是天生的。语言是通过积累个体所经历的知觉而产生的，是凭借先天的言语本能对知觉经历进行积累、学习、思考而发展起来的创造性的交流系统。言语是有声语言的第一步，它是说话的动态的机械过程，产生出的结果即为语音；而语音在按照一定的语法结构和词汇等构成有意义的符号时，才能被称为语言。我国是一个多民族的国家，境内各民族语言非常丰富，但主要推广使用统一的普通话，普通话是以北京语音为标准音，以北方话为基础方言。

一、言语的形成

言语的形成是一个非常复杂的过程，需要各言语器官的协调运动，其中任何一个环节出现问题，言语都难以准确形成。说话者在向听话者传递所要表达的信息之前，首先将该信息在大脑中进行加工处理，这时言语产生的过程就开始了。下一步是将该信息转变成语言代码，选定了语言代码后，说话者的神经系统就发出一系列神经肌肉的运动指令（神经冲动的传递及其受支配肌肉的运动），促使声带发生振动，进而声道形状发生变化。这些指令必须同时控制呼吸系统、发声系统和构音系统中各器官的运动（构音过程表现），其中包括控制膈肌、声带、唇、下颌、舌部和软腭等结构的运动，这样就产生了一系列有序的言语声，最后由说话者发出，言语声最终以声波的形式输出（声学表现）。

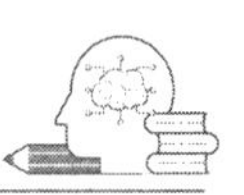

每一种言语声都能用抽象复杂的语音特征表现出来，即语音能力。语音能力可以从不同的角度来进行分析和考察。从生理学的角度分析，语音的构成（不包括机器合成）是指通过人类相关发音器官的运动来影响喉腔、咽腔、口腔或鼻腔内空气的流动，从而产生声波并形成语音的过程。

二、语音的构成

（一）音素

音素是可划分的最小语音单位。音素分为两类：元音和辅音。

1. 元音　元音是发音时共鸣腔的不同形状造成的。最重要的共鸣腔是口腔，此外舌位的高低前后和嘴的圆展也参与共鸣并决定着每个元音的音质，如普通话中的 a、o、e 等。

2. 辅音　辅音是发音时气流在一定部位受到阻碍，冲破阻碍而发出的音。受阻的部位就是发音部位，形成和冲破阻碍的方式就是发音方法。辅音的发音要求区别：①清音和浊音。②送气和不送气。③鼻音和口音。如普通话中的 b、p、m 等。

发元音和辅音的主要区别，一般归纳为 5 点（表 1-1）。

表 1-1　发元音与辅音主要区别

区别点	元音	辅音
气流	畅通无阻	受阻碍并克服阻碍
发音器官	发音器官均衡地保持紧张	阻碍气流的发音器官明显紧张
声带颤动	有颤动	浊音有颤动，清音无颤动
语音延长	可延长	部分可以

（二）音位（普通话四声的调位是/1/、/2/、/3/、/4/，或者是/55/、/35/、/214/、/51/）

音位是语言中能够区别词义的最小语音单位，也就是不同的语音类型，例如“把”（ba55）、“比”（bi214）、“补”（bu214）三个不同词里，因为受韵母的影响，b 的实际发音方法并不完全相同：第一个“b”双唇较松，而第 2 个“b”较紧，第 3 个“b”则带圆唇色彩，但是，这些细微的差别在语言的交际中并没有造成区别意义的作用，因此也就可以把这三个/b/归纳为一个语音类型，这就是/b/音位。

“八”（ba55）、“趴”（pa55），其中的/b/和/p/同与/a/相拼，构成了不同的词义，/b/和/p/有了区别词义的作用，因此便是两个不同的音位，即两个不同的语音类型。

（三）音节（普通话四声的调位是/1/、/2/、/3/、/4/，或者是/55/、/35/、/214/、/51/）

音节是在听觉上是最容易分辨出来的自然语音单位，如“飘”（piao）；完全相同，但一听便知是两个音节，如“鲜”（xian55）与“西安”（Xi55’an55）、“换”（huan51）与“忽暗”（hu55’an51）等音节都是凭听觉来加以区分的。

普通话音节的构成比较简单，也比较整齐。即分解为声母、韵母、声调三个组成部分。

1. 声母 汉语音节中开头的那个辅音就称为声母。每个音节中的声母只由1个辅音充当，如“中国”（zhong55 guo35）中的/zh/和/g/，就是这两个音节中的声母，普通话共有21个声母。

2. 韵母 在汉语音节中，声母后面的部分叫作韵母，有的韵母由1个、2个或3个元音组成，有的韵母中也有辅音成分。普通话的韵母共有39个。

3. 声调 在汉语的发音过程中，整个音节的声音的高低、升降、曲直变化就是声调。声调是汉语音节中不可缺少的组成部分，也是汉语区别于其他语言的又一个显著特点。如英语、俄语、日语等只有重读之说，没有区别语的声调，所以声调是许多外国人学习汉语的难点之一。

（四）发音部位、过程及方法

发音离不开发音器官的运用，其中有的发声器官是固定不变的，如齿、齿龈、硬腭等。有的发声器官的形状、位置是可变的、能动的，如唇、舌、连着小舌的软腭、声带等。这些能活动的发声器官是发声过程中的主角，也是康复训练的重点。

1. 发音部位 发辅音时，对气流能够形成障碍的发音器官就是主要的发音部位。比如发 b、p、m 音时（图1-1），是上下之间形成阻碍，就称它们为双音，根据21个声母发音部位的不同，大致可归纳为7类（表1-2）。

表1-2 辅音发音的部位

类别	发音部位	举例
双唇音	上唇与下唇中部形成阻碍	b、p、m
唇齿音	上齿与下唇内侧形成阻碍	f

续表

类别	发音部位	举例
舌尖前音	舌尖与上齿背形成阻碍	z、c、s
舌尖中音	舌尖与上齿龈形成阻碍	d、t、n、l
舌尖后音	舌尖与硬腭前端形成阻碍	zh、ch、sh、r
舌面音	舌面中前部与硬腭形成阻碍	j、q、x
舌根音	舌面后部与硬腭后部形成阻碍	g、k、h

注：此“辅音发音的部位”表是根据标准普通话的发音所列。

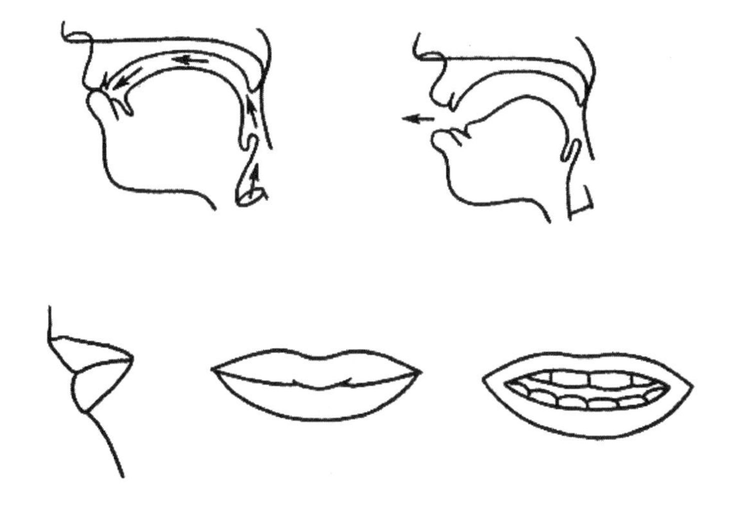

图 1-1　/b/音的发音运动图

2. 发音过程　声母发音的全过程可以划分为成阻、持阻、除阻三个阶段。

1）成阻：发音的两个部位形成阻碍，为发音做好准备的阶段。例如：发 b、p、m 音时，双唇先闭拢形成阻碍的过程。

2）持阻：成阻部位保持成阻状态，并蓄积一定的力量和阻力，同时让气息积聚在发音部位的后面，为发音做好最后的准备。

3）除阻：气流冲破阻碍，最后发出声音的过程。例如：双唇音 b、p、m，双唇中部打开，气流冲出，发出 b、p、m 的音。

3. 发音方法　指发音时形成阻碍和克服阻碍的方式，包括气流的强弱、声带的颤动等，根据声母形成阻碍和克服阻碍的方式，普通话声母可以分为塞音、擦音、塞擦音、鼻音、边音几类。

1）塞音：成阻部位完全闭合，持阻并突然除阻，气流冲破阻碍，造成爆发色彩。例如：b、p、d、t（图 1-2）、g、k。

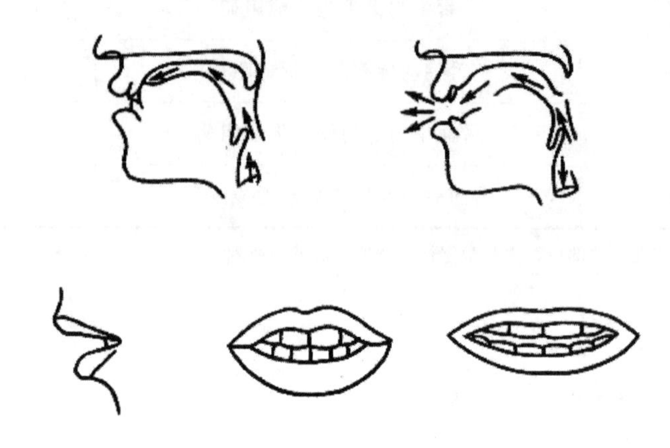

图 1-2　/t/音的发音运动图

2）擦音：成阻部位靠近，形成缝隙，气流从缝隙中挤出造成摩擦声。例如：f（图 1-3）、s、sh、r、x、h。

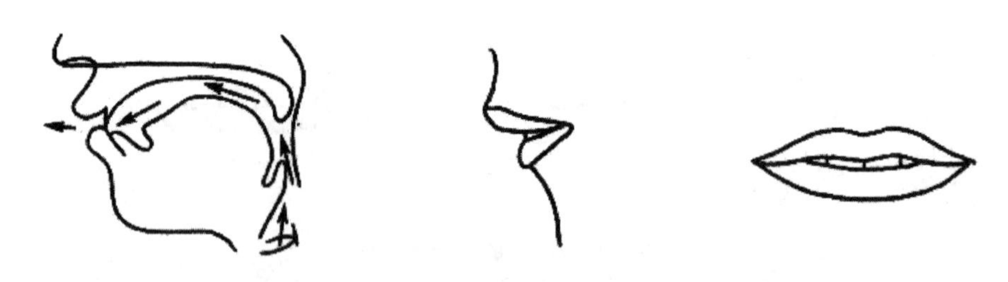

图 1-3　/f/音的发音运动图

3）塞擦音：成阻部位开始时完全闭合，当发音时，成阻部位立刻微微打开一条窄缝，让气流从窄缝隙中摩擦挤出，由于这中间有塞和擦的过程，故称之为塞擦音。例如：z（图 1-4）、c、zh、ch、j、q。

4）鼻音：成阻部位完全闭合堵住气流，发音时，软腭下垂，鼻腔通路打开，让气流向上从鼻腔中通过，发出鼻音。例如：m、n（图 1-5）。

5）边音：舌尖抬起和上齿因接触形成阻碍，阻塞气流。发音时，气流沿舌的两边流出，同时舌自然落下造成边音。例如：l（图 1-6）。

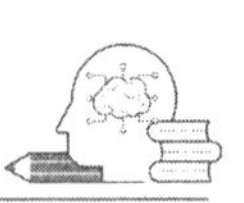

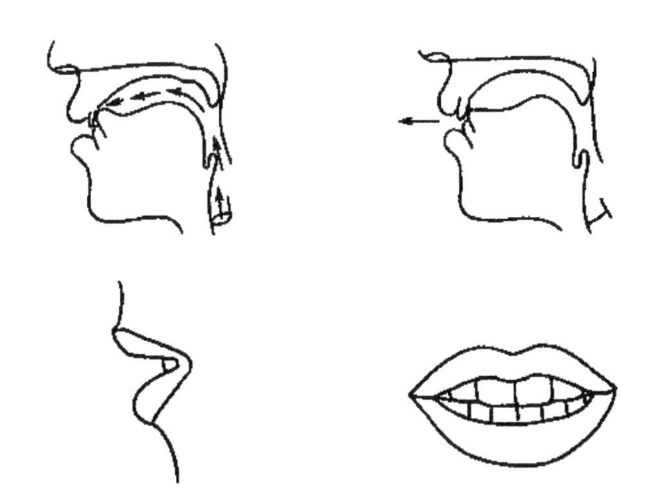

图 1-4　/z/音的发音运动图

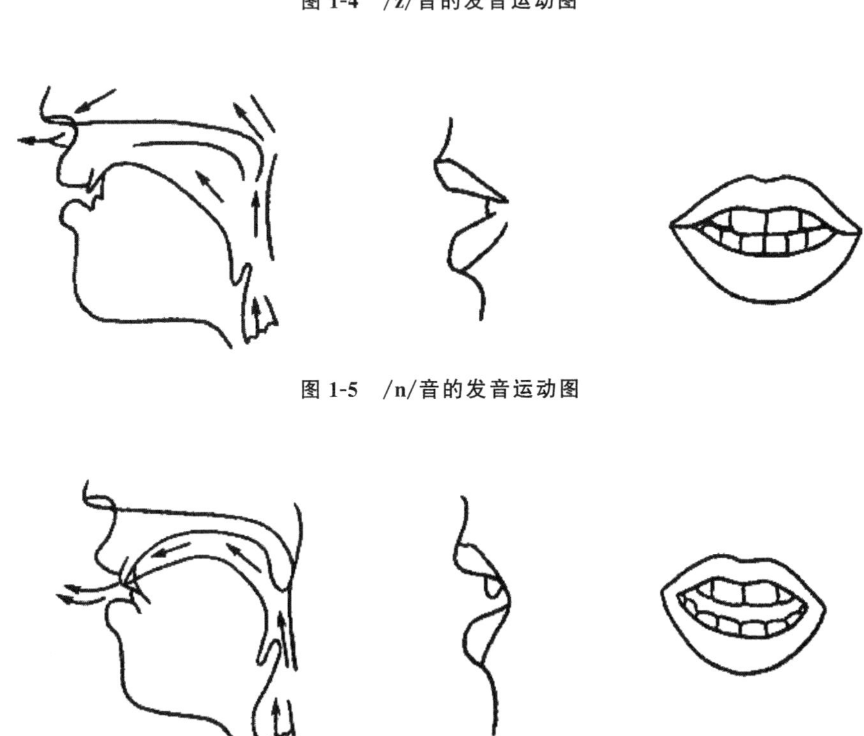

图 1-5　/n/音的发音运动图

图 1-6　/l/音的发音运动图

根据除阻时气流强弱的不同，普通话声母的发音又可分为送气音和不送气音两种。①送气音：发音时呼出的气流较强，例如：p、t、k、q、ch、c。

②不送气音：发音时呼出的气流较弱，例如：b、d、g、i、zh、z。

根据声母发音时声带颤动的情况又分清音与浊音。①清音：发音时声带不颤动的为清音。②浊音：发音时声带颤动的为浊音。普通话声母中，只有 m、n、l、r 为浊音，其余的均为清音。

正确发音除了以上发音原则外，还要掌握好语音四要素，即音高（声音的高低）、音重（声音的轻重或强弱）、音长（声音的长短）、音质（从声音的产生和音响两方面分析）。

以下是汉语拼音的声母与韵母的发音表（表 1-3、表 1-4），供大家参考使用。

表 1-3　汉语拼音声母发音表

发音部位		上唇	上齿	舌尖	舌尖	舌尖	舌面	舌根
		下唇	下唇	上齿背	上齿龈	前硬腭	前硬腭	软腭
塞音	不送气	b			d			g
	送气	p			t			k
塞擦音	不送气			z		zh	j	
	送气			c		ch	q	
擦音	清音		f	s		sh	x	h
	浊音					r		
鼻音	浊音	m		n				
边音	浊音			l				

表 1-4　汉语拼音韵母表

单元音韵母	/a/、/o/、/e/、/i/、/u/、/iü/、/er/							
复元音韵母	ai	ia	ua	üe				
	ei	ie	uo					
	ao	iao	uai					
	ou	iou	uei					
	an	ian	uan	üan	en	in	uen	ün
	ang	iang	uang	eng	ing	ueng	ong	iong

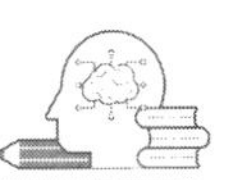

三、文字

1. 汉字　汉字是建立在象形基础上的表意文字，可以以义构形，以形索义，又有高度抽象的符号功能。汉字形体结构形式遵循着一定规律，抽象出5种基本笔画，笔画顺序按先上后下、先左后右、先中间后两边。利用线条构成字体，例如：象形、指事、会意、形声、转注假借。象形字的结构基础是象形语义，指事字则是用形象加符号或单用指事符号表达语义，会意字的结构基础是用两个以上的形象或符号组合起来表达特定语义。形声字大量产生，在形体上增加意义信息的结果。汉字偏旁部首具有高度抽象的符号功能。

2. 语法　汉语语法单位包括语素、词、短语和句子。语素是语言中最小的音义结合体，大多数为一个音节即一个语素。

1）语素：主要从三方面分类，见表1-5。

表1-5　语素的分类

类别		解释	举例
从语音形式分类	单音语素	由一个音节组成	“喜、欢、弹”等均为此类
	多音语素	主要由古汉语中的联绵词和音译外来词构成	坎坷、喇叭、幽默、沙发等
从语言功能分类	成词语素	可以直接作为词的语素	好、人、天、走等
	非词语素	不能直接构成词而必须和其他语素相结合才能构成一个词	业、民、务等
从意义、性质分类	词根语素	体现词的基本意义	人、天、老虎、桌子等
	附加语素	由词缀构成的	老虎、作家、第三、阿姨等

2）词：词是能够独立运用的最小的语言单位，是构成短语和句子的备用单位。根据语素与语素的结合情况，可分为表1-6中的几种形式。

表 1-6　语素与语素的结合

语素类型			举例
单纯词（由一个语素构成的词）	单音单纯词		人、树、拿
	多音单纯词	联绵词	蜘蛛、哆嗦、垃圾
		叠音词	猩猩、太太
	重叠式合成词	音译词	沙发、安乃近 爸爸、星星、花花绿绿等
	附加式合成词		老师、老板、第二、初一、鞋子、绿油油等
合成词（由两个或两个以上的语素构成的词）	复合式合成词	联合型	健美、改革、喜欢
		偏正型	新潮、雪白
		补充型	打倒、搞活
		述宾型	投资、美容
		主谓型	海啸、胆怯

3）句子：句子是由短语或词构成、具有特定的句调、能够表达一个相对完整的意思的语言单位。句子可以有如下两种分类。

（1）按照用途和语气，句子可分为以下类别。

a. 陈述句：说明一件事情。例如：他正在吃饭。

b. 疑问句：提出一个问题。例如：你在做什么？

c. 祈使句：表达请求、命令、劝阻。例如：停车！

d. 感叹句：表达一种感情。例如：他跑得真快啊！

（2）按照结构，句子可分为以下类别。

a. 单句：

主谓句。例如：我走。“我”为主语，“走”为谓语。

非主谓句。例如：“下雨了”“禁止吸烟”“上课了”。

b. 复句：

一重复句。由两个单句构成，例如：如果你不来，她就会生气。

多重复句。由两个以上单句构成，例如：她走进屋，脱下大衣，就去做饭了。

3. 词类　分为实词和虚词两大类。实词包括名词、动词、形容词、区别

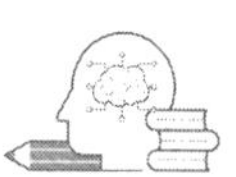

词、数词、量词、副词、代词、象声词和叹词十类。虚词包括介词、连词、助词和语气词四类。

1）实词。

（1）名词：名词是表示人和事物的词。它常作主语、定语、谓语，它可以受数量词修饰，分为以下 8 类。

a. 可数名词：能加个体量词的名词。例如：（一张）床、（三匹）马、（五张）桌子等。

b. 不可数名词：没有适用的个体量词，只能选择度量词、临时量词和不定量词。例如：（1 000 g）肉、（一桶）水等。

c. 集合名词：表示一个集合体。例如：老师、好友、信件等。

d. 抽象名词：表示抽象概念。例如：知识、道德、品质、素养等。

e. 专有名词：包括人名、地名、书名、团体机构等。例如：深圳、上海等。

f. 时间名词：表示时间。例如：春天、上午、早晨、中午、5 年等。

g. 处所名词：表示地点、场所。例如：市区、内地、医院、学校等。

h. 方位名词：表示方向、位置。例如：上、下、左、右、上面、后面、外面等。

（2）动词：动词是表示动作行为、心理、活动或存在、变化、消失等的词。它可以带“着、了、过”表时态，它常作谓语，一部分动词可以受副词修饰，一部分动词可以重叠，可分为以下几类。

a. 及物动词：可以带宾语。例如：骑车、吃饭、喝水等。

b. 不及物动词：不能带宾语。例如：走、跑、休息等。

c. 判断动词“是”：它具备动词的主要特点，在句中起判断作用。例如：他是医生。

d. 助动词：表示意愿、可能、必要等意义。例如：能、会、应该、想、愿意、可以等。

e. 趋向动词：表示趋向。例如：上、下、进、出、上来、下去、回来等。

（3）形容词：形容词是表性质、状态的词。大部分形容词可受程度副词修饰，形容词不能带宾语，它一般作定语，一部分形容词可以重叠，但重叠后的部分形容词不受程度副词等的修饰，分为以下几类。

a. 表示性质形容词。例如：软、好、苦、吝啬、聪明、伟大等。

b. 表示状态形容词。例如：大、小、长、短、雪白、冰凉、坑坑洼洼等。

c. 表示程度数量的形容词。例如：多、少、多少、许多、很多等。

（4）区别词：区别词是表示事物属性的词。

单纯区别词：如金、银、男、女、正、副等。

合成区别词：数量比较多。例如：彩色、黑白、民用、长期、直接、初级等。

（5）数词：表示数目多少或顺序多少的词，它经常与量词并用构成数量短语，后者可用来作定语或补语。

a. 基数词：表数目多少的词。例如：一、二、三、个、十、百等。

b. 序数词：表示次序的词。例如：第一、第二等。

c. 倍数：由“基数+倍”构成。例如：一倍、五倍等。

d. 分数：格式为“几分之几”。例如：十分之一、五分之二等。

e. 概数：表示大概的数目。例如：十来个、三四个、七八成等。

（6）量词：量词是表示计算单位的词。

a. 物量词：包括度量词、集合量词等。例如：尺、小时、亩、元、角、匹、群等。

b. 动量词。例如：次、回、趟、阵、场等。

（7）副词：副词是限制、修饰动词、形容词以表示程度、范围、时间等的词。

a. 程度副词。例如：很、非常、十分、更加、有点儿、尤其等。

b. 范围副词。例如：都、总共、统统、一概、单单、仅仅等。

c. 时间频率副词。例如：已经、曾、刚刚、才、常常、屡次、再三等。

d. 其余：有表肯定或否定的，如必、必须等；有表情态、方式的，如特意、赶紧、悄悄等；有表语气的，如偏偏、果然、恰恰、不妨等。

（8）代词：代词是有代替、指示作用的词，它代替什么词，就具有那些词大体相同的句法功能。代词分为以下类别。

a. 人称代词。例如：我、你们、自己、大家等。

b. 疑问代词。例如：谁、什么、哪儿、怎样等。

c. 指示代词。例如：这、那、这会儿、这么、那些等。

（9）叹语：表示感叹、呼唤或应答的词。

a. 感叹叹词。例如：唉、啊、哟等。

b. 呼唤应答叹词。例如：喂、嗯等。

（10）象声词：指模拟自然界声音的词，它可以作状语、定语和独立语。

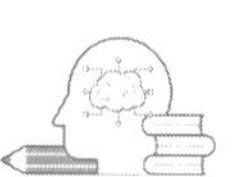

例如：他嘴里叽里咕噜地不知在说什么。

2）虚词。

（1）介词：介词主要用于名词或名词性短语前，成“介词短语”，作动词或形容词的附加成分，表示时间处所、方式、条件等。

a. 时间介词。例如：随着、自从等。

b. 处所方向介词。例如：自、打、沿等。

c. 方式介词。例如：经、通过、靠、以等。

d. 原因介词。例如：由于、因、因为等。

e. 目的介词。例如：为、为了、为着等。

f. 对象介词。例如：对、对于、关于、把、同、跟、与、和等。

g. 被动介词。例如：被、叫、让、给等。

h. 比较介词。例如：比等。

i. 排除介词。例如：除、除了等。

j. “据”类介词。例如：根据、按照、凭、本着等。

（2）连词：是连接词、短语分句或句子的词。它不充当造句成分，也不单独回答问题。连词分为以下类别。

a. 连接词或短语的。例如：和、跟、同、与、而、并且、或等。

b. 连接分句的。例如：只要、因为、然而、不但…而且、或者等。

（3）助词：是附着在其他语言单位上表示动态等语法意义的词。它附着性很强，一般念轻声。

a. 结构助词。例如：的、地、得。

b. 时态助词。例如：着、了、过。

c. 比况助词。例如：似、一样。

d. 其他助词。例如：所、给、连。

（4）语气词：是指能放在句尾或句中停顿处表示种种语气的词。语气词可以单用，也可以连用，一个语气词不止有一种意义。

a. 陈述语气词。例如：了、吧、呢、哟、也好、啊（呀、哇、哪）等。

b. 疑问语气词。例如：吗、吧、呢等。

c. 祈使语气词。例如：吧、啊（呀、哇、哪）、了、呢等。

d. 感叹语气词。例如：啊。

4. 句法　说话的时候，句子能表达一个相对完整的意思。每个句子又都有一定的语调，表示不同的语气。在连续说话中，句子和句子之间有一个较大的停顿，在书写时则用句号、问号或叹号表示语气和停顿。主要有 6 种句式。

1）连动句：基本结构为名词＋动词 1＋动词 2。例如：她放下行李跟我说了几句。

2）兼语句：基本结构为名词 1（主）＋动词 1＋名词 2（宾）（主）＋动词 2。例如：他给孙子起个名字叫祺祺。

3）存现句：基本结构为处所词（或时间词）＋动词＋名词。例如：地上放着两只箱子。

4）“是”字句。例如：这孩子是个急性子，其中“是”为动词；而老方是明天离开杭州中的“是”则为副词。

5）“把”字句。例如：他把画儿挂在墙上。

6）“被”字句：表示被动。例如：他从来没有被人尊重过。

5. 现代汉语中常见的句子变化

1）倒装。例如：早就走了，你弟弟。八点了，都。

2）省略。例如：我弟弟 8 岁了，（我弟弟）刚上小学二年级。

3）紧缩。例如：（不……也）你不请我也来。

第二节　语言交流的心理学基础

心理语言学（psycholinguistics）是一门新兴的边缘学科。它研究人类学习和使用语言的行为和心理过程，不但对探讨语言的起源、语言和心理活动的关系有重要的理论意义，也是心理语言学研究中的一个重要内容。人是怎样运用语言的，包括言语的生成和理解过程等问题，一直受到语言学家和心理学家的关注。有些语言学家试图用心理活动来解释语言交际的认知过程，心理学家则把人们的言语认知活动作为他的研究课题。

人们运用语言进行交际的行为，也就是我们常说的听、说、读、写四个方面，概括起来包括两种言语过程，即言语的生成过程和理解过程。这是语言交际中十分复杂的心理认知过程。

一、言语产生过程

现代认知心理学认为语言的产生是指人们如何使用语言去讲话或写出书面材料，并不是指人类语言的起源或儿童如何获得语言。言语生成是从大脑组织交流意图，大脑产生词句信息，到控制发音器官发出声音的过程。它是人类语言能力的重要组成部分，是人类意识和意志表达的重要途径。言语产生过程大致可分为 3 个环节，概念准备是言语产生的最初环节，指大脑把思想、观点等转化成概念的过程，此过程确立说话的意图和想表达的概念；中间的过程是言语组织，即把要表达的概念转换为语言形式，言语组织包括词汇生成和语法编码两部分；最后一个过程是发声，涉及更为具体的语音和发音的计划，即把语音编码转换成发声的肌肉运动程序，并执行这一程序。

（一）语言的编码过程

由动机或想法到口语的产生至少须经过下列 6 个步骤。

步骤①：想要说话的动机可能是源自内在生理或心理的需求（如口渴或心情快乐），或是外在环境的刺激（如看到热水瓶或护士）所引发的动机或意向。起初，它是一感觉，尚未有语言形式，当事者依当时的情境，将此动机或意向转变成较明确的想法或概念，如患者口渴（内在刺激），又看到桌面上有热水瓶和苹果，太太及护士正站在旁边（外在刺激）。

步骤②：他想要解决口渴的问题，这个概念形成之时，会激发出相关的主要概念词汇（如渴、饿、痛、水、苹果、瓶子、太太、护士、喝、吃……），这时患者必须选取相关的词汇（水、喝），并且把不恰当的词汇抑制掉（饿、苹果、吃）。这时选取的词汇主要是所谓的内容词（content words），这些词汇可能不完整，但已有表达概念的雏形，有时也被称为内在语言（inner speech）。

步骤③：把选取的词汇依次（约定俗成的语法）安排好，并加上必要的联结词汇，以使句子的意思完成，如把“渴、水、喝”这三个概念，转换成“我要喝水”这一句话。语法上的功能词（function words）也在此时加上去。

步骤④：词序排定之后，接下来再加入音韵结构，以别人能听懂的语音表达。

步骤⑤：最后要将音韵结构转变成构音运动的程式，并将此信息传送到各个发音器官及肌肉。

步骤⑥：在语句形成的过程中，脑子则不时地在监视并修正错误。

我们再以上述的神经语言模式来分析脑卒中患者的语言症状及其相对应的障碍。

（1）概念的形成：失语症患者很少出现概念形成障碍的症状，即使完全型失语症的患者，也常企图以手势或表情来表达图画上的概念（用手比画水流出来，用肢体表达男孩从椅子摔下来）。但较严重的完全型失语症的患者可能就无法配合此测试，他们可能看看图，再看看主测者，却没有想要表达什么的反应。在临床上，这类患者的主动性也较差，他们常坐着看四周发生了什么事，食物拿到面前，他们会吃，衣服放在面前，他们会穿，但是较少主动要东西吃、要穿特定的衣服。这并非说他们完全没动机或概念，因为有时他们也会主动地拉着家人或医护人员，要到某个特定的地方或要某些东西，但这些通常是他们患病前原有的习惯，少有较新的动机或想法。由神经结构来看，大脑额叶的前方可能和概念的形成有关，但是大脑的其他部位（如顶叶和颞叶）也应该对概念的形成有影响，而边缘系统（limbic system）和动机的启动有关，所以前额叶及边缘系统受损的患者常有冷漠不语的症状，这就是因动机及概念的形成障碍所造成。外在刺激会影响口语表达，如有些患者只注意到图的右侧，而忽略图片左侧的描述；另一些患者只注意到图片左侧的描述，而忽略右侧。

（2）词汇的激发与选取：虽然我们无法观察到“概念的形成”及“词汇激发”的过程，但是由失语症患者的反应可看到患者在此过程主要有两种困难：词汇匮乏及词汇选取错误。不管是哪一种的失语症，他们表达的内容通常较正常人少，也常有词汇选取错误的现象，如把“椅子”说成“桌子”，把“洗盘子”说成“洗衣服”。然而运动性失语（broca）型患者能够“监视”到错误并去修正，而感觉性失语（wernicke）患者就较少修正自己的错误。汉语失语症患者词汇选取错误的另一个特点是，wernicke 型比 broca 型失语症较多语义错语（semantic paraphasia），显示语言皮质后区与词汇激发与选取关系较密切。

（3）语法结构编码：失语症患者常有句法的问题，语法障碍可分为两种：失语法症及错语法症。失语法症（agrammatism）是指患者省略功能词（如助词、副词、介词等）或省略词形变化（如动词之-ing 或-ed，名词之-s）。错语法症（paragrammatism）则指患者的句中仍有功能词或词形变化，但却出现错误或混用的现象。一般认为 broca 型失语症较常出现失语法症，而 wernicke 型则较常出现错语法现象。但由于汉语的语法和印欧语系的语法不尽相同，所以很难出现上述的分类。broca 型明显说话费力且慢，但能说出功能词“给、一个、要、去”。wernicke 型说话虽不费力，但也常因找不出恰当的词语而表达不清楚，比较“语法结构编码”的能力，两类患者的语法都有错误，他们有时能正确使用功能词，但也都犯相似的错误。

（4）音韵结构编码：broca 型失语症显然呈现较多音韵错误；wernicke 型失语症也有音韵错误之现象，只是频率较少、程度较轻。这两型失语症最明显的差别是：broca 型步骤“自我监视及修正”的能力比 wernicke 型好，所以 wernicke 型失语症的患者常没有察觉自己犯的错误，有时是察觉到错误但是无

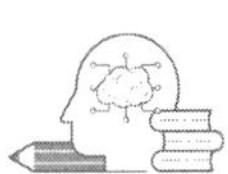

法修正。步骤⑥的障碍也会造成语音错误，是属于口语运动障碍。

（二）言语理解过程

语言理解是对交流信息的接收和处理。

1. 语言理解的心理基础　语言理解的心理基础主要有感知辨识、短时记忆、反馈监控。

1）感知辨识：听理解首先要对语言的声音进行感知，其次是辨识其词义功能及承载的语义。当听到一段话语时，把语流加以切分，分出语段、音段、音素所体现的音位。通过领悟语句的语调结构和词语的含义来辨识语句的意义。辨识词义其实就是根据该词在语句中的组合地位，判断它用在多义系列中的哪一项语义，有时还要从上下句的关系加以判断，尤其是多义词。例如："他不是东西"这句话在感知后切分出"东西"这个词时，首先要辨识它不是词组"东西"；其次要辨识它不同于"梳子是有用的东西"中的那个"东西"。也就是说，它不是指"物品"而指"人品差"。然后根据整句话的语气，辨识这句话的意思是"他的品格差"。

2）短时记忆：短时记忆是参与语言理解的必备心理条件。如在理解连贯话语时，必须记住话语的关键成分，才能抓住重点，分清各成分的关系，理解话语的内在含义。

3）反馈监控：语言的传入性反馈监控机制是保证语言交流围绕话题的重要心理条件。在语言理解时，听话者必须在判断话语的关键成分的基础上紧紧把握语言交流的话语主题，反复加以核对，一旦发现曲解、误解或偏离话语主题，就要调整理解过程，重新调整谈话方向，尽力捕捉话语的信息核心。

2. 语言理解的策略　语言理解是综合利用各种策略的复杂心理过程。人在已有的知识和经验的基础上，常应用语义策略、词序策略和句法策略等来加工语言信息。例如：人们可以根据语义来确定各种词类，如凡指称实体的词为名词；凡说明行动的词为动词。利用语义策略可以帮助理解一个句子，如听到"孔融梨让"这样的句子，我们能正确地理解这句话的意思是"孔融让梨"，这里实际上存在着一个语义模式，即当句子中谈到礼让，谈到一种食物，又谈到一个人，则这个句子的意思是说"此人礼让该食物"。所以，即使词的顺序颠倒，人们也不会产生误解。

词序策略则是利用词序的模式来加工语言信息。例如：汉语句子的基本词序为"名词 1—动词—名词 2"，即"动词之前的名词为支配者""动词之后的名词为受支配者"，这个词序模式的内涵就是"第一个名词的特例对第二个名词的特例施加动词所表达的一定行动”。在听到“风吹荷叶”这句话时，就可以正确理解谁吹谁或谁被吹了。可以看出，这种词序策略不仅涉及句子的表层结构的分析，实际上也涉及句子的深层结构或意义。但是，人们的话语是极其复杂和多样的，一个句子往往难以纳入某个个别的词序模式。有时可能首先要利用句法策略将一个句子分解为若干模式，对句子进行分解和组合，构成句法水平加工，然后再应用词序策略。

人们在实际理解语言的进程中，常交替应用几种策略。一般来说，这些策略是从已有的知识和上下文出发的，表现在理解过程中形成某种期望或假设，但它们需要得到输入信息的验证和校正，并在一定时刻加以转换。其实，这些语义策略、词序策略和句法策略都是不同性质、不同层次的模式策略。较高水平的加工策略如语义策略或句法策略，对较低水平的词汇加工乃至语音加工会发生影响，互为作用以便最好、最快地理解。

3. 语言理解中的信息整合 人们的背景知识对语言理解的作用不仅表现在策略适用上，还表现在信息整合上，输入的语言信息要与记忆中贮存的有关信息相整合，才能得到理解。如果缺乏有关的信息或者未能激活记忆中的有关信息，那么就不实现语言的理解。通常人们将新的信息与已知信息联系起来达到进一步的理解，在句子中，已知的信息通常先于新的信息出现，然后在记忆中搜索与已知的信息相匹配的贮存信息，再将它与新的信息联系起来，这种情况在句子的上下文阅读理解中表现得最明显。在对话和阅读中，前一个句子或一些句子为后一个句子提供有用的信息，并互为影响，如果这种已知的信息与新的信息互为关系遭到损害，句子的理解将受到影响。

4. 推理在语言理解中的作用 人们在语言理解过程中，不是被动地接受语言信息，而是在已有知识的基础上主动地推敲、领悟语言的意义，常通过推力增加信息，把握事物之间的联系，促进语言的理解。

5. 言语理解解码的过程 言语的理解过程可分出3个互相联系又各不相同的过程：语音听辨、语义理解和做出反应。第一阶段为言语知觉阶段，是对句子的声音模式或文字模式进行最初的编码、分析。第二阶段为语法分析阶段，即把信息转换成词的组合意义的心象阶段。第三阶段为使用阶段，是听话人对心象的实际应用。理解话语所要传达的意思至少涵盖了4个语言理解层次：语音辨识、词汇辨识、语法分析、语篇理解。在“信息处理模式”盛行的年代，人们把口语理解简化成单向系列的过程：语音辨识→词汇辨识→语法分析→语篇理解。但是神经生理及认知科学的进展，让我们了解到，较复杂的认

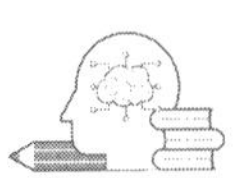

知过程必然涵盖多路径同时进行，且随时有回馈修正的逆向运作。

研究失语症常会碰到这个问题：为什么失语症的患者对某些句型的理解比另一种句型的理解好？学者至少提出两种理论与解释。

1）有人认为语句理解的过程只是一种语音信息线性连接的解码过程，所以如果句子的信息是直线式的就较易理解，如果句子的信息呈现跳跃的结构就较复杂，较不易理解。依照此理论，理解句子“打男孩的女孩很瘦”和“女孩打的男孩很高”的难易应该相似，因为这两句子的长短相同，且其要测验的“女孩很瘦”和“男孩很高”都在句子的最后。

2）另有学者认为，语句有其特殊的结构，听者必须能掌握此结构的规则（句法），才能了解句子的意思。句子的直线结构只是表面，要理解句子的含义就必须从句子深层结构着手。由此观点来看，上述两个句子，表面结构虽然相似，但是句子深层结构并不一样，所以句子理解的过程也不会相同。

举例：一位 37 岁男性因左侧基底核出血而产生 broca 型失语症状并有口语失用症。他们以 4 选 1 的图画来测验患者的语句理解。测验的句子分为 4 组，每组 20 句：①简单的主动句，如“大猫追小狗”。②简单的被动句，如“大狗被小猫追”。③主语关系子句，如“追猫的狗很大”。④宾语关系子句，如“狗追的猫很小”。

结果其答对率分别是 92.5％，97.5％，57.5％和 82.5％。由此结果可推论：被动句的理解并不会比主动句难；句型关系较复杂的句子的确比简单句难懂；主语关系句比宾语关系句难懂。

由上述失语症患者语句理解的研究可看出，语句理解的过程不只是一种语音信息线性连接的解码过程，而是深层结构的分析。但是我们仍不能确知，为什么汉语失语症的患者对宾语关系句的理解比主语关系句好，被动句的理解并不会比主动句难，这有待我们更进一步的研究。

语篇的理解（discourse）：简单的词语及句子的理解可能只需要左侧大脑处理，但是当词语或句子较复杂，需要逻辑推理或了解弦外之音时，左右两侧大脑就须互相合作，如“小明比小华高，请问谁较矮”这种句子。许多报告指出右脑损伤患者常有了解弦外之音、反讽或笑话的困难，他们虽然发言清楚、语法正确，没有失语症状，但是他们的交谈结构及对意思的理解都比一般人差。要正确理解他人的话语，单靠语言运作并不足够，还需要有其他的认知功能支持：一般的认知、社会情境认知、工作记忆。一个语言系的高才生如果没有学好物理，到高等物理教室听课，他可能每个字、每句话都听到了，但却

“有听但没有懂”。临床上也常看到许多没受过教育的患者，做任何测验的表现都会比教育高的差，这可能有两个原因：第一，无教育者很少接触测验，不太会作答，所以表现差。第二，无教育者其认知能力也较差（词汇少、应用少），所以不会答题。

二、影响言语交流的心理因素

影响言语交流的心理因素包括交流角色关系、交流循环系统、交流者的欲望、交流者的地位、交流者的心态、交流环境等，对这些因素的探讨可以促进对语言交流的心理认识。

1. 交流角色关系 在语言交流中，交流双方的信息传递随着听、说角色关系的不断变换而改变，说话不是为了给自己听，“说”与“听”是语言交流中的两个互为依存的角色，纵然有“自言自语”的现象，但是自言自语不会输出信息。就如收看电视，电视台发送信息并不是它的目的，它的目的是要别人收看节目－接收电视信号。首先只有电视台发送的信号是清晰、可辨的，电视观众才有可能有效地接收；如果电视台发出的信号是模糊的，家中电视的接收效果一定不会清晰。语言交流的目的也是为了输出必要的信息，向交流对象表达一定的思想与情感，只有说者输出的信息是清晰可辨的，听者才可能听得懂说话人的意思。

2. 交流循环系统 语言交流双方的内部心理活动和外部语言传递过程是一个互为条件、相互联系、相互作用的运动过程，是一个信息加工、处理与发送、接收的互动系统。语言生成可理解为其信息加工与发送过程，而语言理解则是其信息加工接收与处理的过程。所传递的信息是以语言生成的话语为形式的，同时它又是语言理解的对象。在语言交流中，因为交流双方信息传递的方向随着听、说角色关系的不断变换而改变，所以语言交流过程是一个循环系统。在此过程中，除了以听说角色变换、内部语言与外部语言交替为线索的主要循环过程之外，还存在着运行于记忆与编码、解码、内部语言之间的 3 个支持性循环过程，这种内在的模式就被称为交流循环系统。

3. 交流者的欲望 一方所生成的话语常常激发对方的表述动机，从而引起一系列复杂的内部心理活动，如赞同、反对、感叹等，从而触动其语言的欲望，交流者的欲望影响着交流者的语言表达及外部情感。

4. 交流者的地位 在一般情况下的语言交流过程中，人们是轮流说话的，交流双方的角色关系往往不断变换。交流双方地位是平等的关系，但语言交流中受社会地位等影响，如上级领导对下级的语言交流过程往往是支配与被支配的关系，这会影响被支配者的交流欲望，出现不平衡的特殊交流形式。

5. 交流者的心态　生活经历及人生态度会影响个体的言行，从而影响交流者的态度，反映在交流心态中，这些反应被听者接受时，会由于接受者的人生背景及交流心态不同而产生不同的效果，影响到双方交流的内容。

6. 交流环境　交流环境主要分两种，一种是外部交流环境，指交流的场合、声音环境、第三者干扰等。如在很吵闹的环境中交流，说者必须提高音量，听者必须集中精力倾听，需要每一交流者更大的体力付出，从而影响交流心态及交流欲望。另一种是交流者的内部环境，指交流者双方的心理环境，如交流者心事重重、疲乏、瞌睡等。

三、脑卒中言语障碍患者心理分析

脑卒中具有高发病率、高致残率，对患者的身心均产生极大的影响。卒中后患者常产生各种不同的心理障碍，尤其是伴有言语障碍的患者其心理压力更为严重。据统计，偏瘫患者伴有言语障碍占40%～50%。言语障碍患者表现出不同程度的交流缺陷，影响正常工作和日常生活。心理因素在患者言语功能康复治疗中具有重要作用，对患者的恢复和预后均有较大影响。

患者产生心理压力的原因是不同的，脑卒中言语障碍患者心理压力来源于对脑卒中后疾病性质和预后的了解，对自己智能减退的察觉，以及机体功能缺损所致自主生活能力的下降，依赖别人照料生活，身体外形的改变，工作能力和社会地位的丧失，经济收入的损失，害怕受到社会和家庭的遗弃等，社会心理因素均可导致患者产生情绪低落、压抑、沮丧、苦闷、自卑、悲观失望等抑郁状态。特别是卒中后伴有说话含糊不清或失语的患者，由于交流能力受损，更容易产生心理障碍。及时准确掌握脑卒中患者心理特点和心理压力，才能够有的放矢与患者沟通。

1. 重视满足患者的心理需要　①帮助患者消除害怕心理，树立战胜疾病的勇气，努力使其适应新的生活方式，再次将自己融入社会。②患者配偶及子女的重视在患者疾病治疗与恢复期起着重要的作用。家属、亲朋好友的言行举止直接影响患者的心理状态，亲切的关怀和鼓励能给患者提供良好的精神支持。同时将患者的心理活动告知其亲朋好友，使其与患者进行针对性的沟通。③患者因病可能发生形体的变化，如面部歪斜、流涎、语言障碍、肢体偏瘫不能正常行走等，或者因为自理能力的全部或部分丧失，平时较为注意仪表的患者因患病变得不修边幅，回想自己患病前完好的容貌、健全的四肢，产生自卑感，以致不愿面向社会，自我封闭。对完美的追求是需要层次的顶点，是与人格方面的发展相协调的。此时，一是要让患者理解审美的标准，只要心态积极健康向上，心灵美比外表美对人生更为重要。二是通过宣讲以往已治愈的病例，让患者相信通过现代医学系统有规律的治疗，加上自己积极主动配合，可以达到满意的治疗效果，从而使患者建立起战胜疾病的信心。④由于此类患者受年老体衰、偏身躯体功能障碍以及其他因素的影响，都易导致患者发生跌倒和坠床事件。因此，应提供一个布局及设施合理的生活空间，教会患者保护自己、防止跌倒的方法和技巧。

2. 重视非语言的重要性 由于此类患者思维能力和听觉正常，但语言能力则部分丧失或完全丧失，产生沟通困难，通常会出现压抑、无奈、沮丧、害怕和痛苦。如果护理人员表现出不耐烦、厌倦或用语不当，则会明显削弱患者恢复健康的信念和动力，甚至产生敌对情绪。为了能清楚地表达要传递的信息，在和患者进行交流时，必须注意言语和形体语言的高度一致。交流过程中还应注意患者的文化背景、生活习惯，针对不同的患者使用其能接受的交流方式。

3. 减轻言语障碍患者心理压力的技巧 健康宣教可以增强患者对医护人员的信任感，护士应做到主动积极地与患者沟通，认真倾听患者和家属讲述与疾病相关的经历，了解患者和家属的心理活动、需求，以及以后的预期目标，然后提出合理化的建议，使他们感到医护人员是真诚的、可信赖的。做好患者家属的思想工作，鼓励家属经常探望，使患者感受到亲情的温暖，增强自信心，以良好的心态积极配合治疗。医护人员协助家属帮助患者重新做自己感兴趣的事，如听音乐、唱歌、下棋、看书、读报等，通过这些活动调节患者的焦虑和抑郁情绪，从而起到放松心情的作用。

第三节 语言交流的医学基础

言语是有声语言（口语）形成的机械过程，是参与口语表达相关的神经、肌肉等的系列活动，也是人类特有的、极其复杂的高级神经活动，其产生包括从语音表象到发出语音、听到语音、感知和理解语音的全过程。语言作为人脑的一种高级皮质功能，是大脑皮质各个部位共同活动的结果。语言的神经环路相当复杂，包括额叶、颞叶、顶叶和它们的内在联系，对这些环路的理解有助于我们理解语言产生的皮质及皮质下机制。

（一）大脑的调控

1. 大脑皮质的言语功能分区　一个多世纪以来，对语言的科学性研究已得出两条基本结论：一是脑的不同部位在语言产生过程中完成不同的功能；二是不同的脑区损伤会产生不同的言语障碍。语言活动的中枢常集中在一侧大脑半球，称为语言中枢的优势半球。对于惯用右手的大多数人群来说，语言中枢位于左侧大脑半球，而对于惯用左手者，左右两侧半球都有可能成为语言活动的中枢。由于大脑皮质各区的构造不同，因此皮质的不同部位又有相对的功能分工。brodmann 分区是一个根据细胞结构将大脑皮质划分为一系列解剖区域的系统，最早由德国神经科医生科比尼安·布洛德曼（Korbinian Brodmann）提出。他提出的分区系统包括每个半球的 52 个区域。其中与语言相关的区域对语言的形成有着特定的功能。按照皮质分工不同，语言中枢可分为 4 类：运动性语言中枢（言语中枢）、听觉性语言中枢（感觉中枢）、视运动性语言中枢（书写中枢）和视感觉性语言中枢（阅读中枢）。

1）额叶。

（1）broca 区：该区也称为前说话区，位于优势半球额下回三角部和盖部（brodmann44 区和 45 区），常常被描述为额下回后 1/3。用于计划和执行说话，功能主要是控制、协调下颌、唇、舌、软腭等构音器官的肌肉运动，为言语构音做准备。

（2）辅助运动区（supplementary motor area，SMA）：SMA 也称为上语言区，位于中央前回下肢运动区前方，后界为中央前沟，内侧界为扣带沟，外侧延伸至邻近的半球凸面，其前侧与外侧无明显界线。SMA 和初级运动区、运动前外侧区、运动前区扣带以及前额皮质背外侧、小脑、基底节、顶叶感觉联系区相互联系。这一复杂解剖功能系统用于发动和控制运动功能和语言表达。

（3）优势半球运动前区皮质（premotor cortex，PMC）：PMC 被分为两个亚区，腹侧 PMC（中央前回前部 brodmann6 区的腹侧部分）和背侧 PMC（中央前沟前方的额上、中回后部 brodmann6 区的背侧部）。研究证实左侧优势半球 PMC 有重要的语言功能，腹侧 PMC 涉及发音，背侧 PMC 涉及命名。神经功能影像研究进一步支持优势半球 PMC 参与不同的语言成分，如阅读任务、复述单词及命名工具图片等。

2）颞叶。

（1）wernicke 区：该区也称为后说话区，一般指的是优势半球颞上回后部，但也有学者认为该区包括 brodmann 41 区和 42 区后方的颞上回、颞中回后部以及属于顶下小叶的缘上回和角回。wernicke 区与躯体感觉（brodmann 5 区、7 区）、听（brodmann 41 区、42 区）和视（brodmann 18 区、19 区）区皮质有着丰富的联系，用于分析和识别语言的感觉刺激。

（2）颞叶中部和内侧部：颞叶中部和内侧部是一个复杂的多功能区，具有广泛的视觉和听觉功能。研究发现，左颞叶中部和内侧部在听觉语言中起重要作用。

（3）颞底语言区（basal temporal language area）：颞底语言区位于优势半球梭状回，距离颞极 3～7 cm，是一个 wernicke 区之外的独立区域。其下方的白质纤维束和 wernicke 区下方的白质纤维束有直接联系。颞叶下部皮质的语言作用，主要是感觉性和表达性语言缺失。

3）优势半球岛叶：传统上岛叶不作为语言定位研究的重点，但自 Dronkers 首先报道了左侧优势半球岛叶有重要的语言作用，特别是言语的协调作用以来，优势半球岛叶的语言功能越来越受到重视。岛叶和额叶、顶叶、颞叶、扣带回，基底核以及边缘区都有联系，左侧优势半球岛叶对于言语计划有重要作用。

4）侧裂周围语言区：目前公认的语言区大多数位于左侧半球外侧裂周围。主要包括两个感觉性语言区，两个执行性语言区。两个感觉区密切相关，一个参与口语理解，位于颞区后上部和 heschl 回。第二个参与书面语言的理解，位于视觉感觉区前方顶下小叶的角回。位于听觉和视觉语言中心之间的缘上回和刚好位于视觉联系皮质前方的颞下区，可能也是中心语言区的一部分。主要的执行区位于额下回后部（brodmann 44 区和 45 区），指的是 broca 区，与说话的运动方面有关。额中回后部的书写区，与书写表达视觉感知字词功能有关。

2. 大脑皮质下的言语区 传统的研究认为，失语的原因主要与优势半球位于额叶下后部的前语言皮质（broca）和颞上回的后语言皮质（wernicke）及额叶内侧面的运动辅区的上语言皮质的损害有关。随着临床诊断技术的发展，包括 CT、功能磁共振成像（fMRI）、单光子发射计算机断层成像术（SPECT）、局部脑血流量（rCBF）、正电子发射断层成像术（PET）的应用，人们发现，皮质下结构（核团或纤维）损害也可产生一系列的失语综合征。大脑的言语功能不仅体现在与言语相关的大脑皮质上，同样受到皮质下各神经中枢的调节和控制。大脑皮质下的言语区主要包括丘脑、胼胝体和基底神经节。

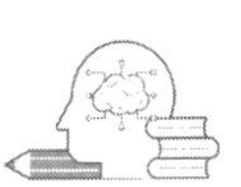

1）基底神经节：基底神经节主要由位于皮质下的壳核、尾状核、苍白球等神经核团组成，不只是一种纯运动结构，而且接受感觉和大脑皮质边缘区的传入，是一个高级整合结构。在皮质-纹状体-苍白球-背侧丘脑-皮质的环路中，基底神经节与额叶保持着密切的联系：尾状核、壳核发出纤维到苍白球，后者又发出纤维到背侧丘脑的腹前核与腹外侧核，最后经内囊达大脑皮质运动 4 区、6 区。病变损害该环路中的任何环节均可导致失语。因此，有学者提出，基底神经节可以作为继 broca、wernicke 区之后的“第三语言区”。Benson 于 1979 年发表的失语症分类中将皮质下失语作为一个独立的失语类型。基底神经核具有言语的皮质下整合中枢的作用，它不仅调节运动、协调锥体系功能，同时支持条件反射、空间知觉、注意转换等较简单的认知和记忆功能，而且有证据表明，基底神经核可能参与和语言有关的启动效应、逻辑推理、语义处理、言语记忆、语法记忆等复杂的认知和记忆功能，起到对语言过程进行加工、整理和协调的作用，执行功能受损较其他方面的受损更为显著。

2）背侧丘脑：又称丘脑，丘脑是间脑中的最大部分，约占间脑的 4/5，对称性分布于第三脑室两侧，为卵圆形的灰色复合体，包含有多个核团，是重要的感觉及运动中继站。丘脑是大脑皮质中 broca 区与 wernicke 区之间进行言语处理（即言语表达和言语理解）的中转站，它虽然不是言语发生的部位，但它负责将来自身体各部分的感觉信息投射到大脑皮质的相应区域，从而影响语言功能。背侧丘脑的腹外侧核及腹前核与辅助运动区、运动区及 broca 区有丰富的双向联系，同时丘脑枕和颞叶与大脑后部皮质间也有密切的联系。

3）胼胝体：胼胝体位于大脑纵裂底，包括嘴、膝、干、压四部分，由联合左、右半球新皮质的纤维构成，是连接两个半球的纤维。临床表现中，胼胝体主要连接运用中枢、运动性语言中枢、双侧视听中枢，并参与共济运动，是双侧大脑半球认知功能的联系通道。因此，胼胝体不同部位受损，会出现相应大脑半球缺失症状。

3. 小脑　小脑的主要作用是通过神经纤维和脑的其他部位发生联系，从而配合大脑皮质，保持肌肉的紧张力，调节全身的随意运动，特别是维持躯体平衡。它的损伤会引发构音、语速和韵律等方面的运动失调构音障碍。小脑齿状核投射纤维到 brodmann 4 区、6 区、8 区及 broca 区，参与运动、语言（找词和表达词）和认知功能。

4. 白质纤维束对语言加工的影响

1）背侧联络纤维：与语言功能最相关的白质纤维束是弓状束，它将 broca

区和 wernicke 区连接在一起。弓状束的损坏会导致传导性失语，表现为患者不能复述别人的话，但是其语言表达和理解能力不受损。然而，随着研究的进展，人们认为弓状束不仅仅是一条单一的纤维束，通过研究发现，弓状束由三部分组成：①直接连接 broca 区与 wernicke 区的长纤维束。② 连接 geschwind 区（顶叶下部）与 broca 区的短纤维束。③连接 geschwind 区与 wernicke 区的短纤维束。当第 2 条纤维束受损时，表现为 broca 失语；而当第 3 条纤维束受损时，表现为 wernicke 失语。上述这种非直接的连接通路与语义的加工处理有关（如听力理解、语义内容的发音等），而 broca 区与 wernicke 区的直接连接通路与语音有关（如复述能力）。

2）腹侧联络纤维：其他脑内重要的白质纤维束，包括钩束、下额枕束、下纵束，它们在语义处理中发挥重要作用。下纵束将视觉信息从枕叶传递到颞叶，与阅读及与语言功能相关的视觉处理有关。钩束连接颞叶前部和中外侧眶额部，可能与词汇的获取及命名有关。下额枕束连接枕叶前部与额叶眶部，它对语言功能的作用现在尚未清楚，可能与阅读、注意和视觉处理有关。

3）连合纤维：前连合纤维直接连接左侧和右侧颞叶前部，包括两侧的前外侧颞上沟，它的功能连接与脑梗死失语的语言功能恢复有密切的关系。胼胝体的后部连接两侧大脑半球的颞叶和枕叶皮质，当这部分纤维束受损时，最突出的表现是失读症，即患者因为阅读中枢受损而不能理解书面语言、看不懂文字材料。

（二）言语产生的解剖与生理基础

言语的产生过程需要呼吸（肺）、发声（喉）、共鸣（构音器官）三大系统的协同作用。①呼吸系统：提供充足的压力和气流来启动和维持发声。②发声系统：声带作为一个振动源，提供充足的能量以及合适的声门谱作为构建言语声的基础。③共鸣系统：通过构音器官（舌部、唇部、下颌和软腭等）的运动，调整声道的大小和形状，产生不同的言语声。

1. 呼吸系统　言语产生的动力源是呼吸系统。呼吸系统由肺、支气管、气管、胸廓、横膈和辅助横膈运动的腹肌肌群组成。气管和支气管是气体进入肺的最初通道。呼出的气流使声带振动产生一种基本的喉音（即嗓音），它通过声道加工，成为特定形式的言语声。如果没有气流呼出，将无法产生言语声。呼吸过程中，胸廓通过扩大和缩小改变肺的容积，吸气时，肋骨上提，胸廓向侧方和前方扩大，此运动由吸气肌进行。呼气时，扩大的胸廓由于吸气肌的松弛而自然缩小，此时也有呼气肌的参与。横膈在收缩时下降，胸腔向下方

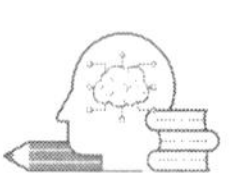

扩展进行吸气，横膈松弛时向上，胸腔向上方缩小促进呼气。腹肌使腹壁紧张，增加腹腔内压，间接地使横膈上升，促进呼气。

平静腹式呼吸是最为放松的一种呼吸方式，主要表现为腹部的主动隆起和被动回缩运动（膈肌运动所致）。在言语过程中，需要瞬间吸入大量的气体并维持平稳的呼气，用较小的气流来维持足够的声门下压，这种呼吸调节过程要求呼气运动与吸气运动之间相互协调，因此，呼吸支持是发音的基础。言语呼吸不仅在吸气时需要吸气肌群主动收缩，在呼气时同样也需要腹部肌群主动、稳健地收缩，以维持充足的声门下压，继而支持发声活动，但在呼气时，吸气肌群呈舒张状。因此与平静呼吸相比，言语呼吸需要瞬间吸入更多的气体，来提供更多的呼吸支持，以维持足够的声门下压，从而获得言语的自然音调、响度，以及丰富的语调变化。正常的呼吸功能是获得自然舒适言语的必要前提。

2. 发声系统　发声系统是言语产生的振动源。气流从肺部呼出，经过呼吸系统到达喉部，两侧声带即位于此。喉主要有 3 种功能：其一，气流形成的声门下压作用于声带，使两侧声带边缘在靠近到一定程度时产生振动，发出浊音；其二，开启声带，发出清音；其三，作为发声系统的重要组成部分，为构音系统提供必需的声学能量呼气时，气流经过声门，声带向中线靠拢，使声门间的气道变得窄小，阻止声门间的气流通过，从而使声门下压增加。声门下压的增加使声带黏膜间的气流速度加快，结果使声带之间产生负压，两侧声带由于伯努利效应，互相吸引，使声门关闭。只有当声门关闭的时间与气流呼出的时间相协调时，才可能产生自然和谐的嗓音。如果气流完全通过声门时，声门尚未闭合，那么产生的嗓音会让人听起来有气无力；如果气流尚未到达，声门提前闭合，那么产生的嗓音会让人听起来尖锐刺耳，并有爆破音的感觉。因此，气流的呼出与声带开闭运动之间的相互协调，是产生自然和谐嗓音的先决条件。

3. 共鸣系统　言语产生在喉部，形成于声道。声道是指由咽腔、口腔、鼻腔，以及它们的附属器官所组成的共鸣腔，主要包括唇、牙齿、硬腭、软腭、舌、下颌等。当声能脉冲信号通过咽腔、口腔、鼻腔时，会产生不同的共鸣。共鸣系统是言语产生的共鸣腔。它有 3 种功能：其一，通过舌在口腔内的前后、上下运动改变了声道的形状，从而发出不同的元音；其二，通过软腭悬雍垂向上运动，关闭鼻咽通道形成非鼻音；其三，通过软腭悬雍垂下降，鼻咽部迅速开放形成鼻音。

第四节　脑卒中言语障碍的病因及流行病学

脑卒中患者除了会出现运动、感觉等最常见的功能障碍以外，言语功能障碍也是脑卒中后的常见并发症。据国内文献报道，56%～69%的急慢性脑血管病患者会伴有言语功能障碍；国外文献报道，脑卒中患者中有21%～38%伴有言语障碍。脑卒中可以导致任何一种类型的言语功能障碍。失语症是由于大脑功能受损所引起的语言功能丧失或受损。常见病因有脑血管病、脑外伤、脑肿瘤、感染等，脑血管病是其最常见的病因。可表现为运动性失语、感觉性失语、传导性失语及混合性失语等。构音障碍是指由于构音器官先天性和后天性的结构异常，神经、肌肉功能障碍所致的发音障碍以及虽不存在任何结构（神经、肌肉、听力等）障碍所致的言语障碍，主要表现可能为完全不能说话、发声异常、音调和音量异常和吐字不清，但不包括由于失语症、儿童语言发育迟缓、听力障碍所致的发音异常。常见有运动性构音障碍、器官结构异常所致的构音障碍和功能性构音障碍。言语功能障碍的严重程度取决于脑卒中发生的位置及卒中的严重程度。40%的脑卒中后失语患者在1年内能够完全恢复或者接近完全恢复。脑卒中发生1年后有18%～27%卒中患者会发展为慢性失语。

中风失语之因，众说纷纭，《内经》认为“内夺而厥”，《金匮》认为“邪入于脏”，《千金》认为“病在脏腑，先入阴而后入阳”，张石顽主“风痰为患”，叶天士以“肝肾阴虚”论，林佩琴则认为“病在心脾肝肾”。归纳起来，不外乎风、火、痰、瘀四邪伤及心、肝、脾、肾四经。中医虽没有皮质下失语这一提法，但“风懿”似乎相当于现代医学当中的运动性失语、命名性失语也应该包括皮质下运动性失语，至于感觉性失语以及皮质下感觉性失语，在中医中似乎少见有类似的描述。中医治疗失语强调辨证论治，中风失语的辨证通常分为痰热闭窍、风痰闭阻、肝肾两虚、气虚血瘀、痰阻肝阳上亢、痰阻气虚血瘀、痰阻脾虚、痰阻阳虚等多个证型，但临床以痰浊蒙蔽心窍、肝肾两虚、气虚血瘀为多见，治则侧重通心脉、开心窍、补肾益脑。中医治疗失语在临床中取得了良好疗效，有中药、针灸、针药并用、针药灸并用、电针等多种疗法。

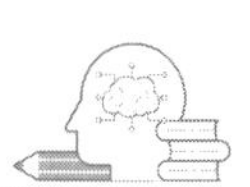

第五节　脑卒中言语障碍的病理机制与特征

一、脑卒中言语障碍的病理生理机制

研究认为脑卒中言语障碍的发病机制可能为病变本身直接破坏语言功能区，皮质血流量减少、代谢低下或由于远隔效应、镜像区代偿，即功能区间甚至左右大脑半球间连接异常，影响语言功能区，或由于两者同时作用引起。

二、脑卒中言语障碍的病理特征

（一）失语症

随着医学信息和技术的发展，人们对言语障碍的认识和理解也在不断变化，深入研究语言各功能区之间的联系有助于更好理解人类的语言机制，了解言语障碍发生的原因及其病机。经典理论从解剖学划分，认为语言功能包含前语言区、上语言区和后语言区三大部分，而上语言区又可以分为前后两部分，前部与词语选择相关，后部与词型信息编码以及音节控制相关，上语言区与发声有关。本节在国内外较通用的解剖一临床相关为基础的分类法的基础上，按照失语症的不同类型来阐述其病理特征。

1. 外侧裂周失语综合征　包括了 broca 失语、wernicke 失语和传导性失语。

1）broca 失语：也称运动性失语（motor aphasia）或皮质性运动性失语（cortical motor aphasia）。典型的 broca 失语是在控制言语的口咽、喉和呼吸系统的感觉运动皮质完整无损的前提下出现的，任何性质的病变，很难如此局限和具有高度选择性，故可合并各种程度和类型的言语障碍。引起持续的 broca 失语的病灶部位在语言优势侧额下回后部，包括 broca 区，后延至中央回下部，深至侧室周白质，见图 1-7。Alexand 提出运动性失语症有 3 种模式，各种模式间有重叠，各有其病理解剖部位。第一种模式只损害发音和语调，认为损害了运动皮质下部或其下白质传出纤维，可产生构音障碍，伴或不伴失语症，为传出性运动障碍。第二种模式为语言起始延迟，有语法，复述好，此种模式符合经皮质运动性失语症。第三种表现为发音、语调障碍，所有口语表达均有语音错语，伴面颊失用。此型发生在下运动区及其下白质、侧室周围白质病变。broca 失语的预后与病灶大小有关，但大多预后良好。如果不能完全恢复，遗留症状常限于口语表达，且具有非流畅型性质。如果broca失语是完全性失语，未能完全恢复而遗留一些症状，则失语将持续存在，但大多能保证日常交谈。

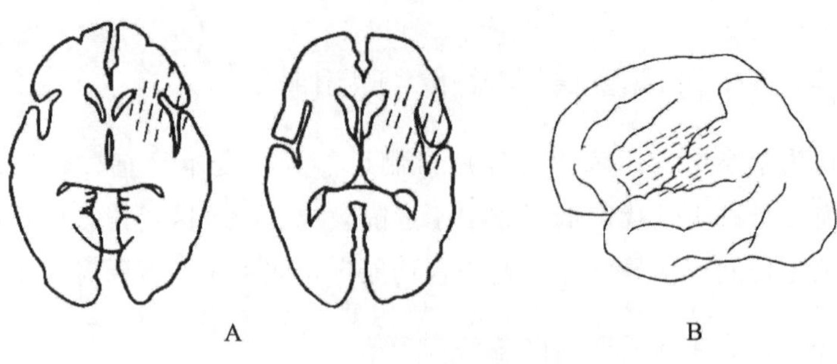

图1-7　broca失语病变部位

A. 横切面；B. 侧面。

2）wernicke失语：也称感觉性失语（sensory aphasia），如图1-8所示，引起典型wernicke失语症的病变部位在优势半球颞上回后部，即wernicke区，其特征是语言流利，发音及语调、韵律正常，有适当的语法结构，但谈话内容难以理解，严重的听理解障碍为此型失语的最突出特点。wernicke失语症患者，理解障碍的严重程度与wernicke受损范围大小有显著相关，病变小于一半者，病后6个月理解恢复较好；病变超过一半者，病后1年，理解恢复仍差。但如病灶较小，或病因是脑出血，可以恢复到日常交谈。病灶大且因脑梗死引起者难以恢复。但结合语境、交谈者手势和表情，也可进行日常生活交流。

3）传导性失语：也称传入-运动性失语（afferent motor aphasia），或中央型失语（central aphasia）。如图1-9所示，传导性失语和优势半球的两处解剖学部位病变有关，一是左半球缘上回的40区，伴或不伴有脑岛下的白质受累；二是左侧原始听觉皮质（41区和42区）、脑岛和其下的白质，这两处的任何一处病灶只要不侵及22区皆可造成传导性失语，以往研究认为弓状束的病变最初被认为会造成传导性失语，但现有证据说明它只是运作发音和内在词句表达而将音素编造成词句神经网络的一部分，其单独病变造成的断离不会造成传导性失语。传导性失语的预后视病因及病灶而不同，病灶限于缘上回者比同时累及颞叶者恢复好，大多数患者可恢复到正常交谈，但复述仍有不同程度缺陷。

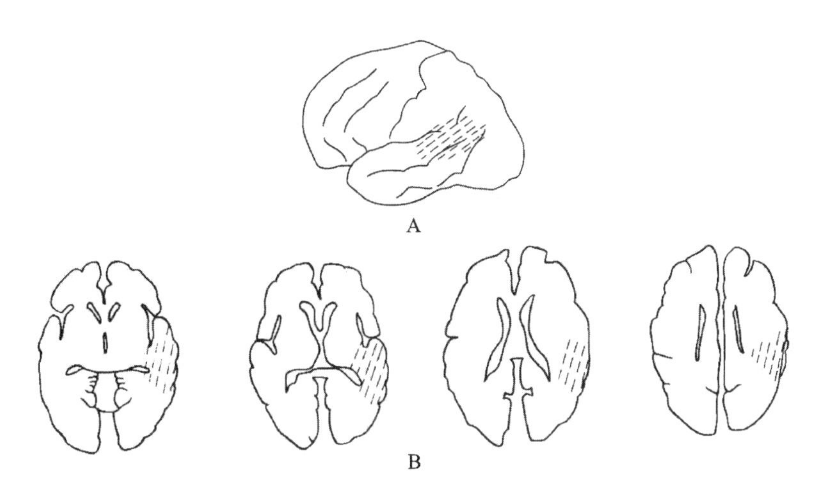

图 1-8　wernicke 失语病变部位

A. 侧面图；B. 横切面图。

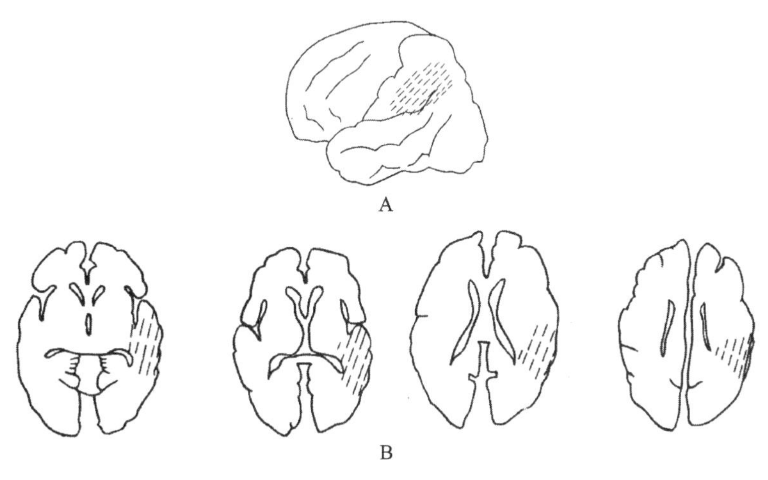

图 1-9　传导性失语病变部位

A. 侧面图；B. 横切面图。

2. 分水岭区失语综合征（经皮质性失语）　包括经皮质运动性失语、经皮质感觉性失语和经皮质性混合性失语。

1）经皮质运动性失语：病灶主要位于优势半球额叶 broca 区前和（或）上，也可累及优势半球额下回中部或前部、额中回后部或额上回，见图 1-10。根据文献报告，经皮质运动性失语具有 3 种独立的病理学基础，大多数病例为大面积左侧额叶病变而不影响 broca 区，这些病例中的大多数为大脑中动脉的最前分支供应区的血管性病变，尽管这些病例的确切血管病理学还不太清楚，但是其行程和分布范围提示可能因大脑中动脉和前动脉之间的边界区域的梗死（分水岭梗死）所引起。尽管目前尚不能准确地确定涉及这些功能的左额叶部分的确切范围，但这类障碍的产生证实了大脑的这个区域在促进和组织言语产生中的重要性。另有一些经皮质运动性失语患者有左侧大脑前动脉分布区的梗死，目前认为在这些病例中，至少言语缺陷的一部分是继发于额叶内侧面辅助运动区的损伤，而此区域与边缘系统有重要的连接，并可能与言语的始动和流畅讲话的保持有关。

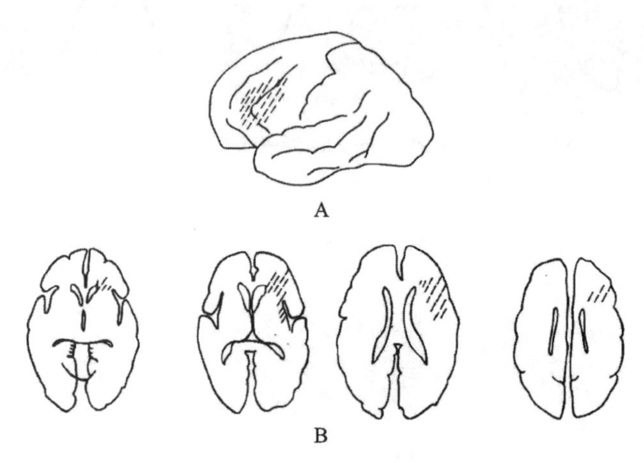

图 1-10　经皮质运动性失语病变部位

A. 侧面图；B. 横切面图。

2）经皮质感觉性失语：此种类型的失语综合征较少见，言语行为表现类似于感觉性失语，病变累及左颞、顶或颞顶叶分水岭区，左外侧裂后端角回区，如图 1-11 所示。经皮质感觉性失语症患者预后较差，但也可恢复到正常交谈。未完全恢复者可能遗留明显的命名障碍，阅读和书写障碍，或复杂句子的理解障碍。

3）经皮质性混合性失语：亦称言语孤立（isolation of speech）、混合性非流利性失语或感觉运动性失语（sensory-motor aphasia），较少见。病变多为优势半球分水岭区大片病灶（图 1-12），累及额叶、顶叶、颞叶区，致使传统语言区被孤立。如病变主要累及额顶叶分水岭区者，预后较好，可恢复到日常交谈。

3. 完全性失语　又称为球性失语（global aphasia），完全性失语是一种严重的获得性的全部语言传导功能的损害，病灶位于大脑优势半球外侧裂周围的

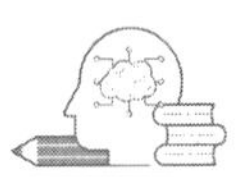

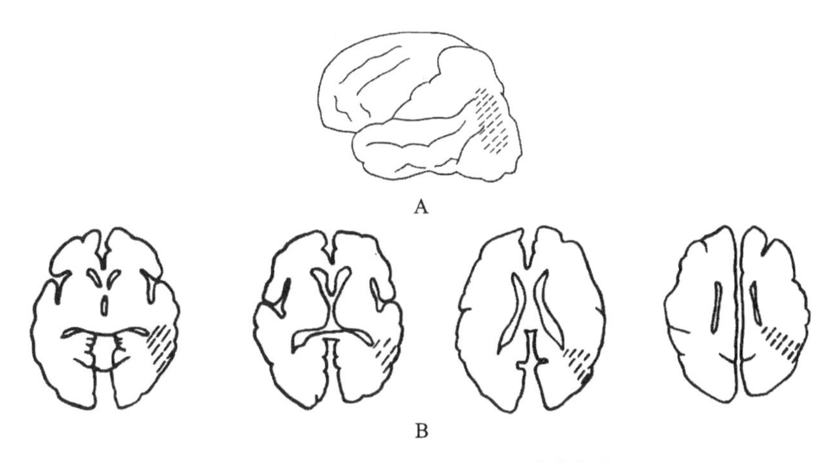

图 1-11　经皮质感觉性失语症病变部位

A. 侧面图；B. 横切面图。

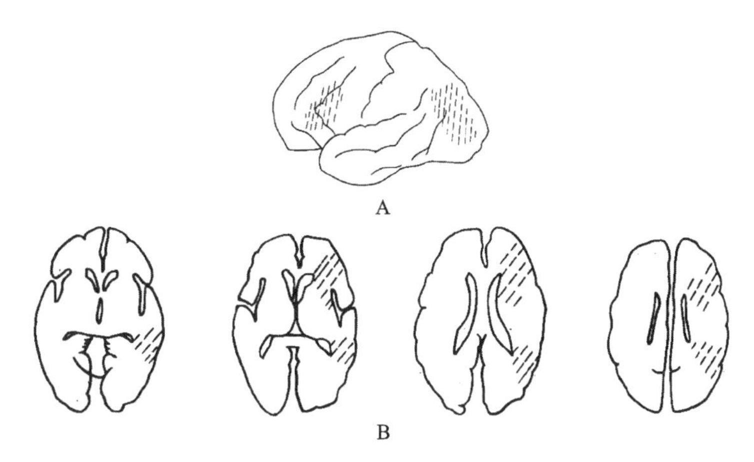

图 1-12　经皮质混合性失语病变部位

A. 侧面图；B. 横切面图。

广泛区域，包括 broca 和 wernicke 区域语言中枢受到损害（图 1-13）。由于受损区域广泛，因此听、说、读、写各种语言功能基本消失，患者几乎完全丧失语言理解和表达能力。此类患者可同时伴有对侧偏瘫、偏盲及半身感觉障碍。完全性失语预后差，很难恢复到用言语进行交流的程度。完全性失语的患者初期完全不能讲话，后期语言可能有所恢复，可逐渐表现出 broca 失语的特征，即向 broca 型转化，或兼有 broca 失语和 wernicke 失语的特点。

4. 命名性失语　亦称词义性失语（semantic aphasia）、名词性失语（nominal

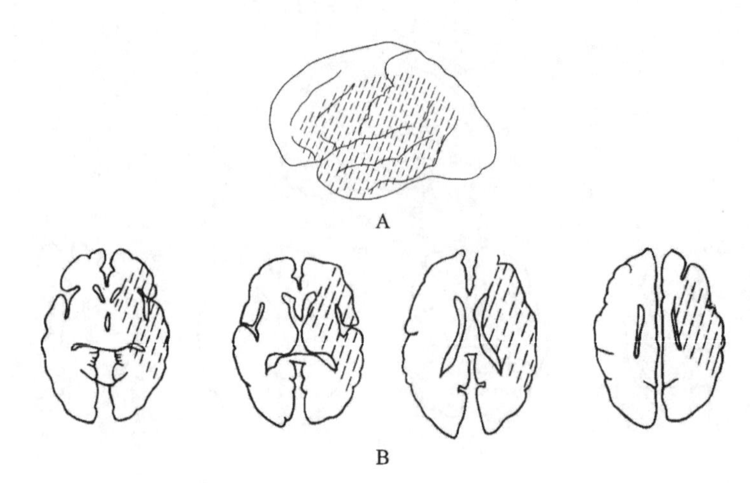

图 1-13　完全性失语病变部位

A. 侧面图；B. 横切面图。

aphasia）、遗忘性失语（amnesic aphasia）。病变部位如图 1-14 所示，是对人、物和事件名称回忆的障碍，其语言障碍的关键是命名不能或命名困难（anomia 或 dysnomia）。命名障碍是命名性失语的主要特征，但并非唯一诊断要点。因为在临床实践中，其他类型的失语综合征，只要语言表达有缺陷都有可能会造成命名障碍，命名障碍只是作为文字或口语错误出现的伴随症状。因此，患者出现命名困难或者命名错误，并不一定就是命名性失语。命名性失语多不伴有偏瘫、偏身感觉障碍及偏盲。它是一种较轻类型的流利型失语，预后好。

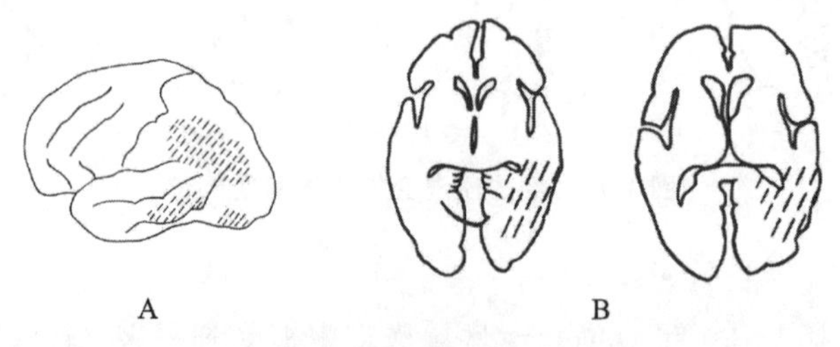

图 1-14　命名性失语病变部位

A. 侧面图；B. 横切面图。

5. 皮质下失语综合征　包括基底节性失语和丘脑性失语。

1）基底节性失语：基底节性失语症病变部位见图 1-15。关于基底节性失语的发生机制，一般认为纹状区不只是一种纯运动结构，还接受感觉性、超感觉性以及大脑皮质边缘区的传入，是一个高级整合机构。有关视听觉的传入由

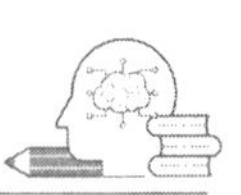

尾状核接受，感觉运动传入由壳核接受，具有高度的模式性质。纹状体区的传出纤维投射到苍白球，后者发出纤维到“运动丘脑”，再依次投射到运动前区、中央沟区及躯体感觉区皮质，构成皮质-纹状体-苍白球-丘脑-皮质环路。病变损害该环路中的任何环节均可导致失语。基底节性失语症的病理特点：①基底节性失语者病灶体积较大，可能影响皮质语言区。②基底节性失语者病灶部位多位于基底节区偏外侧及前上部。偏外侧提示易引起外侧裂周区受损，偏上部更易损及皮质。而偏前部波及尾状核，部分患者构音障碍和音韵障碍明显，较皮质病变所致失语有显著不同。③基底节区病变致失语可能是与皮质语言区血流减少、代谢降低致其功能低下有关。④基底节偏外侧型病变失语患者脑电波形图异常，患者多有较重的听理解障碍及错语出现，提示该部分患者可能为病变影响颞叶语言区或远隔效应影响了皮质区供血从而引起功能障碍所致。因此基底节性失语多为各种原因引起皮质血流量减少、代谢低下或皮质直接受损致皮质功能低下所致，但尾状核似可作为言语的皮质下整合中枢在部分患者的失语中起主要作用。基底节失语具有 wernicke 失语听觉理解障碍的特征，复述功能保存完好或受损，且伴有轻偏瘫等其他类型失语的特征，是由于病变累及左侧尾状核头部以及内囊前肢的白质所致，尾状核体部和尾部以及壳核病损并不出现失语。有学者认为，非优势侧基底节内囊区病变时，可无失语症，但可发生言语障碍，包括音韵和构音障碍。多数基底节失语预后较好。

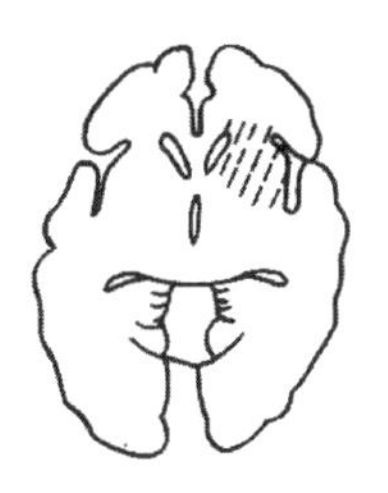
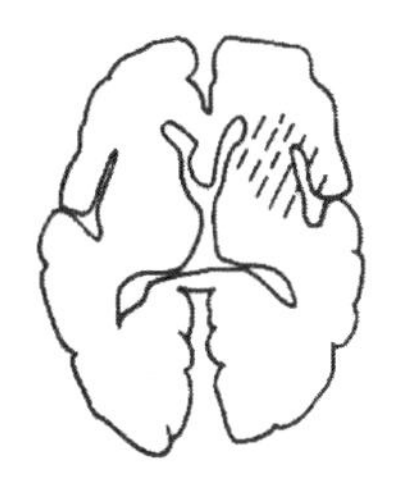

图 1-15　基底节性失语症病变部位

2）丘脑性失语：丘脑与大脑半球的皮质有着广泛的联系，后者的大多数区域都接受来自丘脑的特异纤维，而丘脑与额叶间关系更为密切，有着更为丰富的传入、传出纤维。其中丘脑的腹前核有纤维投射到辅助运动区、前岛叶皮质，对 broca 区起调节或驱动作用，还将接收到的上行网状激活系统的纤维弥散地投射到皮质，以保持警觉状态，并经上纵束作用于 wernicke 区，这些相互联结中断亦可产生理解障碍。因此认为丘脑腹前核在语言的产生上起主要作用，丘脑性失语主要与供应丘脑腹前核群的丘脑结节动脉病变有关。另外丘脑腹外侧核还有大量纤维投射到 broca 区，对皮质语言中枢有唤起作用。丘脑性失语预后较好，发病后多数几周可逐渐恢复，常遗留命名障碍。丘脑性失语症病变部位如图 1-16 所示。

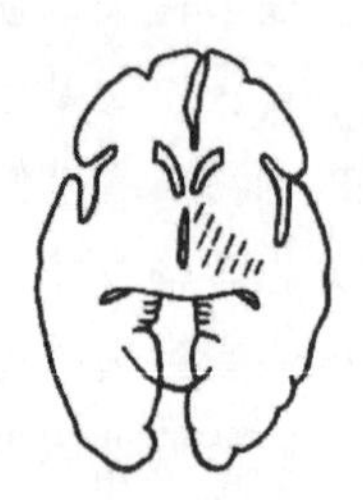
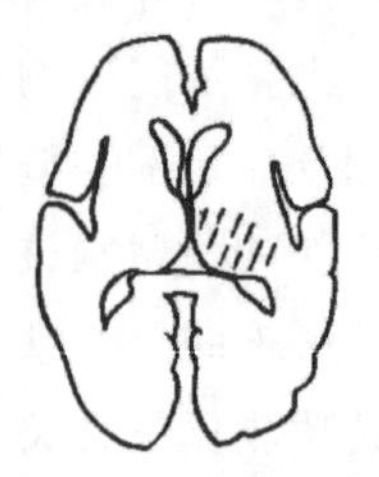

图 1-16 丘脑性失语症病变部位

（二）构音障碍

言语产生的过程是通过发音器官的神经－肌肉高度协调一致实现的，需要脑内言语中枢发出言语信号，经皮质脑干束传入脑干内有关核团，使构音器官产生运动，从而发出声音。执行言语运动是信息加工和运动协调的统一，需多结构的精密策划和调控。大脑皮质负责接受、处理和发出神经信息；神经纤维主管大脑皮质的各脑功能区之间、脊髓与脑干间的广泛联络，基底核参与控制肌肉运动的功能，三者共同构成脑神经传导网络系统，完成神经信息的有效传递。

构音运动必须有精密的运动策划和调控。正常情况下，基底核使间接通路和直接通路功能保持平衡，合理调节肌肉的协调和平衡，发出支配与构音、发音器官相关的神经核团的纤维，影响和控制肌肉的肌张力，支配发音器官的运动，声道开合形态变化的幅度大小，舌的伸缩、口唇的形态变化，通过气流适当的改变使口腔发出流利性言语。脑卒中后基底核区病变导致黑质纹状体通路的完整性被打破，一方面破坏了纹状体区突触的结构，导致纹状体中神经递质传导障碍，神经递质传导障碍，不能作用于相应突触神经元，这就破坏了基底核传递和加工信息的过程；另一方面破坏直接通路和间接通路间同步和整合功能的平衡，导致继发性发音肌及协同肌障碍。患者拢唇和缩舌的协调动作存在障碍，同时发音时口轮匝肌、舌肌和喉内肌肌张力失调，声带张力亦会随之失调，从而影响发音时声带振动频率的控制和口腔共鸣的变化，最终影响患者的语音频率，使得音量、速度、节律失常，音调不稳定，因而言语含糊不清，语音错误，部分患者由于咽喉肌麻痹声带肌不协调，严重构音困难，发不出声音。基底核损伤后出现舌或口面部肌肉肌力失调和肌张力异常，与构音障碍的

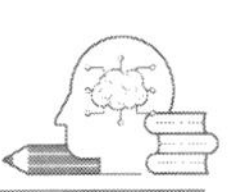

发生有直接关系。

小脑的主要作用是通过神经纤维和脑的其他部位发生联系，从而配合大脑皮质保持肌肉的紧张性，调节全身的随意运动，小脑损伤后会引发构音、语速和韵律方面运动失调，形成构音障碍。

三、中医对中风失语病机的认识和研究

（一）古代中医对中风失语病因病机的认识

中风失语之因，众说纷纭，《内经》认为“内夺而厥”，《金匮》认为“邪入于脏”，《千金》认为“病在脏腑，先入阴而后入阳”，张石顽主“风痰为患”，叶天士以“肝肾阴虚”论，林佩琴则认为“病在心脾肝肾”。归纳起来，不外乎风、火、痰、瘀四邪伤及心、肝、脾、肾四经。以心主神明，心气通于舌，心神失治，故而舌强，语言謇涩不利。《中藏经》曰：“心脾俱中风，则舌强不能言，盖脾脉络胃挟咽，连舌本，散舌下，二脏受风，则舌强硬而不语也。”《外台秘要》云：“肝风其口不能，脾风声不出。”脑为元神之府，风中脑府，致脑脉瘀阻，气血不通，或肾亏精乏，髓海空虚，风火痰瘀乘之，流窜经络，上阻清窍而致失语。古代中医对中风失语病因病机的认识，主要分为以下几个论点。

1. 五脏病机论　中医学对本病早有认识，早在《内经》就有记载，以后医家不断发挥，有喑痱、风懿、风喑、中风失音、舌强等名称记载。唐宋以前医家强调外邪入中导致失语，其发病机制为正气亏虚、邪气入脏；《素问·脉解》曰：“……内夺而厥为喑痱，此肾虚也。”唐宋时期医学家已经明确指出从五脏论述中风失语症病机，提出心肝脾中风俱可致失语。如唐·王焘《外台秘要》中描述了肝脾二经受风后不同的失语表现。早在先秦时期，即有类似的记载，《针灸资生经·第四·中风不语》记载了脾经经络循行络属脏器，脾经受邪，导致脏腑经络不通，舌机不利，失去气血津液濡养，发为中风失语，《中藏经·风中有五生死论第十七》亦曰：“中风之病。心脾二经俱中风，脉络不荣，则舌强硬不能言语。”《医述·不语》曰：“足厥阴气绝则筋厥。筋者，聚于阴器而脉络于舌本也。”指出肝气绝则舌卷卵缩不能言语。宋·杨士瀛在《仁斋直指方论精要·卷之七·声音》指出：“心为声音之主。大惊入心，则败血顽痰，填塞心窍，故喑而不能言。”《圣济总录·卷第七·中风失音》亦曰：“喉咙者气之上下也，会厌者音声之门户，其气宣通，则声音无所阻碍。若风邪搏于会厌，则气道不宣，故令人失音，入脏则不能言矣。”《张氏医通·卷

一·中风门》记载了脾经不足，导致痰涎内生，向上堵塞了清窍，同时脾经不足，化生气血精微不能上荣。《医学心悟·首卷·中风不语辨》亦详细记述了脾经受邪不语的详细临床表现。理解正常，可伴随语速较慢，明确论述了五脏与失语的关系。综上，失语的病位在脑，与五脏关系密切。正如《类证治裁》中指出心肝脾肾都有经络与舌相连，若邪气侵犯脏腑经络，导致气道被阻，舌机不利，发为失语。

2. 痰湿生热 清·尤在泾《金匮翼·卷一·中风·中风失音不语》中指出了中风失语发病的重要原因是风夹痰涎，舌运动不灵所导致的。津液运化失常，停滞经络，则闭塞舌窍蒙蔽心神，故见半身不遂，言语不利。又如《张氏医通·卷一·中风门》曰："痰涎壅盛而蹇涩者，是痰火壅塞上窍，气虚不能上营，则舌机不转。"痰湿的来源多为内生，嗜食肥甘炙煿，或饮酒过度，脾失健运，日久聚湿生痰。痰湿生热，热极生风。流窜清窍，如《丹溪心法·论中风》提出湿痰化热生风，痰湿是中风失语病程中最常见的病理产物之一。

3. 气虚血瘀 气血不足，脉络空虚，推动无力，尤其在冬春交替之际，风寒邪气乘虚入中，气机凝滞，血瘀内停，经络不通，发为失语。张锡纯在《医学衷中参西录》论述中风后气虚血瘀发病的生理：由于调摄失宜，气血亏虚，元气得不到后天气血充养，日久渐虚，气虚推动、固摄无力，经络空虚，元气外泄，聚于一侧，发为中风，又如清代王清任认为中风之后，元气不足，气机受损，气的推动和温煦无力，手足的运动功能和言语功能所借无气，故口不能言，足废不用。

（二）现代医家对中风失语的认识

我国学者对中风失语症病因病机的观点大体趋向一致，认为本病病位在脑，与心肝脾肾脏腑关系密切。病性属本虚标实。以肝肾亏虚，风阳内动为本，气虚、血瘀、痰湿阻塞脑络为标，舌强语謇为其主要表现。由于起居饮食不慎，日久脏腑精气虚衰，不能上荣于脑，肝脾肾亏虚，痰浊、瘀血等毒邪内生，复感外邪，或情志过极，使虚、痰、瘀互结于上，损伤脑络而出现失语，随着对中风失语症研究的不断发展，很多学者从不同侧面对其病因病机进行了描述，归纳如下。

1. 肾虚髓空，五脏不和 部分学者认为肾虚是中风失语症的核心，或以阴精亏损为主。病久肝肾两虚、精亏不能上承，肾虚精亏，髓海不足，风、火、痰、热乘之，流窜经络，上阻清窍，以致神昏失语。强调中风失语的病机为心肾阴阳两虚，心开窍于舌，肾经循喉咙夹舌本，心肾两虚，痰阻窍闭，则

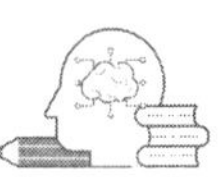

舌强不能语。中风失语病位在脑，病机总属于心，分属五脏，为心神、脉气、肾精所主，王新志认为，邪气入脏，阻滞心肾经络，扰乱神明，使心失所主发为失语；从中医角度论述了语言发生机制，发病后损伤的脏腑和病位，提出心脑肾是最关键三环节。同时强调中风失语急者总以风痰为多，患者久病虚证者多见。

2. 风中脑府，脑脉瘀阻　有学者认为，中风失语症的发病多为久病入络。日久络脉由虚致瘀，故采用刺血，采用金津、玉液两个穴位进行刺络放血治疗中风失语症，对治疗中风失语症收到良好的效果。根据"肺为声音之门，肾为声音之根"的中医理论，选取肺经的原穴太渊配伍肾经的原穴太溪。因原穴是脏腑的元气输注经过留止的部位，针经云："五脏六腑若有疾者，皆可取其原也。"

3. 水亏火旺，痰火阻滞　有些观点认为本病发生由于上盛下虚，痰火阻滞清窍，清窍被蒙，故治疗上选用凉开之品。在传统方剂解语丹基础上加用凉开（牛黄、麝香、珍珠等）之品。取其引药直达脑络，清除痰浊瘀血。现代药理学研究表明，凉开之品能透过血脑屏障，对中枢神经系统有兴奋作用，增强中枢神经系统对缺血缺氧耐受。

4. 辨证论治　纵观近年来的临床研究，许多学者提出本病辩证思想，认为中风失语临床常见的风痰闭阻、气虚血瘀等十种类型，涉及风、痰、气血以及五脏虚实，并重点论述痰浊蒙蔽心窍、肝肾两虚、气虚血瘀三型采用通心、补肾、开窍的治疗原则，思路明确，为系统辨证治疗中风失语提供了思路和方法。

第六节　脑卒中言语障碍与其他功能障碍的关系

一、言语与情绪

言语与情绪分别是语言学和心理学的研究范畴。二者似乎毫无关联。但实际上言语和情绪既相互关联又相互作用：言语影响情绪。情绪又反作用于言语。言语与情绪间的这种关系是通过由"说"到"听"，再由"听"到"说"这样一个循环往复的言语交际过程体现的。这是一个复杂的心理过程，在这个过程中，言语既是交际的工具，又是连接"说"与"听"的媒介。说者的言语影响听者的情绪。同时，听者特有的情绪状态也决定其言语行为。认识言语与情绪之间的这种相互关系有助于改善言语交际效果，从而建立和维持良好的人际关系。

1. 言语影响情绪　人类情绪活动受许多因素的影响。有些是内在因素，有些是外在因素。一个人身处的环境，其兴趣爱好、个人欲望、对待事物的态度、价值观、个人经历、身体状况或心理状态等都会影响其情绪。但人的情绪主要受言语交际效果的影响。良好交际效果使人产生愉快的正情绪，如快乐、兴奋、自信、满足等；而不良的交际效果无疑只能使人产生不愉快的负情绪，如失望、生气、厌恶、担忧等。

1）良好的言语行为能唤起听者的正情绪状态：言语交际是一个双向活动。它不仅是由“说”到“听”，再由“听”到“说”的循环往复的过程，同时也是说者与听者角色不停转换的过程。在这个过程中，言语不仅代表说话者所说的话或听话者所听到的话，而且也是能够激起听者某种心理反应，即情绪的外在刺激。这便是 Eugene A. Nida（1993）所说的言语的“情绪功能”（emotive function）。言语的这种功能在交际过程中能够唤起各种情绪反应，它能改变一个人最初的情绪状态，唤起一种新的情绪，也可以维持或加剧某种情绪。日常生活中，言语交际无处不在。无论我们在何时或何处进行言语交际，我们都在有意或无意地进行着言语行为的选择。有时，针对不同的交际对象，我们会有意无意地选择我们所说的话。有时，我们的言谈是无意间流露出来的。不同的话，或以不同方式说出的话对听者来说都会产生不同效果，从而唤起他不同的情绪反应。鼓励、赞扬、羡慕、问候、关切、理解、幽默的话语能使听者产生愉快的正情绪。

语言教学在某种程度上也是一个言语交际的过程。教师的教学艺术不仅体现在他如何施教，而且也体现在他对言语技巧的掌握和应用上。清晰甜美的声音、适当的语调、简练的表达、准确的用词、适度的表扬和鼓励等都能在教学中创造一种轻松愉快的气氛，从而给学生带来愉快的情绪体验。处于这样一种气氛又拥有这样一种心情，师生间的亲和力便会自然而然产生，学生不再会觉得学习是一个痛苦的负担，教师也不再会觉得教学是件乏味的事。实际上，教师有着调控学生课堂情绪变化的主动权。这种主动权应用的好坏取决于教师恰当与否的言语行为。

同样，在工作场所、商店、餐馆、医院、娱乐场所等，言语对情绪的影响被体现得淋漓尽致。以工作场所为例，工作气氛、员工间的关系、员工与上司之间的关系等在很大程度上取决于他们彼此的言语行为，即用什么样的话语来交流。如果大多数员工都受过良好的教育，并且注意自己的言谈方式，善于通过言语交流来维持良好的人际关系，那么办公室的工作气氛一定是轻松、愉快和温暖的。如果他们的上司深谙言语的魅力与情绪功能，善于用恰当的言语来

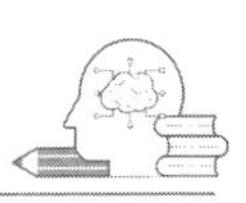

维持与下属之间的关系，那么，他就会为员工们创造一个舒心的工作环境。在这样的环境里，工作会变成一种享受。员工们在工作中的愉快情绪无形中成为其努力工作的动力。因此，对上司来说，行使权力有多种不同的方式。有的上司能够让员工轻松愉快地接受任务，而有的上司只能让员工对工作感到厌倦。这就是言语的情绪功能。赞扬、肯定、激励的话语无疑比讽刺、批评和斥责的话更容易让人接受，也更能让听者产生愉快情绪，从而提升交际效果。

2）不良的言语行为导致听者负面情绪的产生：言语作为一种心理刺激，它不仅能唤起听者愉快的心理反应，而且也能唤起其不愉快的心理反应。良好的言语行为使人愉快，而不良的言语行为则使人沮丧/生气、失落。言语通过两个方面影响情绪。一方面，通过我们所说的话的内容，另一方面通过我们说话时的语气。当听者听到说者说话的内容时，他的大脑接收的是信息刺激，这一刺激是理性的。而当听者听到说者说话的语气时，他的大脑接收的是情绪刺激，这一刺激是感性的。因此，不良的言语行为既包括说话的内容，也包括说话的语气。说话内容不当或语气不当都会使听者产生诸如失望、生气、怨恨、不满、伤心的负情绪。日常生活中，我们都有过这样的体验：有时别人有意或无意间说的几个字或一句话会即刻改变我们的情绪状态。这种情况在夫妻之间、父母与子女之间、师生之间、同事之间及上下级之间尤为普遍。说话者无心说出的一句话会使听者的情绪一落千丈。

这样的经历可能许多人都有：周一的早晨，你把自己精心打扮一番，兴高采烈地到单位上班，迎面碰到自己的同事。同事看了你一眼说："你今天怎么穿了这么一件衣服来上班?"听到这话，你一定十分沮丧。也许一整天都很郁闷。因为这句话通过文字传递的信息是：你今天穿的衣服与平时的风格不一样，不太适合工作环境。而通过说者的语气所传递的信息则是：你今天的着装真没品位。你的同事不仅通过说话的内容，而且通过说话的语气影响了你的情绪，使你即刻间从愉快的正情绪转化到了沮丧的负情绪。如果同事对你说的不是上面那句话，而是"你今天穿得真漂亮"，相信你一定会很开心，而且这种愉快的情绪会保持一天。

再比如：18 岁的女儿准备给下班回家的母亲一个惊喜，以此证明自己已经长大成人。于是，她精心准备。按她的想法做了一顿丰盛的晚餐。她把做好的饭菜 一一摆上餐桌，满心欢喜地等待母亲回来"验收"她的劳动成果。母亲下班回家走进厨房，看到桌上的饭菜，不假思索地说："这就是你做的饭?西红柿炒鸡蛋怎么是这个颜色?米饭都做成稠粥了!"听了此话，女儿顿感非常难过。刚才兴奋、期待的心情荡然无存，取而代之的是失望和委屈。她心想：妈妈怎么这样！以后再不做饭了。母亲无意间说的话伤害了女儿的自尊心，唤起了她不愉快的负情绪。如果这位母亲能换个方式表达，如："真不容易啊！第一次做饭就能做出这么多菜，竟然还会做西红柿炒鸡蛋!"相信听了这话，女儿的心情一定会更加灿烂，她一定会暗下决心努力做出更好的饭菜。由此可见，不适当的言语行为的确能唤起听者不愉快的情绪。

生活中，人们常说的"良言一句三冬暖，恶语伤人十日寒"揭示的就是言语对情绪的影响作用。不良的言语行为不仅会影响交际效果，还会影响人际关系。因此我们应该时刻注意自己的言行，只说应该说的话，多用正面的、积极的言语来表达自己。正确使用言语，言语才能成为交际的工具，否则，言语会成为人际交往的障碍。

2. 情绪反作用于言语 首先，不同的情绪状态决定着我们的言语交际行为和方式。在积极的情绪状态下，我们倾向于使用快乐的言辞，我们说出的话轻松、愉快、生动、有趣、幽默，令听者愉悦。而在消极的情绪状态下，我们倾向于使用悲观、伤感的言辞。我们说出的话冷漠、偏激、刻薄。生活中常有这样的事例：父母心情好的时候，常会对子女说一些鼓励、安慰和表扬的话，并表现出对子女的更多的宽容和理解。而当父母心情不好的时候，常会对子女失去耐心，话语中多责备、抱怨、呵斥和批评。如果父母长期处于负面情绪，其与子女间的关系便会受到影响。久而久之，子女也会对父母产生诸如不满、怨恨和失望等负面情绪。这些情绪又决定了子女在与父母交往中的言语行为。处于这种负情绪状态，子女与父母说话时，多会使用一些偏激的、冷漠的、甚至挑衅的话语，并表现出对父母的不满、怨恨甚至不敬。这是一个连锁反应，也是一个恶性循环的言语交际过程。情绪决定言语行为的事例还体现在人际交往的其他场合，如师生间、医患间、警民间、主雇间等。因此，当言语交际的一方，通常是说话者，处于特定情绪状态时，一定要注意自己言语行为。一方面，当我们处于积极情绪状态时，应让自己快乐的情绪感染对方，让自己温暖的话语感动对方，从而创造一个和谐的人际交往环境，提升人际交往的质量。另一方面，当我们处于某种消极情绪状态时，应尽量克制自己的不良情绪，不要让自己的坏情绪影响交际效果。带有负面情绪的话，尤其是气话会令听者难以接受，甚至引发各种矛盾和误会。

其次，情绪影响我们对周围事物的感知和对他人的态度。具体体现为：快乐的时候，我们觉得一切都是美好的，人人都是友善的。甚至平时令你讨厌的

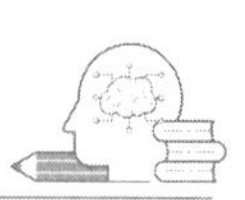

人也会让你觉得有几分可爱，平时令你厌恶的事儿也变得可以接受。而当我们生气或心情不好的时候，你会觉得事事不顺心，人人不顺眼，甚至别人表示关心的话语也会被理解为讥讽、嘲笑或冒犯。处于不同情绪状态的人对事物的判断亦有所不同。在积极的情绪状态下，我们看到的更多的是事物积极、乐观的一面，而在消极情绪状态下，我们更倾向于关注事物消极悲观的一面。正如Carroll E. Izard 所说："开心的人通过玫瑰色的眼镜看世界，悲伤难过的人易将别人的话理解为批评，而恐惧的人仅能看到令人恐惧的事物。"体现在言语交际中的结果便是：处于不同情绪状态的人会用不同的言语来描述所感知的事物。曾有一位美国心理学家做过这样的试验：他选择了一组受试者。首先，他让这些受试者客观地描述各自当时的情绪状态，并根据他们的描述从中选出3位受试者。第一位受试者说他眼下非常快乐。第二位受试者说他对这个社会感到不满。第三位受试者说他正为自己的健康状况而担忧。然后，心理学家分别发给这三位受试者同一张图片，并要求他们看完后描述自己在图片上看到的内容。图片画面是一位受伤的战士正被另外3名士兵送往附近的救援飞机。看完图片后，自称自己很快乐的受试者说："这位受伤的战士很幸运，人们正把他送往医院并对他精心照顾。"自称对社会不满的受试者是这样描述的："这位伤员只是成千上万名战争牺牲品中的一员。战争似乎在同人们开玩笑。没有战争，诸如杀人与毁灭之类的事对那些战争狂来说是不可想象的。自称对自己健康状况担忧的受试者则说：这位士兵受伤很重。必须尽快把他送到飞机上。但就算飞机把他送往医院，他也已危在旦夕，活下来的可能性不大。"很显然，在不同的情绪状态下，人们对同一事物的感知是不同的，用来描述其感知的言语也不尽相同。积极的情绪状态使人更容易感知事物美好乐观的一面，而消极的情绪状态则更容易使人感知事物丑恶悲观的一面。以上便是情绪决定言语的两个方面。

综上所述，言语交际的过程简单而言就是由"说"到"听"，再由"听"到"说"的循环往复的过程。在这个过程中，说话者通过其话语内容和说话时的语气向听者传递某种信息。听者接收信息的过程其实就是一个对说者所说的话的感知和解码过程，这同样是一种心理过程。在这一过程中，说者的言语会唤起听者不同的心理感知，即情绪。在特定的情绪状态下，听者会用自己特定的言语行为对刚才所听到的话做出某种反应，这种反应对先前的说者来说又是一种心理刺激，从而使其成为听者并开始下一轮的感知和解码过程。因此，言语交际过程不仅是信息交流的过程，而且也是情绪交流的过程。在这个循环往复的过程中，交际双方的言语影响彼此的情绪，彼此的情绪又决定着其言语行为。这就是言语与情绪既相互影响又相互作用的关系。

认识言语与情绪之间的这种相互关系有助于我们改善言语交际效果，从而建立和维持良好的人际关系。在人际交往中，要选择正确的言语行为，不要让不良的言语行为引起听者的不快，从而影响交际效果。另一方面，当我们处于某种负面情绪时，我们更应当注意自己的言语行为，不要让我们的不良情绪反映在我们的话语中。除此之外，言语与情绪间的相互关系理论还可应用于教学、服务、医护等领域，利用言语影响情绪和情绪决定言语这一理论来改进师生关系，提高教学质量，提高服务行业的服务质量，在医疗保健领域巧用言语对患者进行心理疏导，提高医护水平，甚至在劳教中对犯人进行思想改造等。近年来，一些心理语言学家和社会语言学家提出了“角色语言”的概念，旨在帮助人们认知各自的社会角色，并通过“角色语言”的使用来完善交际效果。“角色语言”的出现实际上也是言语与情绪之间相互关系的反映，因为“角色语言”的使用既体现了言语的交际功能，也体现了情绪对言语行为的影响。良好的言语交际效果不仅取决于我们的言语行为，而且也取决于我们对情绪的理解和掌控。

二、言语与抑郁性精神障碍的关系

抑郁性精神障碍（depression）是以显著而持久的心境低落为主要特征的一组疾病，临床上主要表现为情感低落，伴有相应的认知和行为改变，包括抑郁发作和持续性心境障碍。常见的抑郁性精神障碍主要有抑郁性神经症、反应性抑郁、重型抑郁症。

常见的抑郁症状有抑郁心境，思维迟缓，情绪消沉，心情不畅，对生活、工作和周围的一切都无兴趣，悲观失望，精力不足，生活中的大部分时间为抑郁，严重者有轻生念头。出现抑郁症状的同时，出现躯体症状，如睡眠障碍、食欲减退、性欲减退及头痛、背痛、四肢痛等慢性疼痛。

由于抑郁症患者主要表现为精神运动迟缓，在进行语言交流时，常使医生感到语言交流很难进行，常常出现医生数问患者答的现象，但语言交流的内容基本是切题的，患者语速减慢，常述脑子不好使了。

三、言语与认知

脑卒中是常见的脑血管疾病。此病患者多为中老年人。脑卒中患者具有病情严重、病情进展迅速、后遗症多等特点。由于多数脑卒中患者的年龄偏大，

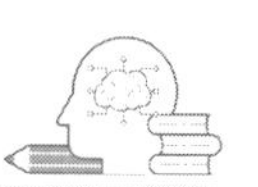

其身体的功能减弱，故其极易发生器官功能减退、认知功能障碍等后遗症。失语、认知功能障碍、偏瘫均是脑卒中患者较为常见的后遗症。相关的研究结果显示，有80%以上的失语症患者属于脑卒中后失语。不同阶段的脑卒中患者发生失语的概率存在着较大的差异，如急性期脑卒中患者失语的发生率为15%～38%，发病3个月后的脑卒中患者失语的发生率为20%～25%。有研究表明，60%的脑卒中患者在发病后的1年，仍存在失语的情况。脑卒中后认知功能障碍的发病率约占脑卒中患者的57%，其中以执行力损伤、视空间能力损伤最为常见。患者的年龄、性别、文化程度、脑卒中后抑郁、脑卒中后失语等因素均是引起脑卒中后认知功能障碍的主要影响因素。脑卒中后失语严重程度的分级越低，患者出现认知功能障碍的可能性就越大。这说明，脑卒中后失语与脑卒中后认知功能障碍具有明显的相关性，患者失语的程度越高，其认知功能障碍就越严重。

第二章　脑卒中言语障碍的临床诊疗

第一节　脑卒中言语障碍诊疗流程

一、语言的处理

关于汉语言的处理，国内外近年的研究发现汉字的认知对大脑两侧半球功能分工有影响，中国人大脑两半球的语言功能一侧化优势可能并不如西方人那样显著，使用汉字的中国人多以左侧半球语言功能占优势，但临床上我们也可能碰到右侧半球占优势的患者。有关参与语言处理的不同脑区至今不完善，语言的运动控制受语言肌肉的中枢管理，但此中枢本身受其他部位，主要是broca区的控制，而该区又与顶叶和颞叶部分紧密联系，而顶叶和颞叶主要与语言的智能性和联系性成分有关，这些区域又与视觉和听觉的区域靠近，提示他们在语言功能中的重要性。为了便于理解和运用这些理论，我们把这个语言处理过程公式化以图2-1显示。

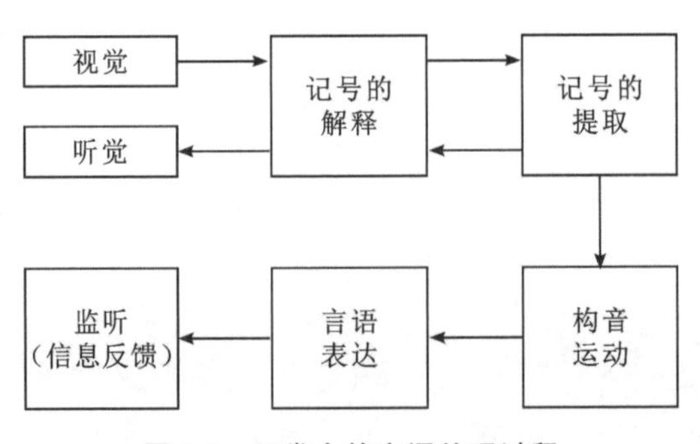

图2-1　正常人的言语处理过程

二、语言障碍的评价及训练措施流程

语言障碍按照结构一般分为4个方面：语言功能的缺失（功能障碍）、实际交流能力低下（能力障碍）、交流对象及环境不利（社会障碍）、无动机、行

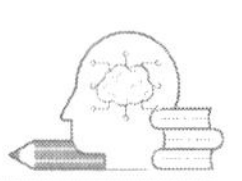

为异常的其他高级神经功能障碍（心理障碍）。对于不同的障碍采取针对性训练，具体训练的框架见图 2-2。

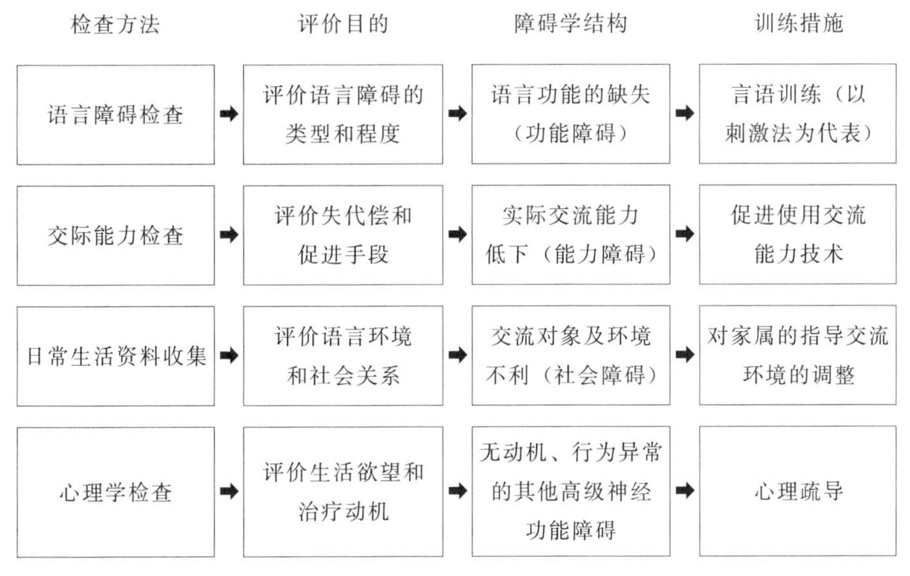

图 2-2　语言障碍的评价与训练措施

三、语言障碍的诊疗流程

完整的语言障碍的治疗包括临床医学检查、治疗和康复医学检查、治疗两大部分，两者是相互渗透、相互补充的一个完善的医学体系（具体的评价和治疗见本书第四章和第六章内容）。在临床上语言障碍的诊疗流程大体可参照图 2-3。

第二节　神经影像学与神经电生理学

一、概述

语言活动是人类的高级脑神经活动，神经语言学量表仍是语言障碍诊断、分级及疗效评估的主要工具，因其存在种类众多、标准不一、方法不完善、主观性强等缺点，因此无法避免检测者的主观性，缺乏精确的量化。随着对语言障碍认识的逐步深入及科技的发展，语言障碍的非量表检测技术也发挥着不可替代的作用。

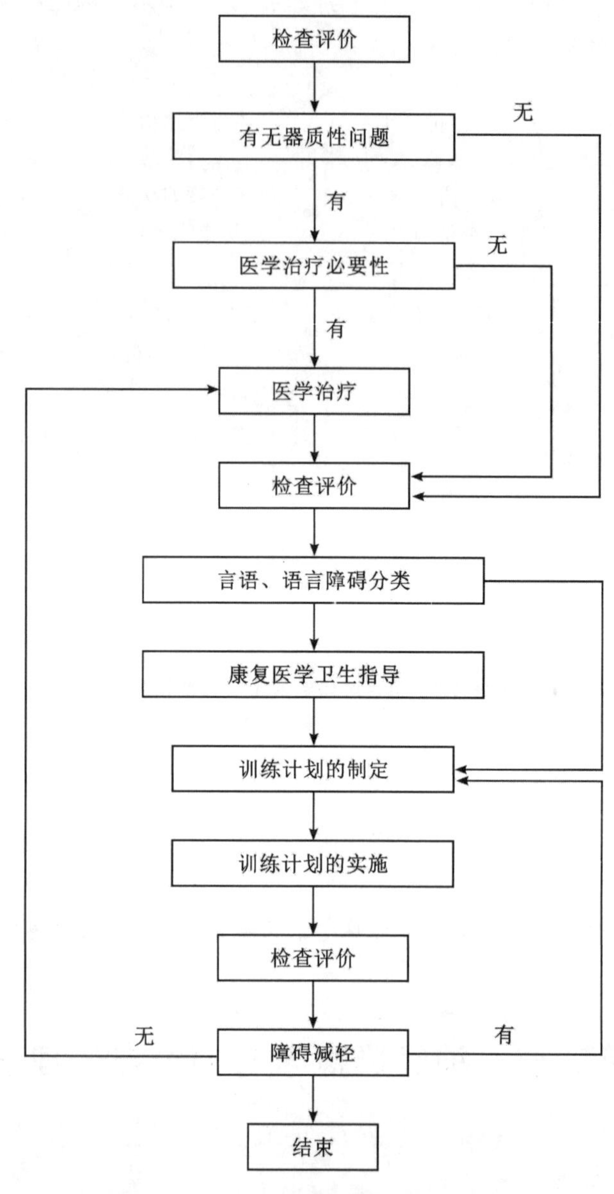

图 2-3　脑卒中言语障碍的临床诊疗流程

研究发现，在以左侧大脑半球为优势半球的人群中，额叶与运动性语言有关，颞叶和顶叶与感觉性语言有关。在 20 世纪 90 年代前，对人脑语言区定位的研究主要借用 CT、MRI 等技术和尸体解剖检查手段。目前，语言检测已从静态走向动态功能检测，传统的影像技术检测主要针对语言障碍患者的病变部位及病因，常见的方法包括 CT 灌注成像、MR 灌注成像、正电子发射断层显像术（positron emission tomography，PET）、单光子发射计算机断层显像术（single photon emission computed tomography，SPECT）等。近年来脑磁图（magnetoencephalography，MEG）也开始应用于脑功能方面的研究。在众多影像学检查方法中，磁共振成像（MRI）有着不可替代的积极作用。功能性磁共振成像（functional magnetic resonance imaging，fMRI）是目前研究脑功能成像应用最广泛的方法之一，能准确地判定病变部位，对治疗和预后判定有指导意义，还可以根据 fMRI 选择性进行康复治疗。语言反应时间检测的代表是事件相关电位（event related potential，ERP）中的 N400 和 P300 检测。本章主要介绍与语言障碍检测相关的神经影像学检查、神经电生理检查和放射性核素检查。

二、语言障碍的非量表检测技术

（一）神经影像学检查

1. 电子计算机体层扫描（computed tomography，CT） CT 是利用 X 射线束对人体某部一定厚度的层面进行扫描的新诊断技术，直接显示脑组织，为真正的脑成像技术。1969 年由英国计算机工程师 Hounsfield 发明，1972 年开始应用于临床，使得观察活体脑组织的断层成为可能，脑部损伤和临床神经症状的相关性研究迈入新的时代。而且随着工艺水平、计算机技术的发展，CT 得到了飞速的发展，由于其特殊的诊断价值，已广泛应用于临床，特别是在肿瘤的诊断上更是具有很高的应用价值。

1）CT 的基本原理：根据人体不同组织对 X 线的吸收与透过率的不同，应用灵敏度极高的仪器对人体进行测量，然后将测量所获取的数据输入电子计算机，电子计算机对数据进行处理后，就可摄下人体被检查部位的断面或立体的图像，发现体内任何部位的细小病变。螺旋 CT 是一种相对较新的技术，推出 64 层 CT，仅用 0.33 s 即可获得患者的身体 64 层的图像，空间分辨率小于 0.4 mm，大大提高了图像质量。

2）CT 的特点及临床应用：CT 属无创伤性检查，空间、密度分辨率高，显示钙化敏感，扫描速度快，检查方便。对中枢神经系统疾病的诊断价值较高，应用普遍。对颅内肿瘤、脓肿与肉芽肿、外伤性血肿与脑损伤、脑梗死与脑出血以及椎管内肿瘤与椎间盘脱出等病诊断效果好，诊断较为可靠（图 2-4 及图 2-5）。由于 CT 能较清晰地显示影像断面解剖结构，因此它可以用来研究大脑皮质功能区的定位。

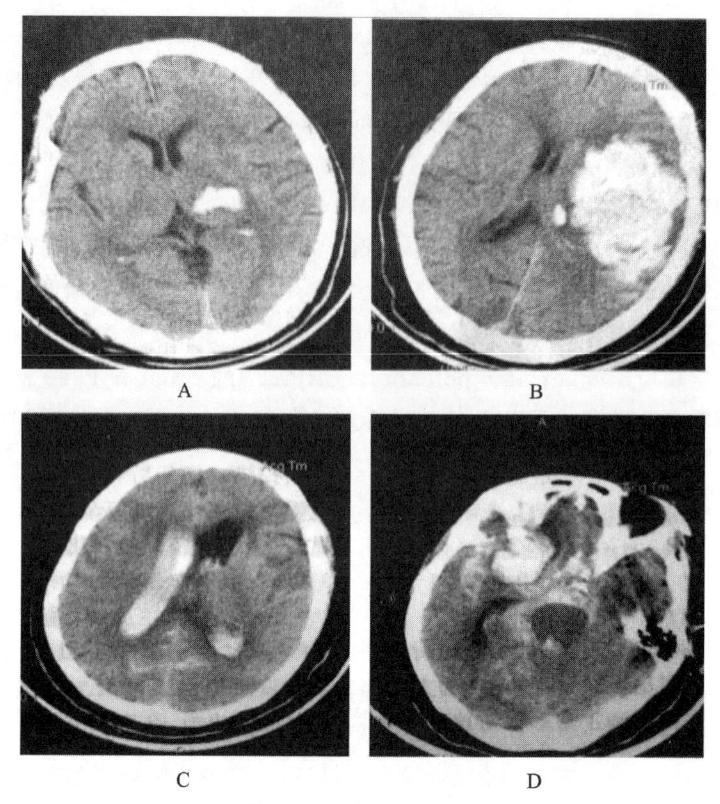

A　　B

C　　D

图 2-4　脑出血 CT 扫描

A：左侧背侧丘脑出血，背侧丘脑区高密度灶，病灶边界清楚，前缘少许低密度水肿带；B：左侧基底节大量出血，出血灶呈大片状高密度影，左侧侧脑室受压；C：脑出血破入脑室，双侧侧脑室高密度出血灶，右侧明显；D：脑出血破入蛛网膜下腔，脑池内高密度出血灶。

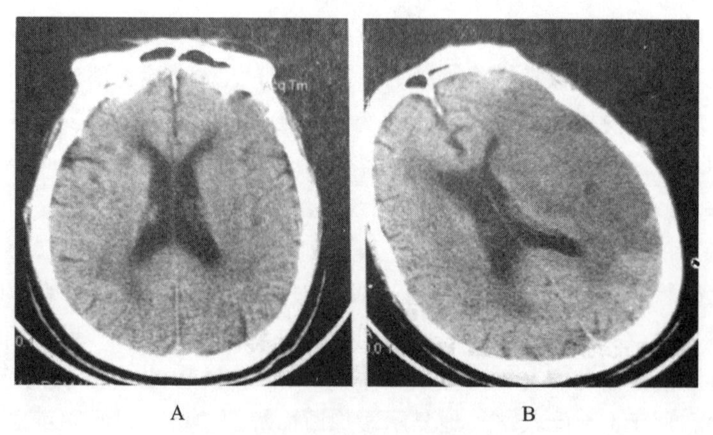

A　　B

图 2-5　脑梗死 CT 扫描

A：发病 1h CT 扫描，脑内未见急性梗死灶；B：24h 后复查，见左侧额叶、颞叶大范围略低密度灶。

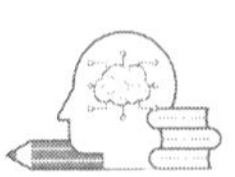

3）CT 血管造影（computed tomography angiography，CTA）：为介入性血管成像技术，经静脉注入含碘造影剂，能够获得连续数据，得到脑血管图像，进而能够从不同方位、不同角度观察脑内血管情况，并能够判断脑内血管狭窄情况。CTA 可清楚显示大脑动脉环（willis 环），以及大脑前、中、后动脉及其主要分支，可为闭塞性血管病变提供重要的诊断依据，可以将缺血性脑血管病的诊断提早到发病后 2 h。与数字减影血管造影（digital subtraction angiography，DSA）相比，CTA 不需要动脉插管，操作简便快捷，但不能显示小血管分支的病变。

4）CT 灌注成像：能够获得活组织的血液循环情况，根据此层面的时间-密度曲线得到局部脑血容量（CBV）、局部脑血流量（CBF）和平均通过时间（MTT）等参数，进而可分辨梗死区域灌注状态，属于功能成像的范畴。在急性脑缺血发生 10 min 即可显示脑缺血区的范围，可用于显示缺血半暗带（图 2-6）；通过两侧对比了解脑血流供应和代偿状态，有助于缺血性脑血管病治疗方案的制订。主要应用于急性脑缺血患者的早期诊断。

2. 磁共振成像（magnetic resonance imaging，MRI）　MRI 是利用原子核在磁场内产生的信号经过重建成像的一种成像技术，于 20 世纪 70 年代中期发明，80 年代技术得到完善，具有多角度、多层面、多参数成像等优势，成为医学影像诊断的重要工具，在诊断颅脑病变和脊髓疾病中被广泛应用。近年来新的磁共振技术如功能性磁共振成像（fMRI）、磁共振血管成像（magnetic resonance angiography，MRA）和弥散加权成像（diffusion weighted imaging，DWI）等的出现，推进了神经学科的发展。磁共振弥散加权成像（DWI）可早期发现急性脑梗死，判断脑组织病变的病理状态；磁共振弥散张量成像（diffusion tensor imaging，DTI）主要用于脑内神经纤维走行的研究；MR 脑灌注加权成像（perfusion weighted imaging，PWI）可定量测量脑组织的血流灌注，是诊断急性缺血性脑血管病的高度敏感的影像学检查方法。

1）MRI 的基本原理：MRI 主要是利用人体内的氢质子在主磁场和射场中被激发产生的共振信号，经计算机放大、图像处理与重建后得到的磁共振影像。人体接受 MRI 检查时，被置于磁场中接受系列脉冲后，打乱了组织内质子运动，脉冲停止后质子的能级和相位恢复到激发前状态，这一过程称为核磁弛豫。弛豫分为纵向豫（简称 T_1）和横向豫（简称 T_2）。MRI 成像主要依赖以下 3 个因素：T_1、T_2 质子密度和流空效应。其中 T_1、T_2 的长短与成像信号强度之间遵循一定的规律，往往是 T_1 越长（如新生物、水肿、感染、骨皮质、钙化、结石等），信号越弱（低信号），T_1 越短（如脂肪髓、亚急性血肿等），信号越强（高信号）；T_2 越短（如骨皮质、钙化、结石、铁沉积等），信号越

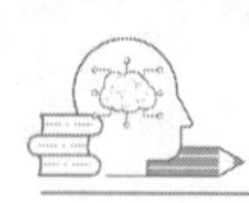

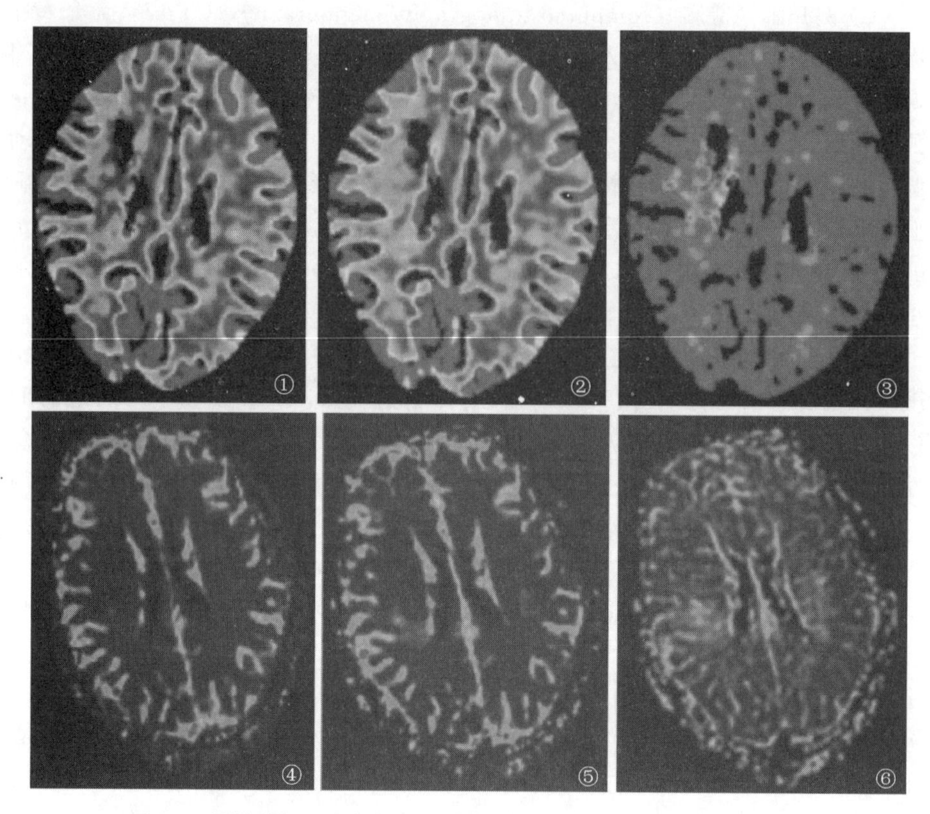

图 2-6 男性脑梗死患者与女性脑梗死患者 CT 灌注成像影像学表现

图 1～3 为男性，58 岁。图 1 为 CBF 图。图 2 为 CBV 图，梗死区域明显低于病灶周围，且周边区逐渐增强。图 3 为 MTT 图，右侧延长。图 4～6 为女性，63 岁。图 4 为 CBF 图。图 5 为 CBV 图，表现为局部低信号。图 6 为 MTT 图，表现为局部高信号。

弱（低信号），T_2越长（如新生物、水肿、感染、亚急性血肿等），信号越强（高信号）。空气和骨皮质无论在 T_1或 T_2加权图像均为黑色。T_1图像可清晰显示解剖细节，T_2图像有利于显示病变。液体、肿瘤、梗死病灶和炎症在 T_1加权像上呈低信号，在 T_2加权像上则为极易识别的高信号。而心脏、血管内的血液由于迅速流动，使发射磁共振信号的氢原子核居于接收范围之外，所以测不到信号，在 T_1或 T_2加权像中均呈黑影，这就是流空效应。

2）MR 的优势及临床应用：MRI 具备多序列扫描，组织分辨率较高等优点，相对于 CT 来说可更早期发现细微、微小的病变组织，对于肿瘤或出血部位邻近组织病变代谢物的生化成分显示优势较好，采用 T_2 加权成像结合在鉴别诊断出血性脑卒中及缺血性脑卒中效能较高，但对于微小出血点，常规 MRI 序列无法有效检出，存在局限性。需特别注意的是装有心脏起搏器、眼

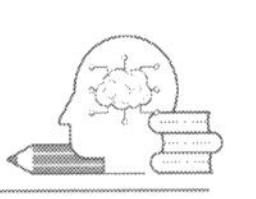

球内金属异物、义齿、动脉瘤银夹等严禁做 MRI 检查。另外由于 MRI 检查所需时间较长，危重不能配合的患者往往难以进行检查，而头颅 CT 检查快速简便，在这种情况下具有一定优势（图 2-7）。

MRI 广泛用于脑梗死、脑肿瘤、脑外伤、颅脑发育异常、脑萎缩、脑炎、脑白质病变等脑部疾病。对于脊髓病变有较高的诊断价值。

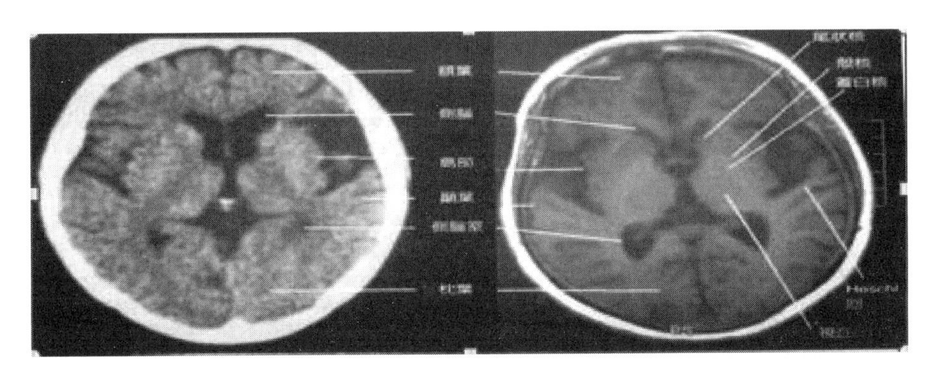

图 2-7　脑部 CT 与 MRI

同一位患者脑部 CT 与 MRI 检查影像。MRI 的清晰度比 CT 更好，可看到较细小的脑沟、脑回及脑灰白质。

（1）磁共振血管造影（magnetic resonance angiography，MRA）：是对血管和血流信号特征显示的一种技术。与常规 MRI 技术相比较，MRA 成像技术能够更加立体清楚显示图像，准确反映患者身体状况及病情，在疾病康复中具有重要地位。MRA 对颅脑、颈部的大血管显示效果好，对大脑供血血管、基底动脉血管分值可以进行清晰显示，主要用于颅内动脉瘤、动静脉畸形、大血管闭塞性疾病等。MRA 可检出 90%～95%的颅内动脉瘤，但对＜5 mm 的动脉瘤漏诊率高。在脑血管狭窄时，对于严重的狭窄或闭塞的血管判断较为可靠，对轻度狭窄者可存在夸大狭窄程度的现象。并且老年患者对于脑血管 DSA 检查不适用，但是 MRA 检查能够适用于众多疾病类型检查中（不包括磁共振检查禁忌证患者），并可重复检查。MRA 的优点：不需要穿刺血管和注入造影剂，方便省时、无放射损伤及无创性。缺点：空间分辨率差，不及 CT 血管造影（CTA）和数字减影血管造影（DSA）；信号变化复杂，易产生伪影；对细小血管显示差。临床在诊断动脉瘤、血管畸形时主要用于筛查，确诊和干预时仍需 DSA。

（2）磁共振弥散加权成像（DWI）：是目前唯一能检测活体组织内水分子扩散的无创检查方法，由于其对细胞毒性水肿的敏感性高，故而可以发现超急性期、较小以及多发病灶。可用于急性缺血性脑卒中早期诊断，可超早期发现急性缺血性脑卒中，为TIA的诊断和治疗提供依据，进而减少脑卒中的发生。发病30 min即可发现病灶，这使得DWI为超急性期缺血性脑卒中诊断提供可能，有着其他CT、普通MRI等无法比拟的优势。但是DWI的诊断敏感度并不是100%，依然有部分患者存在假阴性现象。DWI可对新旧梗死进行判定，对脑干梗死、分辨小的皮质下诊断优于MRI。

（3）磁共振弥散张量成像（DTI）：是一种基于常规磁共振影像技术发展出的新兴影像表达方法，可更加准确地检测组织内水分子的弥散状况及弥散各向异性特点，经特定的处理可显示脑内的白质纤维束走行，可对神经纤维通路进行追踪，实现其3D可视化。到目前为止，DTI是唯一的可以用来观察活体脑组织中白质纤维束的成像技术。表观弥散系数（ADC）和各向异性分数（FA）是DTI最常用的参数，各向异性分数（FA）能够反映白质纤维束的完整性而被广泛使用，各向异性分数（FA）数值以0～1表示，其随着脑白质组织的增加而升高，随神经通路的不完整性而降低。临床上主要用于脑部神经纤维走行的研究，显示脑白质和灰质的结构，显示出常规MRI所不能显示的解剖细节，特别是脑白质的精细解剖。在脑血管病、多发性硬化、癫痫、脑内肿瘤等病理情况下，DTI能够显示病变对神经纤维破坏、压迫、推移等情况。DTI因其无创性、可直观性，对卒中患者语言功能方面的研究有着其他影像学方式不可取代的优越性。DTI在失语症中的研究集中在两个方面：一是皮质间的白质联系，如弓状纤维；二是皮质下白质，如皮质与基底节的联络纤维。

（4）磁共振灌注加像（PWI）：又称动态磁敏感增强扫描，是通过注入对比增强剂而获得通过组织的时间-浓度曲线，获得rCBV、MTT、脑血流量等参数以判断缺血部位的病变情况，能够早期发现脑缺血区及其血流动力学改变，并对其进行诊断。当rCBV减少和平均通过时间（MTT）增加时，为灌注不足；rCBV增加和MTT增加时，为侧支循环的表现；rCBV增加和MTT减少或正常时为再灌注表现；而当rCBV明显增加时，表示过度灌注。DWI和PWI联合应用，对急性缺血性脑卒中的发病机制和部位、受损大小、缺血中心区及缺血半暗带大小等具有早期发现和诊断优势。

（5）脑功能性磁共振成像（fMRI）：原理是血红蛋白氧含量不同引起不同的磁场效应，基于脱氧血红蛋白的敏感效应，对皮质功能进行定位成像。在脑活动时，大脑皮质某一区域处于兴奋状态，局部小动脉扩张，大脑皮质中枢血流量增加，但耗氧量仅仅轻度增加，故局部氧合血红蛋白含量增加，在T_1和T_2加权像上信号强度增高，信号强度的变化反映了该区灌注的变化，从而显示出活动中枢与非活动中枢的对比。fMRI被越来越多地用于评估人类大脑激活与感觉、运动及认知活动的关系，也常应用于神经损伤及康复过程的神经可

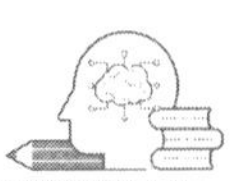

塑性等研究，亦可用于了解语言障碍脑内语言加工模式和言语功能恢复机制。

fMRI 能显示脑卒中后失语症患者不同阶段脑激活区的变化，反映大脑语言功能区塑形和重组情况。Binder 等行语义理解任务的功能磁共振检查时发现了 wernicke 区以外的部分颞顶叶皮质区的激活。Szaflarski 等发现，慢性失语症患者在执行任务时，脑卒中周围区域显示显著增高的激活信号，提示慢性患者利用脑卒中周围脑功能区域实现言语功能。另外的研究显示，脑卒中发生 1 年以上的失语症康复患者回到典型的 fMRI 言语激活模式，而未康复患者的激活向右侧半球区域转移，且言语功能的提升与左侧半球信号的增强相关。右侧半球激活的转移可能对言语功能的康复不起作用。因此，失语症恢复的脑机制经历了从急性期左侧大脑半球未受损语言区的激活减弱到亚急性期右侧同源语言区出现激活增强，再到慢性期激活高峰转向左侧大脑半球以致渐趋正常激活化这样一个转移的过程。

（二）放射性核素检查

1. 单光子发射计算机断层扫描（SPECT）　SPECT 是利用发射 γ 光子核素成像的放射性核素断层显像技术。

SPECT 对急性脑梗死诊断阳性率达 95％～100％，敏感性为 61％～74％，特异性为 88％～98％。SPECT 在发病后 6h 之内即可发现血流灌注降低，其显示的病变范围明显大于 CT 和 MRI，与临床表现更为符合。该检查对癫痫、帕金森病、痴呆分型及脑生理功能的研究也有重要的价值。因价格较 PET 明显低廉，较易被临床接受和推广。

近年来，SPECT 脑血流灌注显像等已逐渐用于失语症的研究中，并取得了一些进展。与 CT、MRI 相比，脑 SPECT 血流灌注检查不仅能反映脑结构的变化，亦能反映脑功能的变化。近年来已逐渐应用于语言、认知、记忆等脑功能的研究。SPECT 脑血流灌注显像检查对失语症患者 broca 和 wernicke 区的异常病损检出率明显高于 CT、MRI，它与临床 WAB 评定结果相似，这说明 SPECT 对失语症患者语言区的病损诊断价值明显高于 CT、MRI，与临床 WAB 评定价值相似。

2. 正电子发射体层摄影（PET）　PET 又称正电子发射断层显像，是一种利用放射性核素和计算机实现的断层显像技术，其原理是利用示踪剂 18F-2-脱氧葡萄糖（18F-FDG）停留在病灶脑细胞内的葡萄糖代谢量反映脑功能的变化情况，从而可直观观察脑功能成像。大多数疾病的生化变化先于解剖学的改变，并且 PET 对于示踪剂浓度的灵敏度非常高，能高精度定量检测出代谢过程的非正常增加并给出清晰的图像，因此能对疾病发展过程中早期变化进行诊断。PET 采用短半衰期核素，因此可在短期内反复使用，空间分辨率可达 3～5 mm，而且均匀性好，影像的对比度和空间分辨率方面明显优于 SPECT。PET 可用于脑梗死、帕金森病的早期诊断，各种痴呆的鉴别，癫痫病灶的定位，以及脑肿瘤的分级和预后判断等。

（三）神经电生理检查

随着功能性脑影像学的发展，非侵入性脑功能检查逐渐开始应用于言语处理过程的探索。如脑磁图、脑电图和诱发电位，在基础研究和临床实践中已得到广泛的应用。不同类型的失语症患者在治疗前后不同的时间窗有相应异常的电生理表现。

1. 脑电图 脑电图（electroencephalogram，EEG）是脑生物电活动的检查技术，通过测定自发的有规律的生物电活动以了解脑功能状态。EEG 具有无创、高时间分辨性、良好空间分布特性、侧重时间上的信息传递和处理等特点，可作为客观反映患者病情和疾病变化的依据。EEG 属于低频微弱信号，一般 10～80 μV，频率 0.5～100 Hz。电位（振幅）、时间（周期）和位相构成 EEG 的基本特征。EEG 的缺点在于精度不高，信噪比低，信息量较少，前期需要进行大量训练才能使用。

脑电图在癫痫、脑肿瘤、痴呆等神经系统疾病及精神分裂症等诊断中发挥重要作用。研究显示，当患者脑部血流量从正常的 50～70 ml/（100 g · min）下降到 25～30 ml/（100 g · min）时，脑电图会出现不同程度的改变。发病越早，这种阳性率改变越高。脑血管病急性期 90%脑电图出现异常，主要是慢波增多，尤其是病灶侧更明显。脑出血时常伴有意识障碍、脑水肿和脑室出血，只有部分轻症患者出现轻度局限性异常。急性脑梗死发生后，数小时就可有局灶性慢波出现，这种改变常在数周后改善或消失，以大脑中动脉为最多见，故局灶性改变主要在颞叶。如果是短暂性脑缺血发作，在发作间期脑电图可无异常。在发作期一部分脑电图可能出现异常，这类患者较易发生脑梗死。Singh 等用高密度 EEG 和源分析方法对 2 例脑卒中失语症患者在图片命名任务中做出正确和错误反应的时空动态进行跟踪和比较，发现刺激开始后 300～550 ms 时间窗内恢复左侧颞叶和额叶能力，有助于患者做出正确反应，表明对这些区域的靶向神经调节可以改善失语症患者的治疗效果。

2. 诱发电位 诱发电位（evoked potentials，EP）是利用一定形态的脉冲电流刺激神经干，在该神经的相应中枢部位、支配区或神经干上记录所诱发的动作电位，可以了解脑的功能状态。目前不仅能对躯体感觉、听觉和视觉等感觉通路的刺激进行检测，还可以对运动通路及认知功能进行测定，后者称为事件相关电位（ERP）。

1）体感诱发电位（somatosensory evoked potential，SEP）：体感诱发电位是指对躯体感觉系统的任一点给予适当的刺激后较短时间内，该系统特定通路上的任何部位能检出的电反应。多是自中枢神经系统的体表投射部位记录而得。SEP 反映了躯体感觉通路自下而上直至皮质的功能状态，主要反映周围神经、脊髓后束和相关神经核、脑干、丘脑、丘脑放射和大脑感觉皮质等相关部位。临床主要用于吉兰-巴雷综合征（GBS）、颈椎病、后侧索硬化综合征、多发性硬化（MS）及脑血管病等感觉通路受累的诊断和客观评价。还可用于脑死亡的判断和脊髓手术的监护等。

2）脑干听觉诱发电位（brainstem auditory evoked potential，BAEP）：脑干听觉诱发电位是用耳机传出重复声音，刺激听觉传导通路时在头顶记录到的电位。它不需要受检者对声音信号作主观判断和反应，不受主观意识和神志状态的影响，可用于婴幼儿和昏迷等不能配合检查的对象。BAEP 的临床适应证：①客观评价听力。特别是对听力检查不合作者、癔症和婴儿、重症患者、意识障碍及使用氨基苷类抗生素的患者，可以帮助判断听力障碍的程度。还可用于监测耳毒性药物对听力的影响。②脑桥小脑肿瘤。③多发性硬化和脑桥中央髓鞘溶解症等。④脑死亡的判断。⑤后颅凹手术的监护。

3）视觉诱发电位（visual evoked potential，VEP）：视觉诱发电位是通过头皮电极记录的枕叶皮质对视觉刺激产生的电活动，其传入途径为视网膜感受器、视神经、视交叉、视束、外侧膝状体、视放射和枕叶视区。临床常用的有闪光式视觉诱发电位和模式翻转视觉诱发电位。前者波形、潜伏期变化较大，阳性率低，一般应用于不能合作或不愿意合作者，仅须了解视网膜到枕叶通道是否完整。后者的波形成分较简单，记录较容易，疾病时异常的检出率高，无创伤性，临床意义大。VEP 主要应用于视网膜病变视神经、视交叉等视觉通路病变，尤其是对脱髓鞘疾病，如多发性硬化球后视神经炎、视神经脊髓炎等可提供早期神经损害依据。另外可用于客观评定视觉功能、手术监护等。

4）运动诱发电位（motor evoked potentials，MEP）：运动诱发电位是用电或磁刺激脑运动区或其传出通路，在刺激点以下的传出径路及（或）效应器肌肉所记录到的电反应。由于重复电刺激可以造成头皮明显的疼痛，给检查者带来明显的不适，1985 年，Barker 等开创了无痛无创的经颅磁刺激技术，代替经颅电刺激技术。该技术是采用高强度磁场短时限的刺激所诱发 MEP，通过测定其潜伏期（传导时间及速度）波幅、波形，判断运动通路中枢传导的功能状态。MEP 主要用于运动通路病变诊断，如多发性硬化、脑血管病、脊髓型颈椎病和肌萎缩侧索硬化等，后者可发现亚临床损害。

5）事件相关电位（event related evoked potential，ERP）：是指与一定心理活动相关联的脑电位变化，20 世纪 60 年代由 Sutton 等提出。ERP 分外源性和内源性两部分。外源性成分包括脑干听觉诱发电位，潜伏期短，受刺激信号物理特性的影响较大，与人的感觉或运动功能相关。内源性成分包括 P300、N270、N300、N400 等。ERP 可作为探讨失语症病态内部语言、辅助失语症评价的重要工具，在语言认知加工反应时间和反应预期上意义重大。由于 ERP 具有加工过程与脑的高同步性的特点，可以区分患者的认知加工策略，有望将来成为失语评估及探讨失语症恢复机制的有效手段。N400 和 P300 作为 ERP 主要内源性成分，在失语症研究中应用较为广泛。

（1）N400：是语言相关认知电位，是指在 400 ms 潜伏期附近有一负相的事件相关电位波，反映了大脑对深层语言的认知加工过程。可从 N400 的波幅、潜伏期来描述脑语言认知加工特点。其中，波幅反映大脑兴奋性的高低，潜伏期反映了神经活动与加工过程的速度和评价时间。简单来说，N400 也是一种内源电位，当人们听到或读到语义不协调的词汇时，在约 400 ms（300～600 ms）后出现的负电位波。例如，若听到“这块比萨太烫不能哭 *（吃）”这个句子时，语义不协调的“哭”会诱发 N400。一般而言，N400 在额叶振幅较小，在枕叶和顶叶振幅较大。有学者证实，N400 可以反映脑卒中后失语患者语言功能的损伤程度，评价其词句水平、语义理解能力缺陷程度。有关失语症患者进行词义分类或词汇抉择的实验发现，broca 区的损伤并未改变 N400 的特性，而 wernicke 区的损伤则降低了 N400 的敏感性，提示 N400 波幅有可能作为反映理解困难或理解障碍程度的客观指标用于失语症患者的临床检测。陈璇等对 9 例首发单病灶急性脑梗死失语患者（失语组）和 11 名正常人（对照组）进行语义匹配与不匹配 N400 检测，发现失语组句子语义不匹配 N400 潜伏期较对照组延长，波幅降低；wernicke 失语患者语言理解障碍程度高，N400 潜伏期较 broca 失语患者延长，波幅降低。认为 N400 与语义的理解密切相关，可作为评价失语症语言理解障碍程度较客观指标和区别 broca 失语与 wernicke 失语的参考指标。

Swab 等比较了 12 例 broca 失语患者和 12 例正常人在听觉模式下语句理

解的差异性。发现理解水平低的患者在句尾词语义不一致时的 N400 效应较正常人延迟，而理解水平高的患者此效应与正常人无差异。周亮等研究表明，失语症患者命名能力受损程度与 N400 波幅正相关。N400 能客观反映失语症语言功能障碍的程度，其波幅和波形可作为临床评价失语症患者语句语义缺陷的可靠指标，并且可以作为语言功能恢复的电生理指标。

（2）P300：P300 是目前研究并在临床应用较多的 ERP 成分，主要用于各种大脑疾病引起的认知功能（如注意力、记忆等）评价。有研究发现 P300 对失语症的语言认知检测指标敏感，能协助治疗师判断失语症患者理解能力的预后，这与其生理学基础是相符的。张芹等人研究表明，脑卒中后认知功能损害程度越重，事件相关电位 P300 的潜伏期越长，P300 潜伏期与 MMSE 分数呈负相关（$r=-0.912$，$P=0.001\,53$）。另外研究表明对脑卒中患者行 ERP 检测，可将 P300 作为注意的内源成分，其潜伏期能反映大脑对外部刺激进行分类、编码和识别的速度，是评估大脑认知功能的关键指标。

3. 脑磁图　脑磁图（MEG）作为一种不断更新发展的无创性探测大脑电磁信号的电生理学技术，其检测过程融合了超导技术、图像融合技术及计算机电子技术等，具有高灵敏度、高时间分辨率和高空间分辨率等特征。从 20 世纪 90 年代起，MEG 检测探头也由最初的单通道逐渐发展成多通道的全头型探测仪（现最多为 306 个磁通道），同时具有计算机综合处理系统和抗外磁场干扰功能。脑磁图是一种完全无侵袭、无损伤、无接触的脑功能检测技术，具有毫秒级的时间分辨率，可以对脑生理活动进行真正的实时观察，能对患者重复多次测量，被广泛地用于大脑功能的开发研究和临床脑疾病诊断。

这项技术已开始被应用于语言认知的研究。比如用于探查听觉诱发电位和躯体感觉诱发电位的起源；记录正常人执行语音判断任务与字形判断任务时脑神经元激活的时间源等。不同的研究对于治疗后的脑电变化的形式有不同的结果，Cornelissen 等在对 3 例慢性期的失语症患者的 MEG 研究时，只发现波幅降低。Hensel 等的研究也只发现在早期的时间窗波幅降低。Chu 等使用基于光谱和基于熵的测量方法，分析 MEG 波束形成，定位和量化脑卒中 6 个月左脑半球卒中失语患者的异常周围活动，提示左半球周围神经电生理异常与右半球语言任务激活程度相关；单一受试者光谱和非线性分析可以识别患者语言功能障碍周围区域，这些区域可能是无创脑刺激干预的理想靶点。对于言语治疗而言，脑磁图能够精确定位言语功能脑区，反映生理或病理的皮质功能情况，从而追踪言语信息处理过程中全脑的任务相关改变。

三、与失语症相关的神经影像学表现

语言障碍严重影响患者的日常生活质量，随着医学影像的飞速发展，加之人们对于语言障碍认识的深入，在疾病发生发展过程中，对大脑语言区的准确定位，不仅是语言障碍患者治疗和康复的基础，同时还可以探寻言语障碍的脑机制，对脑功能影像学研究和脑语言区及其周围结构病变的诊治也具有十分重要的理论意义和实用价值。

（一）broca 失语

broca 失语也称运动性失语、表达性失语、皮质运动性失语等。在影像学检查时常发现优势半球额叶 broca 区病变（图 2-8）。

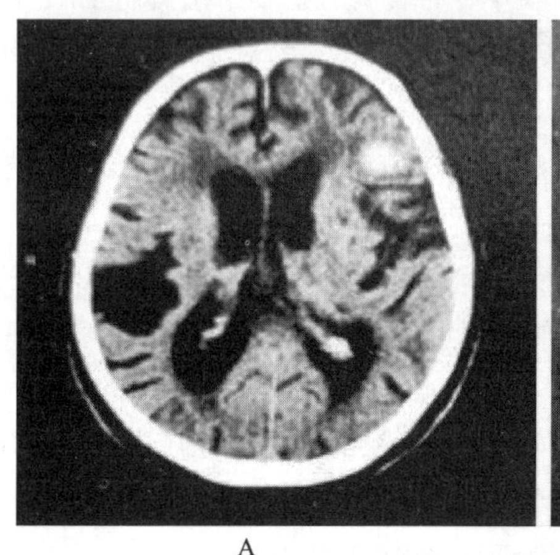

A

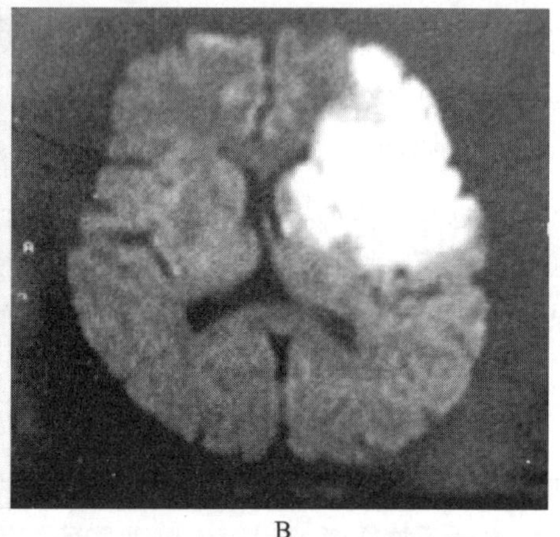

B

图 2-8　broca 失语患者神经影像学表现

A. 脑出血患者头颅 CT 左侧 broca 区斑片状高密度影；B. 脑梗死患者头颅 MRI 示左侧额叶 broca 区病灶，在 DWI 上为片状高信号。

（二）wernicke 失语

wernicke 失语又称感觉性失语、感受性失语等。通过近 10 多年来的神经影像研究表明：wernicke 失语的典型影像一致地与主侧颞后区域病变相关。在影像学检查时常发现优势半球上回后部（wernicke 区）病变（图 2-9）。

（三）传导性失语（conduction aphasia）

复述不成比例的受损为此型失语的特点。在影像学检查时常发现优势半球缘上回或者深部白质的弓状纤维病变。

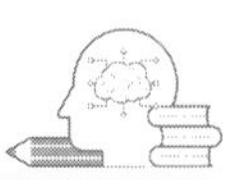

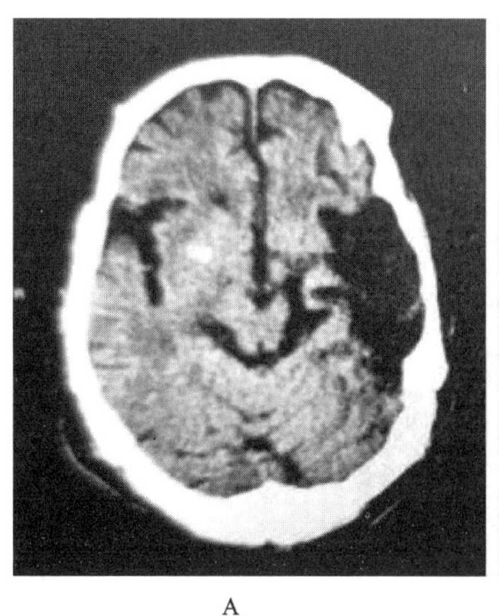

A

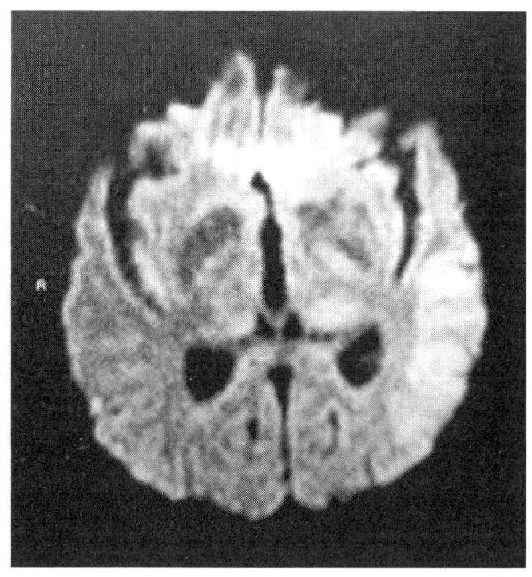

B

图 2-9　wernicke 失语患者神经影像学表现

A. 脑梗死患者头颅 CT 示左侧颞叶 wernicke 区片状低密度病灶；B. 脑梗死患者头颅 MRI 示左侧颞叶 wernicke 区病灶，在 DWI 上呈明显片状高信号。

（四）经皮质性失语（transcortical aphasia，TC）

复述相对的保留是该类失语症表现的特点，病灶多位于分水岭区域。因为病变位置不同，临床表现也不同。

1. 经皮质运动性失语（transcortical motor aphasia，TCM）　在影像学检查时常发现优势半球 broca 区的前上部病变。

2. 经皮质感觉性失语（transcortical sensory aphasia，TCS）　在影像学检查时常发现优势半球颞叶、顶叶分水岭区病变。

3. 经皮质混合性失语（mixed transcortical aphasia，MTA）　在影像学检查时常发现优势半球分水岭区病变，病灶较大。

（五）命名性失语（anomic aphasia，AA）

又称为健忘性失语，是以命名障碍为主要表现的流畅性失语。在影像学检查时常发现优势半球颞中回后部或枕交界区病变。基于 MRI T_1WI 的脑区定位研究发现，卒中后慢性期命名性失语症病变部位不确定，而急性期命名性失语症病变部位多位于优势半球颞叶；基于弥散张量成像的研究提示，皮质下白质，尤其是左侧额下回白质在命名加工中发挥重要作用；基于 fMRI 的脑网络研究认为，命名性失语症患者语言功能的损伤与一些特定灰质脑区间的连接破坏有关。

(六) 皮质下失语

人们发现优势半球皮质下结构（如脑和基底节）受损也能引起失语。在影像学检查时常发现优势半球丘脑区病变（图 2-10）。

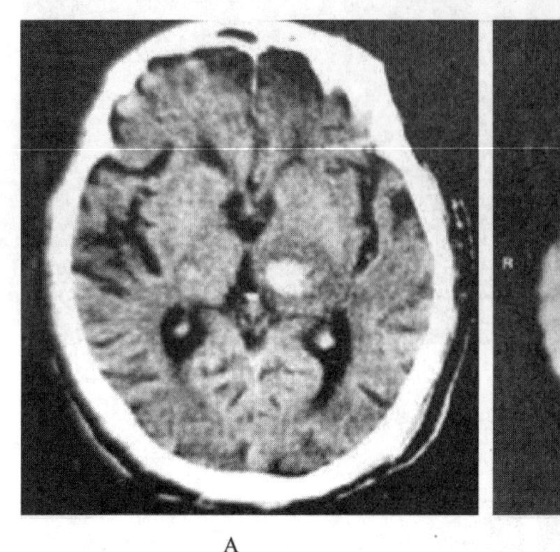

A

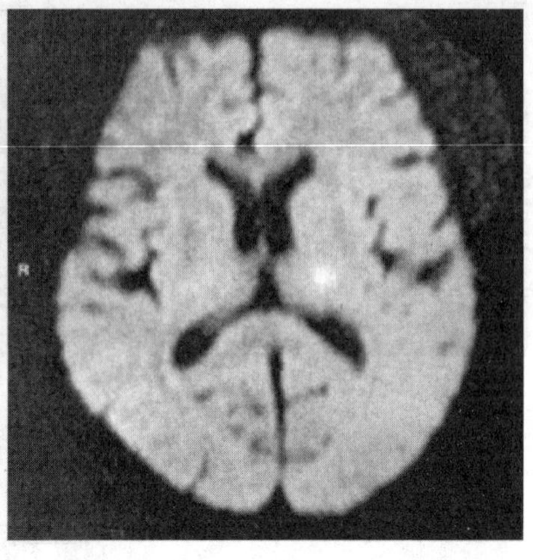

B

图 2-10　丘脑性失语患者神经影像学表现

A. 脑出血患者头颅 CT 示左侧丘脑区斑状高密度病灶；B. 脑梗死患者头颅 MRI 示左侧丘脑区病灶，在 DWI 上呈明显斑块状高信号。

（1）基底节受损特别是尾状核和壳核受损，可以引发基底节性失语，多表现为非流利性，语音障碍，呼名轻度障碍，复述相对保留。听理解和阅读理解可能不正常，容易出现复合句子的理解障碍，书写障碍明显。在影像学检查时常发现优势半球基底节区病变（图 2-11）。

（2）在失语症的发病机制学说中，传统的失语症定位学说一直占据着主导地位，语言信息传入 wernicke 区，经过整理后，经弓状束传递至 broca 区，最后由 broca 区将信息经过处理，转变成语言活动。但现代理论认为，言语功能是整个大脑的功能，除了 broca-wernicke 语言通路外，每个部位的皮质损害，甚至皮质下结构如丘脑、基底节、白质等结构也会影响语言功能，即反定位学说。随着对失语症的进一步研究，人们意识到连接各脑区的白质纤维通路对语言任务的处理加工也同样重要，其受损也会导致失语症的发生。已有的研究主要是集中于寻找连接语言网络节点如 broca 区和 wernicke 区的白质纤维通路。其中研究最广泛的是弓状纤维束（AF），主要涉及失语症的发生机制、恢复机

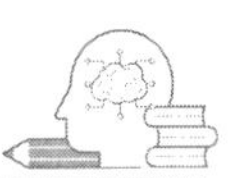

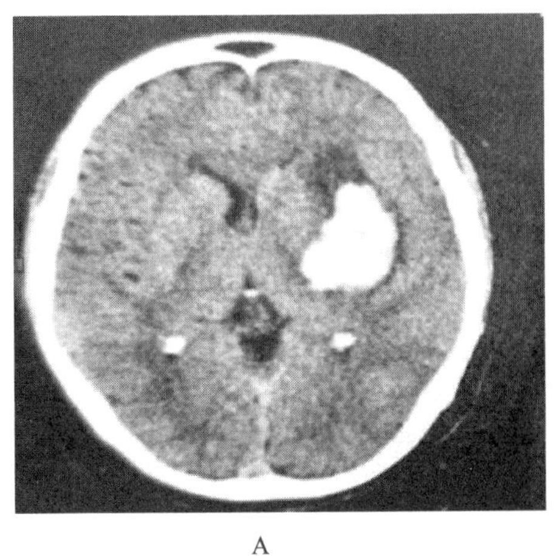

A

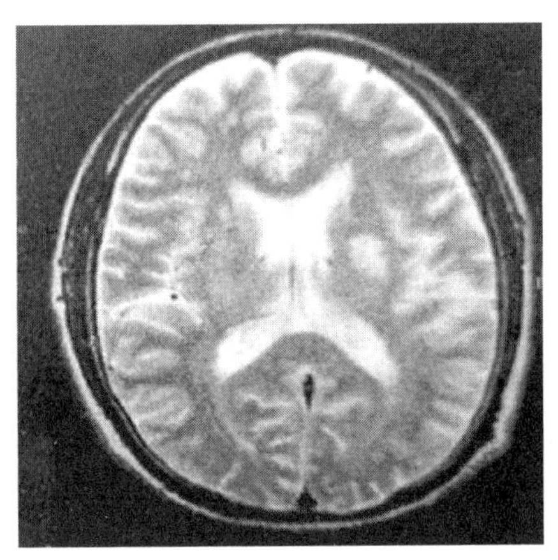

B

图 2-11　基底节区失语患者神经影像学表现

A. 脑出血患者头颅 CT 示左侧基底节区片状高密度病灶；B. 脑梗死患者头颅 MRI 示左侧基底节区病灶，在 T_2WI 上为斑片状高信号。

制以及预后预测等方面。失语症患者语言系统重建是一个动态过程，影响失语症患者语言功能恢复的因素受到病变的部位、大小、失语的类型及脑卒中严重程度等影响。随着现代影像学的发展，通过 SPECT、PET、fMRI、DTI 等影像学技术可观察到语言某一加工过程或步骤的脑区激活及协同情况。即便可以依靠现代科学手段，但由于语言本身是个极其复杂的过程，目前对于语言在脑中是如何认知加工的，语言是怎样发生障碍的这一中心问题仍没有统一定论，需要更进一步的研究，为失语症临床康复治疗提供理论依据。

第三章　脑卒中言语障碍的康复治疗机制

言语的发生与神经和肌肉控制、身体姿势、肌张力、肌力和运动协调有密切的关系。以上的异常都会影响言语的质量，因此言语障碍康复治疗应从改变这些状态开始。任何一个稳定的运动单元，都由肌群在神经支配下开始收缩，从而稳定运动。而任何一项运动，都不是单一肌肉的独立活动，而是一对或几对肌肉间的共同作用。对构音过程来说，其最重要的运动单元集中在下颌、唇、舌的肌肉系统及相关结构等。下颌、唇、舌的相关肌肉张力、长度及力量的平衡，则是构音准确性的基础。除此之外，由于躯干作为头颈的载体，在构音过程中，若载体不稳或有双侧的压力失衡，这些压力也会向上传递，延续至头、颈部，最终影响构音动作的产生，因此躯干位置稳定性及张力的平衡对上部构音器官的影响也非常重要。

第一节　失语症的康复治疗机制

脑卒中后失语症的恢复是一个动态的过程，临床经验表明，有的失语症患者，即使没有经过系统的康复治疗，语言功能到了疾病后期也会自然改善；而有的失语症患者，即使经过了专业、系统的康复治疗，语言功能依然没有太大改善。有的患者语言障碍很轻，却终生不能完全恢复；而有的患者，即使失语很严重，也可在发病几天内迅速恢复。因此，了解失语症恢复和治疗的机制，有助于明确失语症改善的真正原因，有哪些是自然恢复？哪些是归功于康复治疗的成果？也有助于确定哪种类型的失语症患者，要在什么时间，做什么治疗。

一、脑卒中失语症患者言语功能恢复的过程

大脑对语言的支配是一个复杂的功能连接网络。卒中后失语症的语言恢复机制主要与病灶区域血流再灌注、神经功能联系不能的逆转，以及神经再塑相关的功能结构重组有关。

卒中后早期失语症患者的言语功能障碍可出现一定程度自发恢复，尤以卒中发生后 2～3 个月最常见，但大多数患者会遗留不同程度慢性失语症状。通

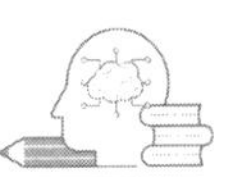

常认为血流再灌注在早期语言功能的自发恢复中发挥主要作用，而神经可塑性和功能重组与晚期语言功能恢复密切相关。神经功能联系不能，即远隔脑区病变导致某一脑区代谢活动降低，但该脑区自身没有病变，通常认为与远隔脑区至该脑区信息传入障碍有关。神经功能联系不能在脑卒中失语症中，尤其在其早期演变中扮演着重要角色，信息传入改变导致脑区间功能整合异常。慢性失语症患者病灶周围区的同侧激活，可能与语言恢复有关。随访研究表明，左侧大脑半球梗死周围区与语言功能恢复紧密相关。

在发生脑梗死失语症后，许多患者可以在一定程度上出现语言功能自发性的恢复。根据脑梗死的病变进程以及脑内神经康复的内在生理机制，失语症的康复大体上可以分为3个阶段，即急性期、亚急性期和慢性期。这三个阶段可以相互重叠，而每个阶段都会伴随一系列显著的神经征象。

第一个阶段即在脑梗死失语症发生的两周内，此阶段称为急性期，在这两周内，临床的治疗进展（部分）取决于部分脑区灌注的恢复程度。如果病变脑区成功地实现再灌注，并且葡萄糖代谢也恢复正常，这可能会对语言功能的恢复产生积极的影响。病变区及其周围脑水肿范围减少、局部炎症好转或消失则可能进一步有助于失语症的康复。在这个阶段，所谓的缺血半暗带起着至关重要的作用。缺血半暗带是将不可逆转的核心梗死区域包围的环形区域，半暗带区域内的组织能够存活，但由于供氧不足可能导致发声功能障碍。如果局部灌注没有改善，没有自发性或治疗干预性的康复，那么局部的神经元将发生损伤。半暗带的恢复是临床进展的一个显著征象。

第二个阶段是在失语症发生后的6个月内，此时为亚急性期。神经可塑性是指大脑形成新的神经连接或修复损伤的连接的能力。在亚急性期，脑内神经可塑性的变化或者神经联络功能的恢复，使语言功能得到一定程度的康复。神经功能失联是指神经系统完整部分发生的功能缺陷。在亚急性期，神经失联的减少与语言功能的恢复呈正相关。

第三个阶段是在脑卒中失语症发病半年后的数年时间，某些患者的这个阶段甚至可以持续一生，此阶段为慢性期。在失语症康复的慢性期，即发生中风6个月后，言语功能障碍的恢复机制不再是受损神经的恢复，而是功能重组的结果，因为这个阶段自发恢复和神经失联的恢复等康复的作用很小。

因此，可以更确定地得出结论，在慢性期治疗后所测量到的神经可塑性是治疗性干预的直接结果。而在急性期和亚急性期，则是需要考虑到自发性恢复的可能程度。失语症患者语言功能的恢复是一个缓慢的动态过程，虽然目前在脑梗死后失语的检查和测量方面已经取得了很大进展，但是关于其发病机制及语言康复的机制仍然需要进一步检查研究。

二、失语症的恢复机制

脑功能区的变化和语言功能恢复的关系仍不完全清楚，在神经影像学研究领域，对于脑梗死失语症恢复的神经机制的研究结果也不尽一致。但综合分析有以下两种观点：一种观点认为左侧半球内梗死灶周围残留的语言区对语言恢复起重要作用，即周围功能区激活；另一种观点认为左侧半球语言区对侧的镜像区，即右侧半球的对应区域的激活对语言功能恢复起重要作用，即神经功能的重组。

（一）左侧半球病灶周围区对语言功能恢复的作用

左侧额下回后部的梗死灶部分或全部破坏了 broca 区，引起不同程度的运动性失语，在临床康复治疗过程中，多数患者表现为语言功能的不同程度恢复。神经影像学研究认为，未被病灶破坏的部分 broca 区或左侧半球病灶周围的部分脑功能区对患者运动性语言功能的恢复起重要作用。

（二）右侧半球对语言功能恢复的作用

某处脑区损伤后，其他脑区可代偿性地发挥同类功能，这种现象为神经功能重组。在失语症的 fMRI 研究中，神经功能重组作用也得到广泛关注，多数学者发现，左侧额叶脑梗死的患者在运动性失语后出现右侧半球镜像区的激活，认为这种激活可能是神经功能的某种重组，或原来就存在的广泛的或双侧的语言环路的重新活动，可能对语言功能的恢复起重要作用。

目前研究认为，右侧半球所负责的最重要的语言功能主要有以下几点：高频词汇的语义加工、模糊歧义词语意义的处理、对书面语言和对对话宏观结构的理解和生成，以及情感韵律的识别和表达等。在正常的语言任务进行过程中，位于左半球的主要语言区常常会对位于右半球的次要语言区发生抑制作用，使次要语言区无法激活。这种情况所影响的脑区包括有同侧半球区域（传入侧支性抑制），以及对侧半球区域（经胼胝体抑制）。因此，当位于主要语言区域的大脑发生病变损伤时，就可以导致次要语言区域的抑制发生解除，从而导致次要语言区域的激活增加。不过，目前对于这种激活（促进或抑制）变化的后果尚未达成共识。在另一方面，右半球在失语症恢复过程中的作用是有争议的。

（三）非语言特异相关脑网络

既往脑卒中失语症的脑功能研究多关注在与语言相关的脑区和脑网络改变，近来发现，非语言特异相关脑网络也参与该病的发生发展。有学者发现，脑卒中失语症患者运动皮质的电刺激能显著提高行为疗法的效果，这与早期研

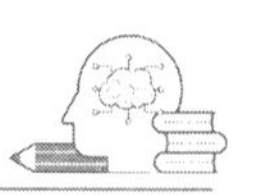

究发现运动皮质与语言区存在脑连接相符。由静息态功能连接分析发现的静息态网络，除感觉运动网络等初级网络外，还包括默认模式网络（defaultmode network，DMN）、突显网络（salience network，SN）和执行控制网络（executive control network，ECN）等与高级认知功能有关的网络。

三、影响脑卒中失语症功能恢复的因素

影响失语症患者语言功能恢复的因素，主要包括病变的部位及大小、失语的类型及卒中严重程度等。个体因素包括脑卒中患者的性别、年龄、利手、受教育水平以及其他可能增强语言恢复的因素。

（一）病变的部位及大小

在影响失语症的恢复因素中，病变部位是其最为重要的因素，例如颞上回、缘上回、缘中回、皮质下白质区的病变，导致的失语症通常是比较严重的；次要影响因素是病变部位的大小，如小的病灶引起的失语程度（语言功能区完全损伤）比大的病灶引起的失语程度（未伤及语言功能区）更加难恢复。病变的部位及大小在一定程度上能够预测到失语症的预后状况。多数学者认为，不同部位病变造成的语言障碍具有一定规律性，语言活动与脑皮质特定部位有关，语言信息进入 wernicke 区，将信息整理后传递到 broca 区，最后在 broca 区处理后转变为语言冲动。但现阶段学者认为，言语功能并不局限于脑特定部位，而与整个大脑功能有关，也就是说大脑任何部位皮质受到损害，均会影响患者语言能力。临床研究表明语言功能区包含颞区、左侧额区、右侧大脑半球以及小脑半球等，且失语症与大脑皮质语言功能以及白质纤维束受损密切相关。

（二）卒中严重程度

近年来，医学影像学的研究发现，失语症患者的言语障碍严重程度和脑血流灌注有着密切的关系，语言中枢的低灌注越明显，失语症的程度越严重，说明失语的严重程度与皮质语言功能区的血流灌注量下降的严重性和卒中的严重程度相关。脑卒中周围区域的重建对于语言的恢复可能是至关重要的。

（三）年龄

除了脑部病变的位置与大小会影响失语症的恢复外，患者的年龄也对语言的恢复很重要。报告显示，50～64 岁失语症患者的恢复比 65～80 岁好。年龄影响失语症恢复的原因很复杂，例如年长的患者通常也伴随其他身体疾病，但是大脑神经重塑功能也是决定因素，脑细胞的可塑性和年纪相关，年龄越小，脑细胞的可塑性越好。

（四）性别

关于性别与失语症发生率及类型间的关系，可用男女两侧半球结构差异和行为差异解释。由于在胎儿脑发育的关键时期，两性产生的性激素不同，使两性大脑在语言加工过程中产生了结构上的差异，而近年来随着功能磁共振成像的发展，也逐步证实了上述观点，即女性语言功能多为双侧大脑半球共同支配，而男性多为单侧；进行语言任务时女性激活的脑区比男性广泛，男性仅激活左侧功能区，而女性则激活双侧。国外部分研究认为性别对失语症的恢复无影响，但国内研究发现，女性失语症患者 AQ 评分恢复程度优于男性，同为左侧半球病变引起失语时，女性比男性恢复得更快更好。

（五）利手

有研究表明，语言功能偏侧化和利手有关。左利手大约占全世界人口数量的 10%，其 70%～80%的语言优势半球是左半球，其余的则表现为右半球优势和双侧半球优势；而 90%以上的右利手都是左半球优势。左右利手在大脑解剖形态上的差异可能会导致脑连接模式存在差异。比如，左利手比右利手具有更大的胼胝体，而胼胝体主要负责传递两半球之间的信息，所以较大的胼胝体使左利手者两半球间具有更强的静息态功能连接（functional connectivity，FC），从而降低了语言功能偏侧化的程度。

第二节　构音障碍的康复治疗机制

构音障碍是指由于构音器官先天性和后天性的结构异常，神经、肌肉功能障碍所致的发音障碍，以及虽不存在任何结构、神经、肌肉、听力障碍所致的言语障碍，主要表现可能为完全不能说话、发声异常、构音异常、音调和音量异常和吐字不清。根据病因可将构音障碍分为 3 种类型，分别是运动性构音障碍、器质性构音障碍和功能性构音障碍。

运动性构音障碍是指由于参与构音的所有器官（肺、声带、软腭、舌、下颌、口唇等）的肌肉系统或神经系统的疾患所致的肌肉麻痹、收缩力减弱、运动不协调等引起的言语障碍。器质性构音障碍是指由于构音器官先天或后天原因造成的形态、结构异常导致功能异常，从而出现的构音障碍，临床上最常见的是先天性唇腭裂所致的构音障碍，其次是舌系带的短缩。功能性构音障碍是指发音错误呈固定状态，但找不到明显原因的构音障碍，临床常多见于儿童，特别是学龄前儿童，大多数患儿可以通过构音训练完全治愈。

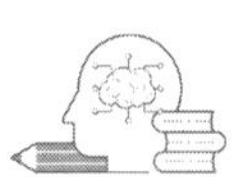

一、脑卒中后构音障碍的特点及发生机制

脑卒中导致的大脑损害，引起言语肌肉本身，或中枢对言语肌肉控制紊乱而导致运用符号系统表达障碍，主要表现为运动性构音障碍。运动性构音障碍强调呼吸运动、共鸣、发音、韵律方面的变化，常有发声困难、发音不准、语调语速节律异常以及鼻音过重等言语特征的改变。

应用神经影像和刺激方法来研究神经源性言语障碍患者言语产生及感知的神经控制中，证实小脑外梗死所致的构音障碍更常由左侧损伤所致，并且左侧损伤患者构音障碍的严重程度更显著，所有的小脑外损伤位置沿着皮质延髓束纤维分布，与患者构音障碍的病理生理学基础一致。

从运动控制的观点来看，运动性构音障碍发生的原因在于高位中枢或低位中枢的损伤，导致其所控制的反射链的错误或缺失，从而引起效应器即运动单元的改变。另一方面，反馈性调节机制引起由低位运动中枢控制的基本反射如牵张反射等发生改变，进而对高位运动中枢产生影响，引起运动设计及程序的改变，导致错误运动模式的形成，最终产生错误的动作。

二、构音障碍的康复治疗机制

构音障碍的康复主要包括呼吸、发音、共鸣以及口腔器官的训练。基于运动控制理论，理顺障碍发生的思路，调整运动程序的各个环节，以稳定的躯干运动载体、稳定的中轴位置、肌肉长度、肌张力为训练点，调整患者的错误姿势、牵拉以还原肌肉长度、对角线抗阻训练来纠正错误动作、抑制错误反射、增强肌肉力量，重建正确的运动程序。同时增加感觉刺激，强化正确的反射，使正确模式固定化，达到准确构音及发音的目的。运动控制理论下的构音训练，不只改善缺失环节本身，更是将构音过程作为一个整体的动作程序，正向纠正，反向固定强化，从而建立正确的运动模式。

近年来用于脑卒中后构音障碍的康复治疗包括言语功能训练、呼吸训练、发音器官的训练、物理治疗、传统康复等。呼吸控制训练改善发声的基础，构音器官的训练可以改善肌肉力量及协调性、运动控制能力；通过发音训练、音辨训练、韵律训练来改善构音状态；另外感觉信息刺激本体感受器，使相应肌群发生收缩，促进功能性运动的产生。肌电刺激通过刺激发声肌肉，模拟正常肌肉的随意运动，进而改善被刺激肌肉或肌群的功能。有资料显示，高压氧治疗有利于毛细血管的再生、侧支循环的建立、成纤维细胞的转化、脑水肿的减轻、组织出血和渗出的减少等，进而有利于微循环的改善，使病损区缺氧得以很好的纠正，从而使卒中后构音障碍患者的致残率降低。针刺治疗是中国传统治疗方法之一，研究表明针灸疗法可有效改善运动性构音障碍。舌通过经脉联系脏腑，针刺局部腧穴可达到疏通经气、通关利窍之效，且局部腧穴周围分布有舌神经、舌下神经及舌咽神经等，针刺可通过刺激舌及咽喉部神经调节神经肌肉功能，改善运动性构音障碍。因此，临床针灸治疗运动性构音障碍选穴多以口、咽喉、颈项局部穴位为主，多取经外奇穴。

（一）呼吸机制

呼吸是人体最重要的生命活动之一，言语是在呼气的过程中产生的。言语呼吸要求瞬时吸入较多的气体，呼气则是一个缓慢的过程，呼出的气流能使声带振动，产生嗓音。呼吸是言语产生的动力源。言语过程中的快速吸气运动，源自胸腔和肺部的扩张，以及膈肌的快速收缩下移。当呼气肌（主要是肋间内肌）收缩和吸气肌（主要是肋间外肌和膈肌）舒张时，胸腔内产生的压力大于大气压，再加上肺的弹性回缩力的共同作用，使胸腔逐渐变小。双肺体积的缩小增加了肺内压力，使得气流被呼出。气流呼出的多少，能直接控制言语声的大小，耳语声需要的气流量非常少；相反，大声说话要求呼出的气流量大；如果没有气流呼出，将无法产生言语声。

脑卒中后呼吸障碍大致分为呼吸方式异常、呼吸支持不足、呼吸与发声不协调三类。存在呼吸障碍的患者通过呼吸训练，提高肺活量、呼吸控制以及呼吸的应用能力，其构音障碍也会随之改善。

（二）发声机制

1. 解剖基础 喉有 4 种主要的解剖结构：软骨与关节、喉内肌、喉外肌和黏膜层。发声过程中最重要的部分是甲状软骨、环状软骨、一对杓状软骨和两对喉关节。环状软骨是喉腔的解剖基础，其他软骨都与之相连。构成气管的软骨都呈半环形，环状软骨则是完整的软骨环。甲状软骨是最大的一块喉软骨，甲状软骨切迹亦称为喉结，男性尤为突出。杓状软骨骑跨在环状软骨板的上缘外侧，左右各 1 块，形似三角锥体。喉软骨形成两对关节，即环杓关节和环甲关节，声带的运动主要通过这两对关节的活动来完成。环杓关节是个鞍形关节，能够进行摇摆运动和轻微的滑动运动。通过环杓后肌和环杓侧肌的作用，它使双侧声带分开和关闭，即声带的外展和内收。声带外展时，杓状软骨的运动使声带突向外上方翻转；声带内收时，使声带突向内下方翻转。环甲关节是甲状软骨和环状软骨间的两个车轴关节，甲状软骨下角末端的内侧面有一圆形小关节面与环状软骨的关节面相连接，使两块软骨之间产生前后旋转运动，其作用是通过改变声带的长度和张力来调节音调。

声带是分层振动体，声带表面是既薄又滑的上皮质；下面依次是固有层的

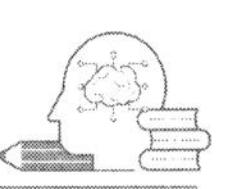

浅层、中层和深层；再下面是甲杓内肌，即声带肌。每一层都具有自己的物理学特性，结合在一起能产生平滑的剪切运动，这是声带振动的基础。上皮质是由非角化上皮组成的黏膜上皮质，厚 0.05～0.1 mm。然后是固有层，固有层浅层又叫 reinke 间隙，为疏松结缔组织，是可分离层，最厚处 0.3～0.5 mm（膜性声带的中部），向前后两端逐渐变薄；中层由弹性纤维组成，深层主要由胶原纤维组成。声带最深部为甲杓肌，构成声带的肌层，其在声带中部的厚度为 7～8 mm。

2. 声带振动机制　声带振动是一种复杂的三维运动，既有轻微的开闭运动，又有垂直和水平方向的黏膜波动。声带的振动机制目前以 Van den Berg 阐述的肌弹力-气流动力学理论最具有说服力，能部分解释声带的振动机制。这一学说的基本理论是：声带振动是在呼气流作用下的一种被动运动，呼气流是声带振动的动力系统（能源）；声带是振动体，通过声带振动将呼气流转化为振动气流，从而发出喉基音。当声带闭合时，声门下压增加，当压力达到一定程度后，声门被冲开，气流通过声门，在声门被冲开的瞬间，声门下开始有黏膜移动，似波浪状，向上、向外移动，绕到声带上面，此为声门的开放相。声门开放后，根据 Bermouli 效应，在声门开放时，由于通过声门的气流加速，在声门区形成瞬间负压，声带被吸向内，闭合相开始。闭合相时黏膜向下、向内移动，当向下、向内移动到双侧声带相互接触时，声门闭合，此为声门的闭合相。声门闭合时，声门下压再次升高，声门再次被冲开，如此反复循环，形成声门的开合运动及声带振动，发出声音。

3. 发声障碍　发声障碍主要表现为音调异常、响度异常或音质异常。音调异常的常见临床表现有音调过低、音调过高（如男声女调）、音调变化单一、音调变化过大等；响度异常的常见临床表现有响度过强和响度期，音质异常可分为功能性和器质性两类，大多数都是功能性的。

功能性嗓音音质障碍可分为功能亢进型嗓音音质障碍和功能低下型嗓音音质障碍两大类。功能亢进型嗓音音质障碍临床多表现为粗糙声和嘶哑声，伴有气息声；功能低下型嗓音音质障碍临床多表现为气息声和嘶哑声，伴有粗糙声。发声障碍的矫治包括音调异常的矫治、响度异常的矫治、音质异常的矫治。对于这三类发声异常，都有特殊的针对性训练方法，既有常规训练，也有现代康复技术。

（三）共鸣发音机制

咽腔、口腔和鼻腔构成声道，它们是重要的共鸣腔。喉音（声门波）自声带产生后，向上进入声道，通过声道大小形状的改变和构音器官的活动，对气体分子进行压缩和稀释，声道的共鸣性质（即声道共鸣曲线）发生变化，声音频谱中的一些频率得到了共振加强，而另一些则被削弱减幅，这些频率被称为共振峰。

咽腔的大小和形状决定第一共振峰，口腔的大小和形状决定第二共振峰。在空气容量一定的条件下，共振腔体的体积越大，共振峰的频率值越小。

1. 口腔共鸣与言语 口腔内的共鸣主要依靠口腔腔体形状的改变。声波从声门处产生，向上经过咽腔后，进入口腔或鼻腔，分别形成口音和鼻音。大部分非鼻音主要通过口腔共鸣产生，发非鼻音时，软腭上抬，使腭咽闭合，将口腔与鼻腔分隔开来，喉音向上传递至口腔，由口腔发出声音。因此，大部分非鼻音共鸣主要位于咽腔和口腔。而口腔中的舌由大量肌束构成，可以向口腔的任意方向移动并通过改变自身的形状大小和运动方向，改变口腔共鸣及共鸣音质。

舌的位置不同可形成不同的共鸣聚焦：①前位聚焦指说话时舌部过度向前伸展，其言语表现为微弱和单薄。②后位聚焦指说话时舌位过于靠后，其言语表现为压抑和单调。③喉位聚焦指说话时舌位过度靠下，其声音听起来像被牢牢地锁在喉部。

2. 鼻腔共鸣与言语 鼻腔内的共鸣主要由软腭进行调控。当音调升高时，软腭与腭垂逐步提高，以隔开鼻腔与口腔，改变共鸣方式，声音经骨壁传导至鼻腔和鼻窦，使声音增强。

发音时，口腔气流通路阻塞，软腭下垂，鼻腔通气发出的声音称为鼻音。若软腭功能异常，则会导致鼻音功能亢进或鼻音功能低下。

3. 咽腔共鸣与言语 环绕咽腔的 3 块咽缩肌对声道的调整起着决定性作用。如果咽下缩肌收缩，喉咽部分的宽度将减小，这种情况多见于发开元音时。发食管音时，咽下缩肌底部也发生收缩运动。咽中缩肌的起点位于舌骨上，它在言语过程中进行上下运动。这块缩肌如能自动放松，舌骨的运动将不会改变咽腔的大小和体积。鼻通道关闭时，咽上缩肌与软腭一起协同工作。根据发音的内容，鼻咽和口咽之间的鼻通道形状发生相应的变化：发鼻音时完全开放；发开元音时，该通道处于半开放位置；发闭元音和辅音时，该通道处于关闭状态。

（四）口腔器官的机制

构音就是指声波通过构音器官之间的灵活运动而转变为言语声的协调过程。构音器官是由下颌、舌、唇、软腭等器官组成的，其中最主要的是下颌、唇、舌和软腭，它们之间灵活、协调的运动是产生清晰和有意义的言语声音的

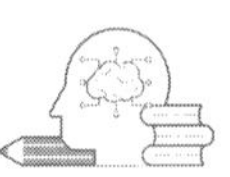

必要条件，只有构音系统各个器官的运动在时间上同步，在位置上精确，才能保证准确构音。因此，下颌、唇、舌和软腭等构音器官的运动训练是构音障碍康复的重点之一。①下颌的所有运动包括上下、左右、前后、旋转等均以大运动模式为主，下颌运动较多，唇舌运动较少，随着神经系统和肌肉发育的成熟，下颌运动趋于成熟，受控程度逐步增加，更小或更精细的分级运动模式形成。常见的下颌异常运动模式有 4 种：下颌运动受限、下颌运动过度、下颌分级控制障碍、下颌运动障碍。②舌的主要生理功能是协助咀嚼和吞咽食物、感受味觉和辅助发音等功能。舌是口部结构中最灵活的器官，也是发育最晚且最关键的构音器官。舌能向口腔的任意方向移动，并且能最大可能地改变形状和大小，以较快的速度向四周转动，是言语产生的必要条件。在汉语中，所有韵母构音都与舌运动紧密相关，21 个声母中有 17 个是舌声母，即使是唇声母也需要舌运动的参与。成熟的言语是在舌运动发育成熟的基础上形成的。言语不成熟则表明舌运动不成熟。在舌运动训练中应先找出患者哪一方向运动障碍，以便针对性训练。③唇主要由口轮匝肌构成，唇运动是相当简单并容易观察的。两唇相碰发双唇音/p/、/b/和/m/，下唇和上门牙相碰发唇齿音/f/。唇运动障碍常见原因是唇运动的缺乏或无力，而唇运动缺乏则可归咎于两个主要问题：面部和唇部肌张力低下、面部和唇部肌张力过高。a. 双唇和面部肌肉肌张力低下将导致双唇运动缓慢、无力或完全缺失，双唇看起来有点大，下唇还有可能向下低垂。双唇在说话、进食、模仿和放松时均不运动。口部放松状态的主要特征是双唇张开。b. 双唇肌张力过高将导致唇的回缩。当唇肌紧张时，由于受肌肉的牵拉，双唇将偏离中线位置。口部周围肌肉紧张将限制唇本身的运动。面部和唇部肌张力过高常与口部触觉过度敏感有关。身体其他部分的触觉过敏和肌张力过高将直接导致面部和唇部的肌张力过高。④软腭位于口腔和鼻腔之间，像瓣膜组织，使鼻腔和口咽腔的声学耦合得到调整。在元音产生的过程中，鼻咽通道关闭，这样元音听起来就不带鼻音。咽肌和舌肌用来降低软腭的位置。舌肌对于软腭的运动也起了很重要的作用。脑卒中后易出现软腭上抬无力，可表现为一侧或双侧，从而出现鼻音过重，影响语言的清晰度。

总之，脑卒中后构音障碍的恢复依赖于纠正呼吸系统、发音、共鸣、构音器官的异常活动，建立正确的发声运动，使患者的语言清晰，交流流畅。

第四章　脑卒中言语障碍的康复评定

第一节　失语症的分类及临床特征

一、失语症分类

失语症分类方法多种多样，其中1971年提出的Benson和Geschwind分类法使用最为广泛。我国对失语症的分类是以此为基础的，是目前最常用的失语症分类方法，即汉语失语症分类（表4-1）。

表4-1　国内常用的失语症分类

<table>
<tr><td rowspan="8">皮质性失语综合征</td><td>外侧裂周失语综合征</td></tr>
<tr><td>broca失语</td></tr>
<tr><td>wernicke失语</td></tr>
<tr><td>传导性失语</td></tr>
<tr><td>分水岭区失语综合征</td></tr>
<tr><td>经皮质性运动性失语</td></tr>
<tr><td>经皮质性感觉性失语</td></tr>
<tr><td>经皮质性混合性失语</td></tr>
<tr><td rowspan="4">皮质下失语综合征</td><td>完全性失语</td></tr>
<tr><td>命名性失语</td></tr>
<tr><td>基底节性失语</td></tr>
<tr><td>丘脑性失语</td></tr>
<tr><td rowspan="4">其他</td><td>纯词聋</td></tr>
<tr><td>纯词哑</td></tr>
<tr><td>失读症</td></tr>
<tr><td>失写症</td></tr>
</table>

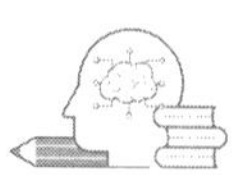

二、各类失语症临床特征

1. broca 失语　亦称前部失语、非流利性失语、运动性失语、传出性失语、表达性失语或皮质性运动性失语。主要标志为失语法，其特征是不能按照语法规则将字、词组成句子，突出表现为误用或不用语法词素。语法缺失的结果是患者语言成为电报缩语。broca 失语患者的言语发音亦有一定程度的受损变形，在音素发音时可有省略地加语音成分的现象即语音蜕变。

引起持续的 broca 失语的病灶部位在语言优势侧额下回后部，包括 broca 区，后延至中央回下部，深至侧脑室周白质。

典型的 broca 失语是在控制言语的口、咽、喉和呼吸系统的感觉运动皮质完整无损的前提下出现的，任何性质的病变很少如此局限并高度选择性，大多合并不同程度和类型的言语障碍。脑岛的所有脑回，或是侧裂上从前额下区到前顶区的岛盖皮质是控制言语的口、咽、喉和呼吸系统的感觉运动皮质，该区的病损将造成获得的言语技巧功能丧失，从而造成缄默症。此时，患者书写功能保持完好，但常限于简单的字，听和阅读理解可保持完整，病变愈小、愈表浅，其言语障碍就愈短暂和轻微，这时的言语障碍可有原母音发音困难、子音构音障碍。说话和呼吸的协调紊乱使言语节律紊乱，称为言语节律障碍。这种言语所表达的语言常轻度受损，用于说话和书写的语法大多简单化。broca 失语的主要特征详见表 4-2。

表 4-2　broca 失语的主要特征

具体方面	主要特征
流畅性	非流畅性
口语理解	相对好，对语法结构句，维持词序困难
复述	发音启动困难，错误主要为辅音错误
命名	障碍，可接受语音提示
阅读：朗读	常有障碍，比谈话好
理解	相对好
书写	有字形破坏，语法错误
运动	右偏瘫
感觉	右半身障碍
视野	多正常

单纯 broca 区病变包括皮质下或有皮质下的小病灶，可不产生典型 broca 失语，其特点为：病初为非流畅性语言，也可能表现为语言起始延迟；不产生

持续的失语，语言障碍恢复较快；可伴有短暂的口面失用症；多由额叶皮质小的梗死灶或肿瘤所致。

Alexander 提出运动性失语症有 3 种模式，各种模式间有重叠，各有其病理解剖部位。第一种模式损害了运动皮质下部或其下白质传出纤维，只影响发音和语调，可产生构音障碍，伴或不伴失语症，为传出性运动障碍。第二种模式符合经皮质运动性失语症，为语言起始延迟，有语法，复述好。第三种表现为发音、语调障碍，所有口语表达均有语音错语，伴面颊失用。此型发生在下运动区及其下白质、侧脑室周围白质病变。broca 失语症病变累及了 3 个功能系统：①额盖，启动和程序受损。②下部运动皮质，发音和语调受损。③额顶至盖部联系纤维受损，发生语音错语。特殊的损害模式，决定了语言的结果。

broca 失语常伴偏瘫，合并左侧意向运动性失用，部分伴偏身感觉障碍，无视野缺损。broca 失语的预后与病灶大小有关，大多预后良好。如不能完全恢复，遗留症状常限于口语表达，且为非流畅性。如果 broca 失语是完全性失语未能完全恢复而遗留的症状，则失语将持续存在，但大多能保证日常交谈。

病例：男性，58 岁，大学文化程度，干部，右利。以言语不利伴右侧肢体活动不灵 1 个月入院。患者于 1 个月前午睡起床时，发现右侧肢体不能活动并且不能说话，随即被送到附近医院治疗，诊断为脑梗死，经治疗病情稳定后转入康复中心进行康复治疗。查体：患者神志清楚，合作，右侧鼻唇沟变浅，伸舌右偏，右上肢肌力 2 级，右下肢肌力 3 级，右侧腱反射亢进，右巴宾斯基征阳性。失语症检查：患者自发性言语少，可以回答自己的姓名，住址只能回答北京，可以用部分数字回答出生日期，但日期不正确。谈话中停顿较多，言语呈现非流畅性，并且发音不清晰，表达困难明显。听理解正确率：名词为 70%，动词为 60%，句子为 40%，不能执行口头指令。命名正确率为 40%，动作描述为 30%，可以接受词头音和手势提示。水果列举和漫画描述均为 0。复述名词正确率为 50%，动词为 40%，可以复述 3～5 个字的句子。出声读正确率：名词为 40%，动词为 30%。阅读理解正确率：名词和动词为 70%，句子为 20%，执行文字指令为 0。书写命名正确率为 30%。抄写正确率：名词为 80%，动词为 60%。听写正确率：名词为 40%，动词为 20%，句子为 0。计算 6 分（6 题正确）。MRI 显示左额 broca 区低密度灶。

诊断：脑梗死、broca 失语。

2. wernicke 失语 亦称后部失语、接收性失语、感觉性失语、听性失语、句法性失语。其语言是流利的，发音及语调、韵律正常，有适当的语法结构，但谈话内容难以理解，严重的听理解障碍为此型失语的最突出特点。

wernicke 失语患者对每个音的发音毫无困难，但常把个别音或音组的次序更换或省略，而把要表达的字扭转误传即音位错误，若音位错误频繁发生，言语将变得不可理解，字词正规发音被扭曲成为新语症。wernicke 失语患者常有命名障碍，但其错误词句和所欲表达之词在意义上常很接近。

引起典型 wernicke 失语症的病变部位在优势半球上回后部，即 wernicke 区。虽然此区病变会出现听觉理解障碍，但已不再认为此区是听觉理解发生中枢，而认为它是声音的加工处理区。

wernicke 失语患者神经系统常无局灶体征，可有右半身感觉障碍。右上象限同位性盲可能是唯一的神经系统体征，但常难以查出。由于缺乏神经系统体征，起病时患者可因病感失认（anosognosia）而出现行为障碍，焦虑不安，甚至呈偏执状态，容易误诊。患者定向力完整，记忆正常，生活及社交（非语言）活动正常。当病感失认消失，患者对不能以言语表达，或听不懂对方的话而表示歉意。这类患者常表现为类偏执样行为，可能与他们听不懂对方的言语或忽视听者有关。wernicke 失语的临床特征详见表 4-3。

表 4-3　wernicke 失语的临床特征

具体方面	临床特征
流畅性	流畅
口语理解	障碍重
复述	不能复述
命名	障碍，难接受提示
阅读：朗读	障碍重
阅读	不正常
书写	形态保持，书写错误
运动	多正常
感觉	多正常
视野	有时伴上象限盲

wernicke 失语症患者，理解障碍的严重程度与 wernicke 受损范围大小有显著相关，病灶范围小于一半者，病后 6 个月理解恢复较好；病灶范围超过一半者，病后 1 年理解恢复仍差。如病灶较小，或病因是脑出血，患者可以恢复到日常交谈。病灶大且因脑梗死引起者难以恢复，但结合语境、交谈者手势和表情，患者也可进行日常生活交流。

病例：男性，59 岁，右利，大学文化程度，干部。以“言语不利 2 个月”

入院。患者患风湿性心脏病30余年，心房纤颤10余年。于2个月前晚饭后，在安静状态下，突感右侧肢体活动不灵，言语不清，随后入当地医院就诊，行CT检查示“左颞叶脑栓塞"。经治疗，肢体活动基本恢复，但言语仍无改善，为言语康复转入康复科治疗。入科行听力检查为正常阈值。汉语标准失语症检查：口语为流畅性，明显杂乱语，谈话过程中缺乏自抑能力，如回答自己姓名时说：“李拉一思头突哈突思……”听理解正答率：名词和动词为10%，句子和执行口头指令为0。复述仍为杂乱语，评分为0。出声读为0。阅读理解较好，正确率：名词为70%，动词为60%，句子为50%，执行文字指令为0。抄写50%正确，称呼书写和描述书写为杂乱语，书写过多，评分为0。计算20%正确，均为个位数加减。

语言诊断：wernicke失语。

3. 传导性失语 亦称传入-运动性失语，或中央型失语。与患者的口语表达和听理解相比，复述障碍更为严重是这一类失语症患者的特征。复述不成比例地受损是最有诊断意义的特点。其语言欠缺是不能逐字重复别人的句子和不能有效地把音素编成词句而出现音位错误，传导性失语的临床特征详见表4-4。

表4-4 传导性失语的主要特征

具体方面	主要特征
流畅性	流畅，找词困难，语音以错语为主
口语理解	相对好，含语法结构词句困难
复述	发音不准，辅、元音均可错误
命名	障碍，可接受选词提示
阅读：朗读	不正常
阅读	不正常
书写	不正常
运动	不正常
感觉	不正常
视野	不正常

神经系统检查常为阴性，也可有视野缺损、偏身感觉障碍及意向运动性失用。

传导性失语和优势半球的两处病变有关，一是左半球缘上回的40区，伴或不伴有脑岛下的白质受累；二是左侧原始听觉皮质（41区和42区）、脑岛

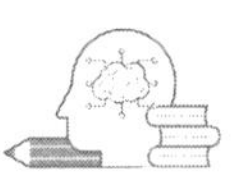

和其下的白质，这两处的任何一处病灶只要不侵及22区皆可造成传导性失语。经典的弓状束是指途经角回和缘上回之下的连接颞顶和额叶皮质的前馈和反馈投射系统，其病变最初被认为会造成传导性失语，但现有证据证明它只是发音和词句表达中将音素组织成语句的众多神经网络反馈的一部分，其单独病变造成的断离不会造成传导性失语。

关于传导性失语的发生机制，一般认为是由于弓形神经组织受损而引起的，这类患者通常能理解并表达语言，但常不能重复刚听过的词或话，此种理论称“联系中断学说”，最早由 Wernicke 提出，Gueschwind 继承发展；Storch 等提出“中心性失语理论”来解释传导性失语的机制，认为词语的概念即内部语言，为中枢性装置，定位于岛叶，内部语言损害则产生中心性失语，即传导性失语；Lichtein 等提出“双向分布模式”，认为在听言语中枢至言语运动中枢间，有听言语和言语运动皮质的逐渐叠加，在重叠中，许多神经细胞既与听感知又与言语运动有关。此模式包括了前两项理论的概念，并允许在传导性失语患者中观察到不同临床表现；Calvanio 等提出“皮质重叠学说”，指出听言语皮质和言语运动皮质是相互重叠的整体。语言接受和产生语言的神经细胞集中部位的不同，决定了传导性失语症的临床表现不同；有学者提出“词语的短时记忆障碍”理论，认为传导性失语患者不能产生一系列音素、字、词，是由于短时记忆缺陷所致。传导性失语的预后视病因及病灶而不同，脑出血比脑梗死者预后好，病灶限于缘上回者比同时累及颞叶者恢复好，大多数患者可恢复到正常交谈，但复述仍有不同程度缺陷。

病例：男性，56岁，右利，大专文化程度，干部。患者于1997年9月在学习打高尔夫球时被球杆击伤左侧头部，当时剧烈头痛，马上被送往当地医院，在去医院路上，患者出现昏迷。在当地医院经CT检查显示“左颞叶颅内血肿”，经过手术治疗后患者于次日清醒，清醒后出现言语困难和右侧肢体轻度活动不利，1个月后肢体运动基本恢复但仍存在明显表达障碍和吐字不清。为言语康复入院进行诊治。入院后行标准失语症检查：患者口语为流畅性，在回答和问话中出现大量语音型错语，命名也有较多错语，不能复述单词，偶尔可以复述个别单音，也多是在视觉的提示下完成。听理解：名词、动词检查较好，只是在句子水平有轻度理解障碍。阅读理解正确率：名词为80%，动词为70%，句子为50%，出声读有较多语音性错语。书写：命名书写及描述书写较好，句子描述有构字障碍。入院行MRI检查显示“左颞叶脑软化灶”。

语言诊断：传导性失语。

4. 经皮质运动性失语症 经皮质运动性失语症患者言语行为类似于运动性失语，复述好是与运动性失语不同的一个重要特点。患者谈话呈非流利型，但说话不像 broca 失语患者那样费力，发音和语调障碍也不像 broca 失语患者那样明显，口语表达的突出特点是：启动困难和自发性线性扩展言语发生明显障碍，不能连贯地详细叙述谈话内容，患者常以单词或简短地以适当的短语、短句表达意思，如要求患者详细描述，患者则感到困难、犹豫；听理解及阅读理解障碍轻，主要是对含有语法结构的句子和长句子的理解有困难；复述较好，甚至达到正常，如要求复述的句子是错的，患者复述时常可纠正；命名和阅读均有不同程度障碍；书写不正常，与其他功能相比，书写障碍较重。经皮质运动性失语临床特征详见表 4-5。

表 4-5 经皮质运动性失语症的临床特征

具体方面	临床特征
流畅性	非流畅或中间型
命名	部分障碍
口语理解	多正常
复述	正常
阅读：朗读	有缺陷
理解	有缺陷
书写	严重缺陷

病灶主要位于优势半球额叶 broca 区前部和/或上部，也可累及优势半球额下回中部或前部、额中回后部或额上回。

神经系统检查常有右侧偏瘫；意向运动性失用症，一般无感觉及视觉通路障碍，有些患者发病时可有共同凝视麻痹或半侧疏忽；额叶功能差，可伴有不同程度的计算障碍。经皮质运动性失语症预后较好，可恢复正常或近于正常。但如病灶较大，遗留症状仍以表达扩展困难为主。

病例：男性，52 岁，右利，司机，初中文化程度。以右侧肢体活动不利、言语不利 1 年入院。患者于 1995 年 5 月在早晨洗脸时，突发意识不清，当日行 CT 检查示“左额大面积脑梗死”。经脱水等药物治疗，1 周后意识转清，但仍不能说话。1 个月后渐渐可以简单交流，一直没有接受系统言语训练。为改善言语能力入院接受康复治疗。入院后行汉语标准失语症检查：口语为非流畅性，可以用部分单词和手势表达，如用操纵方向盘表示“司机”，口语中部分

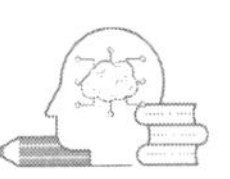

四声错误。口语理解正确率：名词和动词均为90%，句子理解为70%，执行口头指令为0。复述正确率：名词为90%，动词为70%，句子为40%。命名和动作描述正确率均为90%，画面说明为0。出声读正确率：名词为40%，动词和句子均为0。阅读理解正确率：名词为90%，动词为80%，句子为40%，执行文字指令为0。各种书写均不能完成。计算17分。

语言诊断：经皮质运动性失语。

5. 经皮质感觉性失语症　较少见，言语行为表现类似于感觉性失语，复述好是与后者不同的一个重要特点。另外患者在不需要重复时，也能正确复述刚讲过的话，如模仿言语。患者口语为流利型，错语以词义错语为主，可有新语、赘语、空话及奇特语言。与 wernicke 失语不同，口语中常用词可部分保留，但常为词义错语，表达信息比 wernicke 失语者略好。听理解障碍严重，但比 wernicke 失语者轻。检查者说的错话、不懂的短语都可以复述，推测复述功能保留是由于损害了语言区周围结构，造成感觉语言区和概念区联系中断。与经皮质运动性失语者不同，命名有明显障碍，主要是词义错语和新语，有些可接受选词提示，有些病例则不接受提示，甚至告诉其正确名称也否认，属于语义性命名不能，阅读和书写均有明显障碍。

患者试图确定熟悉的具体字词时不能做出最一般的联想。经皮质感觉性失语是控制语义解释的中枢系统遭到严重破坏，只有少部分保留。有严重性语义欠缺的患者在复述应答中表现出对词汇信息的敏感，这是由于复述可以通过词汇或非词汇途径熟练应用的结果。

患者系列言语好，有补完现象，即检查者开始说患者熟悉的系列词的头几个词，患者可接着说后面的系列词。临床特征详见表4-6。

表4-6　经皮质感觉性失语症

具体方面	临床特征
自发口语	流畅性、错语、模仿语言
命名	有缺陷
口语理解	严重障碍
复述	好
阅读：朗读	有缺陷
理解	有缺陷
书写	有缺陷

神经系统检查可有某种程度瘫痪，但瘫痪轻且短暂，常有轻度感觉异常，或轻度皮质性感觉障碍；常有视野缺损，同向性上或下象限盲、偏盲。多数患者无阳性体征，初起病时也常有视觉缺失导致行为障碍。病变累及左颞、顶或颞顶叶分水岭区，左外侧裂后端角回区。经皮质感觉性失语症患者预后较差，但也可恢复到正常交谈。未全恢复者遗留明显的命名障碍，阅读和书写障碍，复杂句子的理解障碍。

6. 经皮质混合性失语症　亦称言语孤立、混合性非流利性失语或感觉运动性失语。很少见，言语行为表现如完全性失语，但复述保留，可以是模仿言语。主要临床特点是除复述部分保留外，所有语言功能均明显受损。口语倾向非流利型，但严重者口语仅限于强迫模仿及完成现象。完成现象为自动反应，可随着语言损伤的好转或口语理解的恢复而逐渐消失。听理解、命名、阅读及书写均有严重障碍，甚至对这些测试除强迫复述检查者指令外，并无想完成这些测试的行为表现，患者的复述也不完全正常，复述限于词、短语和短句，无意义词组及句子复述困难。临床特征详见表 4-7。

表 4-7　经皮质混合性失语症的特征

具体方面	临床特征
流畅性	非流畅，伴模仿语言
口语理解	严重障碍
复述	相对好
命名	严重缺陷
阅读：朗读	缺陷
理解	缺陷
书写	缺陷

神经系统检查常有右侧偏瘫，偏身感觉障碍及偏盲。病变为优势半球分水岭区大片病灶，累及额、顶叶区，致使传统语言区被孤立。如病变主要累及额顶叶分水岭区者，预后较好，可恢复到日常交谈。

病例：女性，61 岁，右利，退休职员，大学文化程度。因“右侧肢体活动不利伴言语不清 1 个月”于 2001 年 11 月入院。患者于当年 10 月因头晕、静脉输液时出现寒战，体温高至 39℃，经过对症处理后病情无缓解，继而二便失禁，血压下降。转至当地上级医院治疗，当时呼之不应，查头颅 CT 显示正常，治疗 8 d 以后，意识转清，但不能说话，饮水呛咳，半个月后可以讲少量单词，但不能主动表达，呛咳减轻，复查 CT 示“左侧额、颞、顶叶及基底节低密度灶”。为进一步康复入院。入院后检查听力为正常阈值。汉语标准失语症检查：自发口语非流畅性，有反响语言，如问：“你叫什么名字?”患者回答：“什么名字。”问：“今年多大年龄?”患者回答年龄而且有补完现象。听理解正确率：名词和动词均为 20%，复述名词达 70%并可复述 3～4 个词的短句。正确率命名为 10%，出声读为 10%，阅读理解为 0，书写及计算不能。

语言诊断：混合性经皮质失语。

7. 完全性失语症 完全性失语是一种严重的获得性的全部语言传导功能的损害，而不只是单一功能的损害，非语言的视觉理解功能也受到严重损害。患者几乎完全丧失语言理解和表达能力。它汇总了 broca 和 wernicke 失语的全部表现，经思考的言语表达减少到只剩几个字或句子，并反复使用相同的词句徒劳无效地表达一个思想。未经思考的言语表达却保存完好。这类患者口语交流特征是：普通咒骂语使用得当，音位、发音和音调变化都保持正常；其他常用自动言语保持完整；患者仍能哼唱过去熟悉的歌曲、小调；听觉理解仅限于少量的名词、动词和成语，不理解连接词、前置词和代名词等语法词句，也不能理解语法结构复杂的句子。完全性失语临床特征详见表 4-8。

表 4-8 完全性失语的临床特征

具体方面	临床特征
流畅性	非流畅，伴模仿语言
口语理解	严重缺陷、刻板言语
复述	严重缺陷、刻板言语
命名	严重缺陷、刻板言语
阅读：朗读	严重缺陷、刻板言语
理解	严重缺陷、刻板言语
书写	严重缺陷、刻板言语

完全性失语患者常伴有右侧面肌力差及偏瘫，有无偏瘫对病变定位价值很大。当有偏瘫时，称为典型混合性失语，其病变位于前语言区（与 broca 失语相同)、基底节区全部、脑岛和听觉皮质（同传导性失语）和后语言区（同 wernicke 失语)。这种病变在大脑中动脉供血分布区的大面积梗死时可见到。若完全性失语无偏瘫，或偏瘫持续时间不长时，则说明患者有两处病灶，一个

病灶在额区，另一个病损在颞顶区，这种双重病灶的现象暗示病因可能是脑栓塞或脑转移。两病灶孤立分开，未累及运动、感觉和语言相关的大区域。

还有一组完全性失语患者的病变累及优势半球的额叶，波及脑岛和基底节，但未累及颞区及顶区，多数患者于急性期过后只表现为严重的 broca 失语。完全性失语预后差，初期为完全性失语症的患者，随着时间的推移，症状有所改善，兼有 broca 失语或 wernicke 失语的特点，但也有病例在恢复过程中，理解障碍改善较好，而言语表达障碍较重，临床上完全性失语症患者，完全没有恢复的也不少见。

病例：男性，62 岁，右利，工程师，大学文化程度。1998 年 10 月 25 日夜里起床上厕所时摔倒，随后发现右上下肢无力，同时渐渐不能说话。10 月 27 日 CT 示“左额颞叶低密度灶”。在当地医院治疗 2 周后，病情稳定，为进一步康复而转入院。失语检查：自发言语为非流畅性，表现为刻板语，任何话均以“人啊、人啊……”回答。口语理解严重障碍，仅可以理解个别单词和简单手势。命名、复述、出声读、阅读理解和书写完全不能，不会计算。口颜面运动模仿不能。元音顺序模仿不能，有探索行为。

诊断；脑梗死、完全性失语、口颜面失用、言语失用。

8. 命名性失语 亦称词义性失语、名词性失语、遗忘性失语。是对人、物和事件名称回忆的障碍，其语言障碍的关键是命名不能或命名困难。在临床实践中，不要把所有命名困难和命名错误都认为是命名性失语，因为所有失语综合征，只要语言表达有缺陷都会造成命名障碍，伴随文字或口语错误出现的命名障碍是副产物，没有独立的定位诊断。命名性失语临床特征详见表 4-9。

表 4-9 命名性失语的特征

具体方面	临床特征
流畅性	流畅、有空话
口语理解	正常或轻度缺陷
复述	正常
命名	有缺陷
阅读：朗读	好或有缺陷
理解	好或有缺陷
书写	好或有缺陷

过去一直把命名性失语认为是颞叶综合病变的典型症状，优势半球大脑后

动脉梗死是其代表疾病。现已证实颞叶前部皮质、21区、20区、38区病变时会严重损害回忆名称的能力，但不伴有任何语法，音素、音位形成障碍。若病变只局限于左颈极（38区），患者只对人和物的专有名词命名困难，而对普通名词无障碍，而当病变累及左皮质20区、21区时，专有和普通名词命名皆有障碍。这些区域的病变对其他如动词、形容词和文法词等词的命名毫无障碍，这些情况说明在左前颞叶皮质存在和人、物、地点名称有关的神经系统，但和这些人、物、地点的性质、作用或关系的叙述无关，大脑此区保持完整是能进行名词追忆的前提条件。

命名性失语多不伴有偏瘫、偏身感觉障碍及偏盲。它是一种较轻类型的流利型失语，预后好。

病例：男性，36岁，右利，大学文化，干部。患者于2000年6月因头部外伤入当地医院治疗，3个月后为进一步康复治疗而转入院。入院后行汉语标准失语症检查：口语为流畅性，其口语特点为缺乏实质词，如名词，当患者回答自己的职业时说："卖人家能用的东西，全要我卖的，就是叫我管理卖东西的。"当患者说水果名称时说："我现在不知道要说什么……，那个啥叫什么，叫什么，我忘掉了，看字我能叫出来……，那个我知道的，他们谁都不给我，我一说，他们就给我，塞我嘴里，很甜很甜，我不要吃，他们硬让我吃掉的。"当患者说图片（轮船）的名称时说："这是可以坐在上面 ，可以开过去，你们这里有的，我们那里连这个东西也没有的。"当说另一张图片（香蕉）时说："这可以吃的，男的可以吃，女的也可以吃，只要喜欢，大家都可以吃，但有的人拿不上来，要滑手的。"听理解检查正确率：名词为70%，动词为60%，句子为40%，执行口头指令为20%。复述正确率：名词和动词均为100%，句子为80%。命名仅20%正确，语音提示可以回答正确，动作说明100%正确。出声读正确率：名词和动词分别为60%和70%，句子为0。阅读理解正确率：名词、动词和句子分别为70%、60%和40%。命名书写为0，抄写为40%正确，听写为20%正确。计算11分（55%正确）。CT示"双额及左颞多处脑软化灶"。

语言诊断：脑外伤后遗症、命名性失语。

9. 皮质下失语综合征

1）基底节性失语：关于基底节性失语的发生机制，一般认为纹状区不只是纯运动结构，还接受感觉性、超感觉性以及大脑皮质边缘区的传入，是一个高级整合机构。有关视、听觉的传入由尾状核接受，感觉运动传入由壳核接受，具有高度的模式性质。纹状体区的传出纤维投射到苍白球，后者发出纤维到"运动丘脑"，再依次投射到运动前区、中央沟区及躯体感觉区皮质，构成皮质-纹状体-

苍白球-丘脑-皮质环路。病变损害该环路中的任何环节均可导致失语。

基底节性失语症特点：①基底节性失语者病灶体积较大，可能影响皮质语言区。②基底节性失语者病灶部位多位于基底节区偏外侧及前上部。偏外侧者易引起外侧裂周区受损，偏上部者更易损及皮质，而偏前部者波及尾状核，部分患者构音障碍和音韵障碍明显，较皮质病变所致失语有显著不同。③基底节区病变致失语可能是与皮质语言区血流减少、代谢减慢致其功能低下有关。④基底节偏外侧型病变失语患者脑电地形图异常，患者多有较重的听理解障碍及错语出现，提示该患者可能为病变影响颞叶语言区或远隔效应影响了皮质区供血从而引起功能障碍所致。因此基底节性失语多为各种原因引起皮质血流量减少、代谢低下或皮质直接受损致皮质功能低下所致，但尾状核似可作为言语的皮质下整合中枢在部分患者的失语中起主要作用。

基底节失语具有 wernicke 失语听觉理解障碍的特征，复述功能保存完好或受损，且伴有轻偏瘫等其他类型失语的特征，是由于病变累及左侧尾状核头部以及内囊前肢的白质所致，尾状核体部和尾部以及壳核病损并不出现失语。基底节性失语症的临床特征详见表 4-10。

表 4-10　基底节性失语症的特征

具体方面	临床特征
流畅性	非流利性多见
口语理解	有缺陷，特别是复合句
复述	相对好
命名	可有障碍
阅读：朗读	好或有缺陷
理解	好或有缺陷
书写	明显障碍

基底节区不同部位病变时，语言障碍的表现不同：优势侧内囊、壳核病变向前、向上扩延时可有言语变慢，流利性差，音韵或构音障碍，但言语理解正确，语法无错误；当优势侧基底节病变向后发展涉及白质及颞叶峡部听放射时，失语症表现为言语理解障碍突出，口语流利性好；病变向前、向后均有伸展时，则表现为完全性失语。有学者认为，非优势侧基底节内囊区病变时，可无失语症，但可发生言语障碍，包括音韵和构音障碍。多数基底节失语预后较好。

2）丘脑性失语：左侧丘脑受损，多为梗死，可造成失语，前外侧核受损

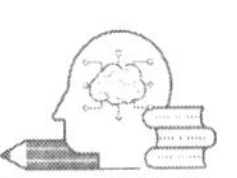

是出现失语所必需的。失语特征亦是语言理解障碍，言语流畅，甚至流畅过度而造成多言症，复述能力保存完好，最突出的特点是音调低，自发语言少，找词困难，其他核的损害可伴有躯体感觉障碍，注意力欠缺和记忆力损害等症状和体征。

丘脑是位于大脑半球和中脑之间的灰质核团，由前核、内侧核和外侧核组成。丘脑与大脑半球的皮质有着广泛的联系，后者的大多数区域都接受来自丘脑的特异纤维，而丘脑与额叶间关系更为密切，有着更为丰富的传入、传出纤维。其中丘脑的腹前核有纤维投射到辅助运动区、前岛叶皮质，对 broca 区起调节或驱动作用，还将接收到的上行网状激活系统的纤维弥散地投射到皮质，以保持警觉状态。另外丘脑腹外侧核还有大量纤维投射到 broca 区，对皮质语言中枢有唤起作用。

Gorelick 等将丘脑病变致语言障碍分为 4 组，并试图从解剖学基础分析此种语言障碍的性质。①低声调为初级语言障碍而非失语，基础为锥体外系发出纤维止于丘脑腹前核和腹外侧核嘴部。②错语和持续症表现为不能纠正错语，提示主要在言语的自我调节和警戒上有缺陷。丘腹前核接受中脑上行网状系统冲动，广泛投射到皮质和苍白球，此联系中断可导致警戒缺陷。③找词困难和命名障碍反映词汇产生有困难，可能与丘脑腹前核投射至辅助运动区、额叶皮质和岛叶前皮质有关。④理解障碍与词汇的产生有相似的解剖基础，反映丘脑投射功能不良。此外，腹前核对 broca 区有调节和促动作用，并经上纵束作用于 wernicke 区，这些相互联结中断亦可产生理解障碍。因此认为丘脑腹前核在语言的产生上起主要作用，丘脑性失语主要与供应丘脑腹前核群的丘脑结节动脉病变有关，其临床特征详见表 4-11。

表 4-11　丘脑性失语的特征

具体方面	临床特征
表达	声音小，可有语音错语，找词困难
口语理解	有障碍
复述	相对好
命名	有缺陷
阅读：朗读	相对好
理解	有障碍
书写	大多有障碍

丘脑性失语预后较好，多数患者几周可恢复，常遗留命名障碍。

10. 特殊类型语言障碍

1）纯词聋（pure word deafness）：纯词聋又称言语听觉失认症（aoditory agnosia for speech）、词语性听失认症（verbal auditory agnosia），是一种少见的听语言理解障碍，主要特征是选择性听言语理解受损，而其他语言功能和阅读能力保留。听力检查时没有外周的听力障碍，能识别非词语声音，仅对语言声音听失认，不能理解也不能复述口头言语，却能正确地阅读及理解文字语言，自发谈话正常。因此，它不属于真正的语言功能障碍。纯词聋并非真正"聋"。

纯词聋患者的一个突出特点是对词语声和非词语声的辨识分离，可明确辨识非词语声，如不同动物的鸣叫、汽车喇叭声、电话铃声、敲门声，患者可以判断声音的方向，还可判断听到的是说话声，且可判断是自己的哪位亲属在说话，但不理解说的是什么。复述和听写均有严重障碍，甚至完全不能。纯词聋患者口语表达正常或仅有轻度障碍。自发谈话可有少量音素错语或因找词困难而出现词义错语，与不能确证自己的言语是否规范和表达的意思是否恰当有关，在环境许可书面交流时，不仅要求对话者用书写表达，患者自己也愈来愈多地避免口语表达而用书写表达。

纯词聋是1877年由Kusmanal首先描述，1974年Goldstein对该综合征的临床表现及解剖进行了详细的阐述。纯词聋病灶部位一般位于左半球后颞叶深部，累及Heschl回或侵犯携带听纤维进入初级皮质的纤维，而wernicke区及听联合皮质不受累。

目前认为纯词聋是wernicke区与听觉输入分离或wernicke区被孤立所致。这种分离可能由于左侧皮质下听觉通路损害或双侧初级听皮质损伤，离断了由胼胝体投入到同侧wernicke区的纤维所致。究竟是语音接受的语言水平障碍，还是一般听觉加工障碍，目前尚未明了。

纯词聋可由不同的病因引起，但常发生于双侧颞叶血管性病变之后，两侧病变在时间上可间隔数月或数年。本综合征常常是一名wernicke失语完全恢复而又突然发生一新的右颞叶梗死的患者，或在一新近患wernicke失语患者恢复阶段出现。在后一类患者中，当错语症、书写及阅读障碍消失时，严重的听理解损害仍持续存在。在此阶段，患者有时出现听幻觉和一过性偏执观念，有的患者会出现缺乏对疼痛或其他威胁性刺激的适当反应。

临床上纯词聋、听失认、皮质性聋同属皮质听觉障碍，三者均以自发谈话、阅读及书写正常，而词语的听理解及复述障碍为特点，因此容易相互混淆。其不同点是纯词聋仅有语言听理解障碍，而非语言声音能正确辨认。听失认则是能听到声音，但不能辨认是什么声音，包括语言声音和非语言声音。皮质性聋是皮质听觉障碍中最严重的一种，在没有脑干及耳蜗神经损害的情况下，表现为对所有听觉刺激均不产生反应，纯音听力测验也异常。这三类皮质性听觉障碍既有区别，又相互联系。当障碍较轻或临床恢复到较轻程度时即可表现为纯词聋，这可能与词语的复杂理解机制有关。

纯词聋亦需与经皮质感觉性失语、感觉性失语区别。纯词聋与经皮质感觉性失语的区别是：前者言语复述严重受损，而后者的言语复述相对保留；与感觉性失语的区别是：前者具有正常的阅读能力及自发言语、命名及书写正常，而后者的自发言语表现为流利的、充满大量的错语、赘语及空话，命名含有大量的错语，阅读及书写亦极不正常。

2）纯词哑（pure word dumbness）：纯词哑又称构音性失用（phonetic apraxia）或言语呐吃（anarthria），主要限于发音障碍，是由于对发音起作用的运动系统中的特殊网络因病变而中断。在临床上真正的纯词哑是一种相当罕见且独特的言语障碍临床综合征，此类患者口语表达能力严重障碍，而文字表达及理解等其他语言功能均正常。

1887 年，Bastian 用言语不能（aphermia）一词描述一种特殊的综合征，他的尸检资料表明该种言语不能者的病变部位在左额皮质下，而额叶皮质完整，因病变使其孤立于正常传导；亦有学者报道纯词哑病变主要在左半球中央前回下部、额下回后部和皮质下，Alexander 等指出，下部运动皮质（中央前回下部）或其下白质中的传出纤维病变可导致发音障碍；亦有报道累及左额盖的小梗死灶主要导致运动言语缺陷。尽管延髓中运动神经核由双侧皮质支配，但对言语发音来说，左半球下部运动皮质特别重要，推测此区是接受有关信息的终点站及言语运动控制的中枢，其功能是发起和组织连续运动活动以便于清晰发音。因此，限于下部运动皮质或其皮质下病变可产生纯言语不能，亦可伴有或轻或重于发音障碍的语调障碍。

1956 年，Alajouanine 提出本综合征有如下 3 个特点：①构音弱，呼气弱，似有运动障碍。②构音时异常紧张，似有痉挛。③伴有颜面部、口颊部与舌部异常运动。后续研究确定纯词哑主要是因左半球初级运动皮质下部的中央前回前半部和邻近的运动前皮质或皮质下神经损害所致。

纯词哑的临床特征独特。起病开始无声即真正的哑。常急性起病，不能用声音表达自己的思维，或仅有少量构音不清的声音和低声似耳语。几天或几周后可发声，但说话慢、费力、声调低，语调可不正常，可发生音素代替。重度患者起病时复述、命名、朗读均不能或有轻度障碍。书写可正常或轻度障碍，可有漏字、替代或构字障碍，但写出语句的语法结构即使用词正确，也可有轻度障碍。

随口语进步，患者出现说话慢、费力、低声。但偶有暴发性，速度无规律，语调不正常，常为单音调。自发口语开始可呈电报式，随着语言功能恢复，多可说出完整的语句。

发病时常有右侧偏瘫或轻瘫，但很快消失，可能查不出神经系统体征。咽部运动正常。有些病例有面颊失用，但并非恒有。轻偏瘫、失用、书写和口语中的失语性成分很快消失，但口语表达障碍进步较慢，甚至可长达几年以上，主要是发音不完全正常。个别病例则遗留终生发音障碍。

纯词哑和 broca 失语两者解剖部位可交错重叠，但纯词哑的病灶部位比 broca 失语小得多。经皮质运动性失语患者有不说或说话少的倾向，说话时发音和言语均正常，语言简洁，不能扩展，不能详细叙事，反映出启动言语和找词困难。有持续性不同程度的语法不完整。书写障碍比口语障碍重。其病变区主要在额顶分水岭区，额叶后部未受损。其构音障碍不明显，这点可与纯哑聋区别。

纯词哑与假性延髓性麻痹（pseudobulbar palsy）在临床特点上有相似之处，需进行鉴别。假性延髓性麻痹是由于双侧皮质延髓束受累所致，言语特征为讲话缓慢费力，发音不清，鼻音重，缺乏音量控制，语音语调异常，讲话时唇、舌运动差，病变严重时可出现哑或呐吃，但常同时伴有饮水呛、吞咽困难及强哭、强笑等症状，借此可与纯词哑鉴别。

第二节　失语症的康复评定

一、康复评定目的

失语症的评价是一种广泛而系统的工作，有严谨的要求，需耗费许多时间和精力。为了使失语症患者尽早进入治疗，应及时进行检查评价，但检查评价过急会增加患者身心负担，所以不能为了评价而评价。

失语症的评定目的一般包括：①准确判定患者有无失语症，详细进行失语症的分类。②衡量语言障碍的严重程度和具体情况，了解各种影响患者交流能力的因素，精确评定患者残存的交流能力。③预测患者可能的康复进程。④确定切实可行的治疗目标，设计恰当的治疗方案，以确保最大限度交流水平的恢复。

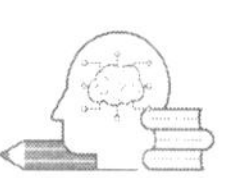

二、评定程序

当患者初次就诊，语言治疗师为达到上述评定的目的，从何处入手进行评价？如何从众多的问题中理出头绪来呢？以下提供的评定程序可供参考。

（一）资料收集

1. 临床专科资料　语言治疗师应通过详细阅读病历了解以下情况。

1）病变性质：是脑血管病变（脑梗死、脑出血等），还是脑外伤、脑肿瘤术后等。

2）病史：发病时间，发病经过。既往有无脑部病损，有无心脏病、糖尿病，有无癫痫发作及发作的频率如何。病情为进行性，还是稳定性。疾病的预后等。

3）临床神经病学检查：包括颅神经、感觉、运动、反射活动等。

4）影像学诊断：病灶的部位、大小及性质等。

5）治疗内容：药物使用情况及其他治疗情况。

6）其他康复治疗的情况：功能障碍的预后，日常生活自理的程度，有关利手交换的情况，训练动机如何，在训练中怎样交流等。

7）病区护士反映的情况：患者的态度、行为、日常交往状况等。

2. 患者个人资料　主要通过家属了解，不仅有助于对患者现存障碍的确切评价，也是治疗师在选择具体治疗方法时所不可缺少的参考。

1）病前语言习惯：包括有无方言，平时说话流利与否，是否善交谈，口才怎样（日常言谈还是演讲水平?）。

2）学历及毕业后求知欲如何？知识水平如何？平时常读什么书？使用何种外文？达何等程度等。

3）职业：包括职业史、专业兴趣、专业上的常用语。

4）经济状况及家庭环境：家庭收入来源（患者本人？其他人?），经济状况如何？家庭成员情况及其对患者障碍的态度，患者对家属的态度等。

5）性格：病前性格、交友情况。

6）兴趣：病前对哪方面事物感兴趣，喜好什么样的娱乐活动等。

7）利手：病前习惯用哪只手（左、右、双）。

8）对预后的期望：包括家属及患者本人的想法（恢复原职？改换职业？在家休养？能恢复说话？还是能听懂就行?）。训练的欲望强烈与否等。

（二）初步观察

1. 目的

1）了解临床及家属所提供的资料的准确性。

2）确认可能影响交流能力的身体及行为的特征。

3）观察可能影响正式语言测试的身体、行为及感觉特征。

4）判断患者可能的潜在缺陷范围。

2. 主要内容

1）一般状况：包括患者身体状况、意识水平、情绪状态、定向力、交流动机、训练欲望，有无佩戴眼镜、助听器或义齿，坐位姿势，注意力能否集中及持久性，偏瘫是右侧还是左侧及程度如何等大致的情况，了解病历记载是否与目前状况相同。

2）语言能力：能否说出自己的姓名、年龄、籍贯和住址。言语是否清晰、流利、切题，是否意识到自己的错误，有无纠正的能力，对要求是否有反应及反应的正确性等。

三、失语症评定的基本内容

国内外各类失语症检查都是针对患者听、说、读、写四个方面做出评价的，包括表达、复述、命名、听理解、阅读及书写六项基本内容，简述如下。

1. 表达　包括简单答话及自发言语的表述。前者可询问患者的名字、年龄、工作、住址及家庭成员等自动性言语内容，还可以让患者数数字，查看其系列言语；后者可询问患者就诊的原因和（或）请其描述一张图画的内容。通过上述检查，判断言语流利性，有无发音、找词困难、语法障碍，有无错语、新语、杂乱语及刻板言语等。

2. 复述　令患者重复检查者所述内容，包括数字序列、字词、短句和长句，要注意有无错语及错语的性质，并观察患者的记忆广度。

3. 命名　让患者称呼实物、图片、颜色及身体各部分的名称。患者既可以直接回答检查者所指的物品，也可以通过语句回答检查者所描述的物品。还可以让患者列名，统计 1min 内说出某类物体名称（如蔬菜类、动物类等）的数量。

4. 听理解　包括听辨认、是非判断及执行口头吩咐。

1）听辨认：让患者指出检查者所述的相应物体或图片。

2）是非判断：检查者叙述一些句子，由简单到复杂，患者需判定是与非。

3）执行口头吩咐：检查者给患者指令，由简单到复杂，患者需照吩咐来执行。

5. 阅读　包括朗读及阅读理解。

1）朗读：让患者朗读字词、句子及短文，注意观察患者的读音有无错误。

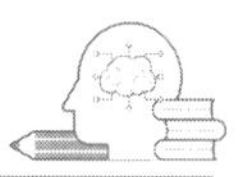

2）阅读理解：包括以下方面。①听字指字：患者从一组词中辨认出检查者所说的字词。②执行书面吩咐：患者阅读书面语吩咐后，按照指令完成动作。③短文理解：患者阅读短文后，回答有关问题或叙述中心内容。

6. 书写 包括自动性书写、抄写、听写、看图写字及书写短文。

1）自动性书写：让患者书写非常熟悉的内容，如姓名、年龄、职业、住址、系列数字等。

2）抄写：让患者抄写所学的字词或句子。

3）听写：让患者书写检查者所说的字词或句子。

4）看图写字：要求患者书写图中所示物品、颜色及动作的名称。

5）书写短文：嘱患者书写短文，内容可以是病史或描述图片上的情景。

7. 其他

1）利手：询问10种动作（如写字、持筷、刷牙等）时患者的利手，确定为右利、左利或双利。

2）有关的神经心理学检查：包括注意、记忆、视空间、运用、计算等。

四、常用失语症检查工具简介

国内外有很多不同的工具评估失语症，主要分为床边筛选测查和综合性成套测查。国外标准化筛查测验有失语语言表现量表（aphasia language performance scale，ALPS）、旁评筛选试验（bedside evaluation screening test，BEST）、霍尔斯特德·韦普曼失语症筛查测验（Halstead-Wepman aphasia screening test）等。上述测查大部分可在床边30min内完成。国外对于失语症综合性测查方法有很多，如波士顿诊断性失语症检查（Boston diagnostic aphasia examination，BDAE）、西方失语症成套测验（western aphasin battery，WAB）、Porch交流能力指数（Porch index of communication of ability，PICA），明尼苏达失语鉴别诊断测验（Minnesota test for differential diagnosis of aphasia，MT-DDA）及神经感觉中心失语症综合检查（neurosensory center comprehensive examination for aphasia）等，其中BDAE和WAB为最广泛使用的标准化测查。国内的失语症测查多数是在此基础上，根据我国的文化背景、语言习惯修改而成，较为流行的有中国康复研究中心汉语失语症检查（China rehabilitation research centeraphasia examination，CRRCAE）、北京大学医学部汉语失语成套测验（aphasia battery of China，ABC）、临床汉语语言测评方法及北京医院汉语失语症检查方法等。

除上述失语症测查外，国外还有一些评定交流功能的测查，如功能性交流测验（functional communication profile，FCP）、日常生活交流能力测验（communication abilitics in daily living，CADL）、美国言语与听力学会交流能力功能性评价（American speech and hearing associationfunctional assessment of communication skills），以及一些针对性的失语症测查，如针对听理解的专项测查 Token 测验，针对严重的或完全性失语症的波士顿严重失语症评估（Boston assessment of severe aphasia）及针对双语患者的双语失语测验（the bilingual aphasia test）等。下面介绍几种国内外常用的失语症评定方法。

1. 波士顿诊断性失语症检查（BDAE） 由 Goodglass 和 Kaplan 编制，1972 年发表，1983 年修订后再版。BDAE 是目前英语国家普遍应用的标准失语症检查。此检查由 27 个分测验组成，分为五大项目：①会话和自发性言语。②听理解。③口语表达。④书面语言理解。⑤书写。此检查能详细、全面测出语言各种模式的能力，但检查需要的时间较长。河北省康复中心已将此方法翻译成中文，在我国应用并通过常模测定。

2. 西方失语症成套测验（WAB） 由 BDAE 演变而来，是较简短的 BDAE 版本，完成测验仅需 1～2h。1982 年发表。WAB 的测查结果可求得一个总分称失语商（AQ），可以分辨出是否为正常语言，AQ＜93.8 诊断为失语症。还可以测出操作商（PQ）和皮质商（CQ），前者可了解大脑的阅读、书写、运用、结构、计算、推理等功能；后者可了解大脑认知功能。通过测验还可判定失语症的类别，如对完全性失语、感觉性失语、经皮质运动性失语、传导性失语等提供标准误差解释和图形描记。

3. 汉语标准失语症测查（CRRCAE） 是中国康复研究中心听力语言科以日本的标准失语症检查（standard language test of aphasia，SLTA）为基础，同时借鉴国外有影响的失语症评定量表的优点，按照汉语的语言特点和中国人的文化习惯编制而成，亦称中国康复研究中心失语症检查法。该检查法于 1990 年编制完成，经过 10 余年多家医院的临床应用，证实适合中国的汉语失语症患者。检查内容包括两部分，第一部分是通过患者回答 12 个问题了解其言语的一般情况，第二部分由 30 个分测验组成，分为 9 个大项目，包括听理解、复述、说、出声读、阅读理解、抄写、描写、听写和计算。为不使检查时间太长，身体部位辨别、空间结构等高级皮质功能检查没有包括在内，必要时另外进行。此检查只适合成人失语症患者。在大多数项目中采用了六等级评分标准，在患者的反应时间和提示方法上都有比较严格的要求，除此之外，

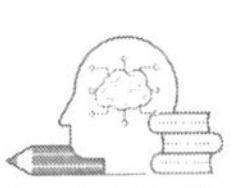

还设定了中止标准。本检查通过语言的不同模式来观察反应的差异，为避免检查太烦琐，在一些不同项目中使用了相同词语，全部完成需要的时间在90min，各大项可以作为独立检查内容，最大限度地避免了患者的疲劳反应。通过检查内容的编排，避免了记忆效应的影响，是一套同临床诊治结合紧密的评价量表。

4. 汉语失语症成套测验（ABC）　是由北京大学医学部神经心理研究室参考BDAE和WAB，结合我国国情及临床修改编制而成。1988年开始用于临床，已进行了信度和效度检验。测验内容由口语表达（会话）、理解、复述、命名、阅读、书写、结构与视空间、运用和计算、失语症总结十大项目组成。

5. 临床汉语语言测评方法　中国科学院神经心理学组于1980年编制而成，测验内容包括基本性测验、延伸性测验和与言语相关的神经心理学功能检查。基本性测验包括听、说、读、写功能测查，可满足临床诊断和分类的需要。延伸性测验是根据认知神经心理学特点的加试部分，可用于汉语大脑机制的进一步研究。

6. Token 测验　是一项专门针对失语症患者理解障碍的较常用及有效的评定方法，即使对极轻微的、甚至是潜在的失语症也有诊断意义。原版Token测验是De Renzi和Vignolo于1962年编制的，此测验由61个项目组成，包括两词句10项、三词句10项、四词句10项、六词句10项，以及21项复杂指令。它适用于检查轻度的或潜在的失语症患者，是一项检查理解能力的敏感测验。缺点是原版本太长，做起来比较费时。为此DeRenzi与Faglioni于1978年在原版基础上编制了一个简式Token测验，此测验由7个部分36项组成。其中第一部分中的7项是新增加的，患者只需理解一个词，因为所采用的指示句较任何版本更简化，检查的层次更合理，且可以检测有严重理解障碍的失语症患者，弥补了其他版本的不足。此项测验在国外一直广泛应用至今，适合国内综合性医院康复医学科应用。

7. 汉语失语症计算机辅助流利性检测（语言障碍ZM2.1）　是一项基于计算机模糊智能识别运算的语言障碍检测，主要针对言语流利性进行检测。由暨南大学附属第一医院于2003年研制。包括听检查、视检查、语音检查和口语表达四部分，共65题，设计有表达、理解、复述、命名、阅读等失语症检测的各项指标。所得资料根据验前概率计算验后概率的原理，采取验后概率最大的一个作为诊断结论。可运算出“流利性”“中间性”“非流利性”“刻板或哑”等流利类型的诊断及每个诊断的概率，概率越高，表明该患者越符合该流利类型。有研究显示语言障碍ZM2.1以ABC为标准，检测流利性的准确度为81%，两者流利性结果一致性良好；亦有研究显示此方法在听理解、计算、书写因子方面存在缺陷，有待进一步修改和完善。

国际和国内失语症严重程度的评定多采用波士顿诊断性失语症检查法（BDAE）中的评定分级标准进行，分为0～5共6个级别（表4-12）。

表4-12 BDAE失语症严重程度分级标准

分级	标准
0级	无有意义的口语或听理解能力
1级	所有言语交流均通过片段的言语来表达，大部分需要听者推测、询问和猜测，可交流的信息范围有限，听者在言语交流中感到困难
2级	在听者的帮助下，可以进行熟悉话题的交流。对陌生话题常常不能表达自己的思想，使患者与检查者感到进行言语交流困难
3级	在极少的帮助下或无帮助下，患者可以讨论几乎所有的日常问题。由于言语表达和（或）理解能力的减弱，使某些谈话出现困难或不能
4级	言语流利方面或理解方面有某些明显的障碍，但思想和言语表达尚无明显限制
5级	极小的、可分辨出的言语障碍；患者主观上可能感到有点困难，但听者不一定能明显觉察到

五、失语症的康复评定报告

为了对失语症患者进行适当的语言治疗，首先应对失语症做出正确的诊断和评定。评定时注意不要使评定项目过多和过急，否则会增加患者身体、心理上的负担；而且要仔细选择评定的项目，不要单纯为了评定而评定。主要应做以下几方面的工作。①问题点的整理：通过评定结果和其他情报，整理出语言障碍及合并症的问题点。②制作报告：根据有无失语，失语的类型、程度、预后，选择适当的训练。③训练规划：制成初期具体计划和长期目标。

（一）报告书的内容和格式

报告书的项目见表4-13，报告书的制作应建立在语言评定的基础上，因此医生及康复小组其他成员负有互通患者语言障碍状况的责任。报告书内容要求简明易懂；对于不同语言障碍类型和程度，应重点突出；另外，有合并症的要

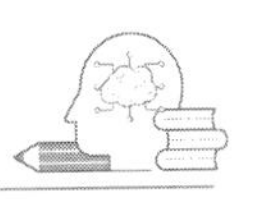

重点记录。报告书的正确制作对设定训练目标及制定训练计划十分重要。

表 4-13　报告书模式

语言评定报告（初次）
患者：　　　　年龄：　　　　性别：　　　　职业：　　　　利手： 　　　　　　　　　　　　　　　　　　　　　　　　　　年　　月　　日 临床诊断：　　　　　　　　言语障碍诊断：　　　　　　语言科 （CT 或 MRI）　　　　　　　　　　　　　　　　　　言语治疗师： Ⅰ查体所见 1. 失语症 2. 脑功能低下 3. 口部颜面部失用，其他高级脑功能障碍 （现存交流能力） 以失语症程度为标准 Ⅱ检查结果 1. 语言功能 听： 说： 读： 写： 计算： 2. 其他 全部脑功能：（WAIS-R 知能诊断检查的动作性结果和 KHOS 立方体检查结果等） Ⅲ 总结 1. 语言障碍种类、程度、类型及作为诊断依据的语言症状总结 2. 合并障碍 3. 推测预后 4. 制定计划（长期和短期目标设定） 5. 适当的治疗途径和方法 6. 其他与治疗有关的问题

（二）报告书的书写要求

1）印象：要记录语言障碍的种类和程度，合并症的鉴别、诊断结果。失语症类型很复杂，要综合语言的全部表现对失语症的类型进行判断。如果不是典型失语症，要做专门记录。失语症的程度要在语言功能和交流能力的基础上进行评定。按失语症的类型和程度设定目标，制定训练计划，确定接诊方法。另外，合并症也要考虑到（意识障碍、运动性构音障碍、言语失用、脑功能低下、行为认识障碍、视觉障碍等）。

2）报告书记录要点：见表 4-14。

表 4-14　报告书记录要点

项目	内容
听	有无听理解障碍及其水平（单词、短文、口头指示）、内容（高频率语、低频率语、语言的抽象度、文章的构造），是否因话题而不同，单纯写作和谈话有无差别，检查认知障碍的有无和程度
说	有无自发性言语，自发语的量，有无一定程度的系列语，说话水平（单词文章）及其内容（与说话量比较的情报量），流畅度，有无错误构音，有无命名困难（迂回、延迟、不能），有无错语，有无语法障碍，有无复述障碍及其水平（单词、文），有无回响语言、自发语言、惯用的（自动的）语言
读	与听理解障碍程度比较的阅读理解障碍程度，有无肌肉运动知觉的影响
写	自发书写（姓名、住所），抄写（视觉通路），听写（听觉通路）
计算	是否保留数的概念，笔算（加、减、乘、除）水平

3）其他：简单总结必要的智能检查、构音检查或其他高级脑功能检查的结果。

（1）合并问题（或可疑症状）：①构音障碍。②行为、认知异常。③听力、视觉异常。

（2）一般问题：①脑功能低下。②注意的保持。③检查态度（配合、拒绝）。④疲劳程度。⑤可能出现的妨碍检查和训练的问题。

4）总结：总结患者语言障碍问题点和制定训练方针及推测预后。

对每个患者都能正确地判断其预后极不容易，初次评价时推测其预后的目的是要设定今后治疗的出发点。综合地判断失语症的类型、程度、原发病、发

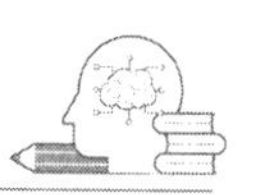

病经过、年龄、治疗恢复的愿望、合并问题等，对改善其功能极为有利。

预后推测应考虑以下几方面：①能改善吗？用怎样的方式获得最大的改善？②实用性交流能得到何种程度的改善？③期望的长期目标：复职（现单位、调换单位），回归社会，回归家庭（家庭内独立、需要借助）。④其他。

第三节 构音障碍的分类及临床特征

构音障碍是脑卒中后易致的功能障碍之一，其发病率为30%～60%，并有15%的脑卒中患者会长期存在构音障碍。构音是指将已经组成的词转变成声音的过程。人类的发音器官主要包括呼吸器官，发音过程是利用呼气时喉部声带的振动以及咽、腭、舌、唇肌肉的协调收缩（其中舌肌的活动最重要），通过改变口腔面积和形式而产生各种声音，此外，鼻腔作为共鸣器可以产生鼻音（图4-1、图4-2）。

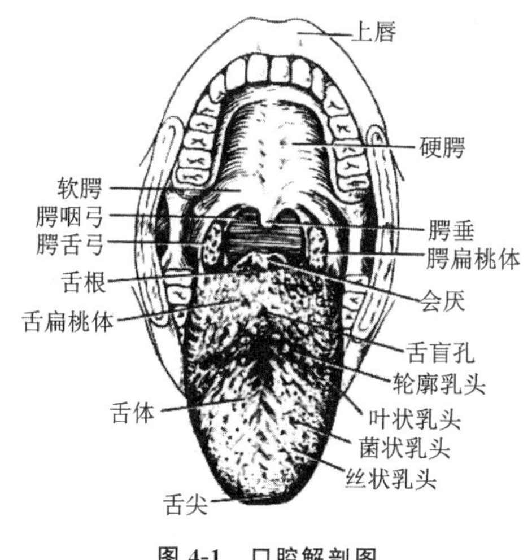

图4-1 口腔解剖图

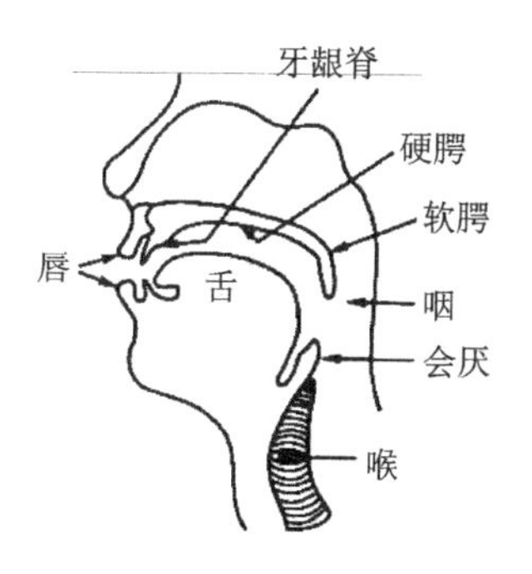

图4-2 咽喉解剖图

一、定义

构音障碍（dysarthria）是现代西医学的名词，中医学对构音障碍并没有明确的定义。中医学对构音障碍的认识并未与语言交流中表达理解方面的功能失调导致的失语症进行明确的区分，而是从表现的角度笼统的归纳为言语不利、不语等，多以“喑”“风喑”“舌謇”“中风后不语”等描述来解释构音障碍。明代李时珍则进一步提出“脑为元神之府”的论点，言语功能与脑关系密切。一般中风后不语的表现可有失音、舌强、神昏、口噤、舌纵、舌麻等证。中医学认为，构音障碍的病位在脑，表现在咽、喉、舌，与心、肾关系密切，其中尤以心为主，因为心为君主之官，主神明且开窍于舌，手少阴心经别络连舌本。若由于心气不足、心阴血亏虚等原因导致心神失养，或者心火亢盛、痰火扰心、心血瘀阻导致心神不宁，皆有可能出现舌强、言语不利等症状，影响言语功能。多由于肾精亏虚无以上充髓海，兼之风、火、痰等病邪侵扰，或者由于肝肾亏虚，阴虚无以制阳，阳亢化风，气机逆乱、内风旋动，风痰阻于脑窍，导致神明受扰、舌窍闭塞。

现代西医中的构音障碍有广义和狭义之分。

广义的构音障碍是指因神经肌肉的器质性病变造成发音器官的肌肉无力、瘫痪，或因肌张力异常和运动不协调，而出现的发声、发音共鸣、韵律吐字不清等异常。包括运动性构音障碍、器质性构音障碍和功能性构音障碍三种类型。其中运动性构音障碍是由于神经病变、与语言有关肌肉的麻痹、收缩能力减弱或运动不协调所致的言语障碍。器质性构音障碍是指由于构音结构异常所致的构音障碍。临床最常见于由于唇腭裂所致的构音障碍，其次为舌系带的短缩，先天的颌面部缺陷，后天的颌面部损伤后遗症等。功能性构音障碍指发音错误表现为固定状态，但找不到明显原因的发音不清，临床多见于儿童。特别是学龄前儿童。

狭义的构音障碍就是指运动性构音障碍。常见于脑卒中、小脑损伤、重症肌无力、脑肿瘤等疾病。

脑卒中所致构音障碍是由于中枢神经病变造成语言有关肌肉的肌张力改变或运动不协调所致的言语障碍。可表现为发声困难、发音不准、咬字不清、音高音调及节律的异常和鼻音过重等言语特征的改变。此种障碍可以单独发生，也可以与其他言语障碍同时存在，如失语症合并运动性构音障碍。

构音障碍患者的言语清晰度和社会交流能力明显降低是其主要障碍，这不仅影响了患者的生活质量，给患者及其家属带来的心理和精神上的压力也制约着患者的全面康复，严重影响了患者的社会参与感，并导致其情绪消极。

二、构音障碍的分类及其临床特征

根据神经解剖学和言语声学特点分为以下 6 种。

（一）痉挛型构音障碍

痉挛型构音障碍（spastic dysarthria）是由于上运动神经元损伤后，构音

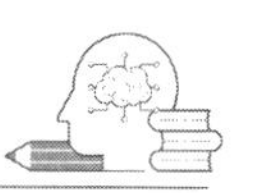

肌群的肌张力增高及肌力减退所致。言语症状是说话缓慢费力，音拖长，字音不清，鼻音较重，缺乏音量控制，语音语调异常，舌交替运动减退，说话时舌运动、唇运动差，软腭抬高减退。常伴有吞咽困难和强哭强笑等情绪控制失调。

（二）弛缓型构音障碍

弛缓型构音障碍（flaccid dysarthria）由下运动神经元损伤，如颅神经核、颅神经、周围神经纤维病变等导致构音肌群弛缓无力、腱反射降低、肌萎缩造成。其言语症状是说话时鼻音减弱，可闻及气体自鼻孔逸出声及吸气声，呼气发音时因鼻腔漏气而语句短促或不适宜停顿，低音调，音量减弱，字音不清，主要由于咽肌软腭瘫痪，呼气压力不足，辅音发音无力，舌下神经、面神经支配的舌、唇肌肉活动受损，从而不能正确地发出声母、韵母。伴随症状可有舌肌颤动与萎缩、舌肌与口唇动作缓慢及软腭上升不全，并可见咽肌软腭瘫痪的代偿性鼻翼收缩和扮鬼脸样面部动作、吞咽困难、进食易呛、食物常从鼻孔流出、唇闭合差、唇外展异常、流涎、舌抬高困难或不能抬高、舌在休息状态异常等。

（三）运动失调型构音障碍

运动失调型构音障碍（ataxic dysarthria）是因小脑或脑干内传导束病变所致，造成构音肌群运动范围、运动方向的控制能力差。言语症状表现以韵律失常为主，声音呆板、震颤，发音不清、含糊，语音、语调差。言语速度减慢，说话时舌运动差，舌抬高，交替运动差，系构音肌群的协调动作障碍所致。

（四）运动过强型构音障碍

运动过强型构音障碍（hyperkinetic dysarthria）也是由于锥体外系病变所致。言语症状表现为元音和辅音的歪曲，发音高低、长短、快慢不一，可突然开始或中断，有鼻音过重等类似运动失调型构音障碍的言语症状，实为构音肌不自主运动造成。

（五）运动过弱型构音障碍

运动过弱型构音障碍（hypokinetic dysarthria）系锥体外系病变所致，因构音肌群的不自主运动和肌张力改变，主要是构音肌群强直造成发音低平、单调，辅音发音不清，不规则发音停顿，可有颤音及第一字音的重复似口吃。语音、语调差，言语速度加快，在有限范围内的快速言语运动，音量控制差，音量小，发声时间缩短，舌抬高差，说话时舌运动不恰当，流涎。多见于帕金森氏综合征。

（六）混合型构音障碍

混合型构音障碍（mixed dysarthria）由上下运动神经元病变，如多发性卒中造成。语言特征表现为多型混合。可出现舌抬高、舌交替运动减弱，语音、语调差，唇运动差，言语症状表现为发声时间缩短，言语速度缓慢，说话时舌运动差。由于病变部位不同，可出现不同类型的混合型构音障碍。

构音障碍是一组较为复杂的症状，许多构音障碍患者表现为以一种类型为主，伴有一种或一种以上其他类型的构音障碍特征。国外学者应用弗朗蔡构音障碍评价法（frenchay dysarthria assessment）协助检查，研究了各种构音障碍病因组之间的关系。许多学者认为，锥体束和皮质脊髓束是“直接激活通路”（direct activation pathway），是受“间接激活通路”（indirect activation pathway）即锥体外系统的影响和调节的，在一精确的、适度的刺激与兴奋最后的“共同同路”（common pathway）下运动神经元之前，间接激活通路是经“控制环路”（controlled circuit）小脑而整合的。因此，合并有上运动神经元损害、小脑损害或锥体外系功能异常的各类构音障碍之间存在相似之处，并各具有其特点。下运动神经元损害的构音障碍患者与任何其他各组不存在相似之处。

第四节　构音障碍的康复评定

构音障碍评定对治疗计划的制定有一定的指导意义，也能直接反映出患者目前的病程情况，为治疗师制定治疗计划提供了依据。

一、构音障碍评定目的

（1）了解构音障碍的性质、部位、种类及严重程度，并与失语症区别开来。

（2）为制定治疗计划提供客观依据。

（3）动态记录评定治疗效果，在康复治疗的前、中、后各做一次康复评定，即可对治疗效果做出评估。

（4）预测结局，又称结局评定，即依据所收集到的资料以及初期和中期评定的结果，对患者将来的功能结局做出比较客观、合理的预测，以便充分利用

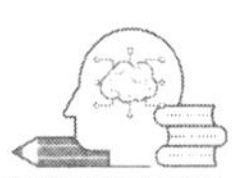

各种资源，避免患者及其家属对康复期望过高或对康复失去信心。

（5）为开发新的、更有效的治疗手段提供量化的临床依据。

二、构音障碍的评定内容

1. 呼吸功能评估 呼吸道气流是发声的动力源，呼吸系统首要的目标是产生和维持稳定的声门下压力，喉、腭咽和口面部结构必须在呼吸气流中有效而精确地运动才能产生清晰的言语。

2. 共鸣功能评估 共鸣功能也是构音障碍评估的重要指标之一。共鸣器官包括鼻腔、鼻窦、咽腔、喉腔、胸部、口腔、胸腔等。人的声道是一端封闭、一端开放的闭管共鸣器官，其中声带以上至口唇形似喇叭的共鸣腔即声道（vocal tract）的共鸣作用最大，具有可变性和复合性，其大小、形状及腔壁的硬度影响共鸣效果。喉只能发出单调的基音，经共鸣作用产生泛音成分，使声音丰满而悦耳。口腔和咽腔的形状可以调节，称为可调共鸣腔。元音的发声是由共鸣腔的共鸣来控制的。因此，任何可能引起声道改变的组织结构运动异常均可导致共鸣功能异常。

3. 发声器官功能评估 Netsell 认为对喉功能的评估大部分可以通过主观感知音调改变、响度级别、音质、言语清晰度来进行。客观喉功能的器械评估意在评估喉的生理功能状态，主要包括嗓音客观物理声学分析、电声门图（electroglottography，EGG）、喉的气流动力学、喉肌电图（laryngeal electromyography，LEMG）、喉镜检查（laryngoscopy）等。

4. 构音器官功能评估 构音器官包括口腔、舌、腭、唇、齿、颊等，属于声道的可变部分，这些构音器官的运动和发声器官的运动相互协调而产生所有的辅音和元音。社会心理评估获得性构音障碍对患者社会心理的影响已被公认，而且患者的社会心理状态评估对预后的判断和治疗方法的选择均有影响。但是言语治疗师没有评估构音障碍患者社会心理状态的专用评估方法。Walshe 等提出了运用构音障碍影响力评估（dysarthria impact profile，DIP）来评估构音障碍患者的社会心理状态。

三、构音障碍的评定方法

（一）言语可理解度分级法

构音障碍的任何治疗程序都是为了改善言语的可理解度，即听者能听懂患者言语的水平，也就是患者言语的清晰程度。目前，国外已有数个标准化语词、语句、对话可理解度测验法。通过测验进行分级，可以了解患者言语的清晰程度。这种方法的主要不足之处是仅根据这类方法进行评价，不宜指导构音障碍的治疗，最好是将这类方法补充到其他构音障碍的评价法中去，才能更好地发挥它的作用。如表 4-15 所示。

表 4-15　言语可理解度分级法

分级	判断标准
5	连贯的言语可被所有人听懂，在日常语境下儿童（的言语）容易被听懂
4	连贯的言语可被少有聆听聋人言语经验的人听懂
3	连贯的言语需要听者集中注意力并结合唇读方可被听懂
2	连贯的言语不可懂，但（儿童口语中的）单个词语在语境和唇读提示下可被听懂
1	连贯的言语不可懂，口语中的词语不能完全被辨认，主要交流方式为手势

（二）构音器官检查方法

检查说明：做每项检查前应向患者解释检查的目的，按检查表和构音器官检查方法的要求记录（表 4-16～表 4-24）。

表 4-16　肺功能检查方法

用具	方法	观察要点
无	“坐正，两眼向前看”	患者的衣服不要过厚，较易观察呼吸的类型，观察是胸式、腹式，还是胸腹式。如出现笨拙、费力、肩上抬，应作描述
无	“请你平静呼吸”	检查者坐在患者后面，双手放在胸和上腹两侧感觉呼吸次数。正常人呼吸次数为 16～20 次/min
无	“请你深吸气后，以最慢的速度呼气”	用放在胸腹的手感觉患者是否可慢呼气及最长呼气时间，注意同时看表记录时间，呼气时发 [f] [s]
无	“请用最快的速度吸一口气”	仍用双手放在胸腹部感觉是否可快速吸气

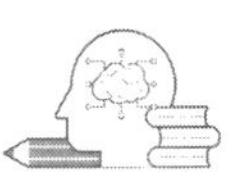

表 4-17　喉功能检查方法

用具	方法	观察要点
无	“请你深吸一口气，然后发‘啊’音，尽量平稳发出，尽量长”	不要暗示出专门的音调、音量，按评价表上的项目评价，同时记录时间，注意软腭上提、中线位置 正常或嘶哑，气息声、急促，费力声、粗糙声及震颤 正常或异常音调，低调 正常或异常音量 吸气时发声
无	“请你合上我唱的每一个音”	随着不同强度变化发出高音和低音，评价患者是否可以合上，按表上所列项目标记

表 4-18　面部检查方法

用具	方法	观察要点
无	“请看着我”	这里指的是整个脸的外观，脸的绝对对称很可能不存在，不同的神经肌肉损伤，可具有不同的面部特征： a. 正常或不对称 b. 单侧或双侧麻痹 c. 单侧或双侧口角痉挛 d. 单侧或双侧眼睑下垂 e. 单侧或双侧口角下垂 f. 流涎 g. 扭曲，抽搐，鬼脸 h. 面具脸 i. 口式呼吸

表 4-19　口部肌肉检查方法

用具	方法	观察要点
无	“看着我，像我这样做（同时示范缩拢嘴唇的动作）”	评价嘴唇： a. 正常或范围缩小 b. 正常或不对称
无	“闭紧嘴唇，像我这样（示范 5 次），准备、开始”	评价嘴唇： 正常或接触力量下降（上下唇之间）

续表

用具	方法	观察要点
无	“像我这样龇牙（示范两次）”	观察： a. 正常范围或范围缩小 b. 口角对称或偏移
带绒绳的纽扣	“请张开口，把这个纽扣含在唇后，闭紧嘴唇，看我是不是很容易地把它拉出来”	把指套放在纽扣上，把它放在唇后、门牙之前，患者用嘴唇含紧纽扣后，拉紧线绳，逐渐增加力量，直到纽扣被拉出或显出满意的阻力。观察唇力： a. 正常唇力 b. 减弱

表 4-20　硬腭检查方法

用具	方法	观察要点
指套和手电筒	“请把头后仰，张口”	把指套戴在一只手的示指上，用另一只手打开手电筒照在硬腭上，从前到后侧面及四周进行评价，用食指沿中线轻摸硬腭，先由前到后，再由左到右，观察指动： a. 正常腭弓或高窄腭弓 b. 异常生长物 c. 皱褶是否正常 d. 黏膜下腭裂

表 4-21　腭咽检查方法

用具	方法	观察要点
手电筒	“张开口”	手电照在软腭上，在静态下评价软腭的外观及对称性，观察要点： a. 正常软腭高度或异常的软腭下垂 b. 分叉悬雍垂 c. 正常大小，扁桃体肥大或无腭扁桃体 d. 软腭节律性波动或痉挛
手电筒、小镜子或鼻息镜	“再张开你的嘴，尽量平稳地发‘啊——’（示范至少 10 s），准备，开始”	照在软腭上，评价肌肉的活动，并把镜子或鼻息镜放在鼻孔下。观察要点： a. 正常中线无偏移，单侧偏移 b. 正常或运动受限 c. 鼻漏气 d. 高鼻腔共鸣，低鼻腔共鸣，鼻喷气声

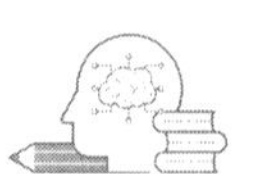

续表

用具	方法	观察要点
镜子或鼻息镜	“鼓起腮，当我压迫时，不让气体从口或鼻子漏出”	把拇指放在一侧面颊上，把中指放在另一侧面颊，然后两侧同时轻轻地施压，把鼻息镜放在鼻孔下。观察要点： a. 鼻漏气 b. 口漏气
气球和小镜子	“努力去吹这个气球”	当患者企图吹气球时，把镜子放在鼻孔下，观察要点： a. 鼻漏气 b. 口漏气

表 4-22　舌检查方法

用具	方法	观察要点
无	“请伸出你的舌头”	评价舌外伸活动： a. 正常外伸或偏移 b. 正常或外伸缩短，如有舌肌萎缩、肿物或其他异常，要记录
无	“伸出舌，尽量快地从一侧向另一侧摆动（示范至少3 s），开始”	评价速度、运动状态和范围 a. 正常或速度减慢 b. 正常或范围受限 c. 灵活、笨拙、扭曲或张力障碍性运动
无	“伸出舌，舔嘴唇外侧及上下唇（示范至少 3 次）”	观察要点： a. 活动充分 b. 困难或受限

表 4-23　下颌检查方法

用具	方法	观察要点
无	“面对着我，慢慢地尽量大地张开嘴，然后像这样慢慢地闭上（示范 3 次），准备好，开始”	把一只手的示指、中指和环指放在颞颌关节区，评价下颌的运动是否沿中线运动或异常的下颌运动。观察要点： a. 正常或异常的下颌下拉 b. 正常或偏移的下颌上抬以及不自由的张力障碍性运动弹响或异常突起

表 4-24 反射功能检查

用具	方法	观察要点
细棉絮	“患者睁眼，被检测眼球向内上方注视”	用细棉絮从旁边轻触角膜，则引起眼睑急速闭合，刺激闭合为直接角膜反射，同时引起对侧眼睑闭合为间接反射： a. 被检测消失，直接反射（+） b. 反射类型：一侧三叉神经疾患，患侧直接反射（+），间接反射（-） c. 反射类型：一侧面神经麻痹
叩诊槌	“下颌放松，面向前方”	将左手拇指轻放于下颌齿裂上，右手持叩诊槌轻叩拇指，观察其反射有无及强弱程度： a. 轻度咬肌收缩或明显收缩为阳性 b. 无咬肌收缩为阴性
叩诊槌	“双眼睁开向前看”	用叩诊槌轻叩眼眶，两眼轻闭或紧闭为阳性；无闭眼为阴性，左右有差异要记录
长棉棒	“仰起头，口张大”	用长棉棒轻触咽弓周围，呕吐反射为阳性，无呕吐反射为阴性
纱布块	“伸出舌”	用纱布握住舌体突然向前拉舌，突然后缩为阳性，无后缩为阴性
叩诊槌	“口部放松”	轻叩唇周，向同侧收缩为阳性，不收缩为阴性，需注明左（L）、右（R）

注：没有发现异常的为 0，稍有发现或若有若无的为 1，确切发现的为 2，明显感觉到的为 3。在气息声、无力声、费力声、粗糙声四个项目中最高的数字即为总体程度的级别。

（三）构音障碍评定检查方法

1. 改良 Frenchay 版 最早的 Frenchay 构音障碍评价法是由英国布里斯托尔市弗朗蔡医院的 Pamela 博士编写的。改良的 Frenchay 构音障碍评定法是河北省人民医院根据第一版 Frenchay 神经言语障碍评定法（FDA-1）而改良的汉语版本。改良 Frenchay 版的临床评估量表记录见表 4-25。

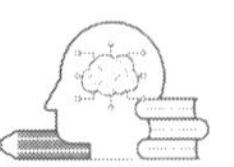

表 4-25　改良 Frenchay 版构音障碍评定

功能		损伤严重程度				
		a 正常←　　→严重损伤 e				
		a	b	c	d	e
反射	咳嗽					
	吞咽					
	流涎					
呼吸	静止状态					
	言语时					
唇	静止状态					
	唇角外展					
	闭唇鼓腮					
	交替发音					
	言语时					
颌	静止状态					
	言语时					
软腭	进流质食物					
	软腭抬高					
	言语时					
喉	发音时间					
	音调					
	音量					
	言语时					
舌	静止状态					
	伸舌					
	上下运动					
	两侧运动					
	交替发音					
	言语时					

续表

<table>
<tr><td colspan="2" rowspan="3">功能</td><td colspan="5">损伤严重程度</td></tr>
<tr><td colspan="5">a 正常←　　→严重损伤 e</td></tr>
<tr><td>a</td><td>b</td><td>c</td><td>d</td><td>e</td></tr>
<tr><td rowspan="4">言语</td><td>读字</td><td></td><td></td><td></td><td></td><td></td></tr>
<tr><td>读句子</td><td></td><td></td><td></td><td></td><td></td></tr>
<tr><td>会话</td><td></td><td></td><td></td><td></td><td></td></tr>
<tr><td>速度</td><td></td><td></td><td></td><td></td><td></td></tr>
<tr><td colspan="7">评定指标：项数/总项数</td></tr>
<tr><td colspan="7">评定级别正常：28～27/28；轻度障碍：26～18/28；中度障碍：17～14/28；
重度障碍：13～7/28；极重度障碍：6～0/28</td></tr>
</table>

2. 改良 Frenchay 构音障碍评定法指导语

1）反射。

（1）咳嗽。询问患者：①“当你喝水或吃饭时，你呛住或咳嗽吗?”。②“你清嗓子有困难吗?”。

分级：①没有困难。②偶有困难：呛住或有时食物进入气管，说明患者必须小心些。③患者必须特别小心，每日呛 1～2 次，咳痰可能有困难。④患者在吃饭或喝水时频繁呛住，或有吸入食物的危险，偶尔不是在吃饭时呛住，例如在咽唾液时。⑤没有咳嗽反射，患者用鼻饲管进食或在吃饭、喝水、咽唾液时连续咳呛。

（2）吞咽：如有可能，观察患者喝 140 ml 的冷开水和吃两块饼干，要求尽可能很快完成。另外，询问患者吞咽时是否有困难，并询问有关进食的速度及饮食情况。

评分：记住喝这一定量水的正常时间是 4～15 s，平均 8 s。超过 15 s 为异常缓慢。

分级：①没有异常。②患者述说有一些困难，吃饭或喝水缓慢。喝水时停顿次数较平常多。③进食明显缓慢，主动避免一些食物或流质饮食。④患者仅能吞咽一些特殊的饮食，例如单一的或绞碎的食物。⑤患者不能吞咽，须用鼻饲管。

（3）流涎：询问患者在这方面是否有异常，在会话期间留心观察。

分级：①没有流涎。②嘴角偶有潮湿，患者可能叙述夜间枕头是湿的（应注意这应是以前没有的现象，因一些正常人在夜间也可有轻微的流涎），当喝水时轻微流涎。③当倾身向前或精力不集中时流涎，略微能控制。④在静止状态时流涎非常明显，但是不连续。⑤连续不断地过多流涎，不能控制。

2）呼吸。

（1）静止状态：在患者静坐和没有说话的情况下，进行观察和评价。当评价有困难时，可让患者做下列动作：用嘴深吸气且听到指令时尽可能地缓慢呼出，然后记下所需的秒数。记住，正常能平稳地呼出平均只用 5 s 时间。

分级：①没有困难。②吸气或呼气不平稳或缓慢。③有明显的吸气或呼气中断，或深吸气时有困难。④吸气或呼气的速度不能控制，可能显出呼吸短促，比上一级更加严重。⑤患者不能完成上述动作，不能控制。

（2）言语时：同患者谈话并观察呼吸，问患者在说话时或其他场合下是否有气短。下面的要求可常用来辅助评价：让患者尽可能快地一口气数到 20（10 s 内），检查者不应注意受检者的发音，应只注意完成这一要求所需呼吸的次数。记住，正常情况下这一要求是一口气能完成的。

分级：①没有异常。②由于呼吸控制较差，流畅性极偶然地被破坏，患者可能声明他感到必须停下来做一下深呼吸，即需要一个外加的呼吸来完成这一要求。③患者必须说得快，因为呼吸控制较差，声音可能消失，患者可能需要 4 次呼吸才能完成此要求。④患者用吸气或呼气说话，或呼吸非常表浅，只能运用几个词，不协调，且有明显的可变性。患者可能需要 7 次呼吸才能完成此要求。⑤由于整个呼吸缺乏控制，言语受到严重阻碍，可能 1 次呼吸只能说 1 个词。

3）唇。

（1）静止状态：当患者没有说话时，观察唇的位置。

分级：①没有异常。②唇轻微下垂或不对称。只有熟练的检查者才能观察到。③唇下垂，但是患者偶尔试图复位，位置可变。④唇不对称或变形，显而易见。⑤严重不对称或两侧严重病变。位置几乎不变化。

（2）唇角外展。要求：请患者做一个夸张的笑。示范并鼓励患者唇角尽量抬高。观察双唇抬高和收缩运动。

分级：①没有异常。②轻微不对称。熟练的检查者能观察到。③严重变形的笑，显出只有一侧唇角抬高。④患者试图做这一动作，但是外展和抬高两项均在最小范围。⑤患者不能在任何一侧抬高唇角，没有唇的外展。

（3）闭唇鼓腮：让患者进行下面的一项或两项动作以帮助建立闭唇鼓腮。①让患者吹气鼓起两颊，并坚持 15 s，示范并记下所用的秒数。注意是否有气从唇边漏出。若有鼻漏气则不计分。如果有鼻漏气，治疗者应该用拇指、示指捏住患者的鼻子。②让患者清脆地发出“P”音 10 次。示范并鼓励患者强调这一爆破音，记下所用的秒数并观察“P”爆破音的闭唇连贯性。

分级：①唇闭合极好，能保持唇闭合 15 s 或用连贯的唇闭合来重复“P”“P”。②偶尔漏气，在爆破音的每次发音中唇闭合不一致。③患者能保持唇闭合 7～10 s。在发音时观察有唇闭合，但是听起来声音微弱。④唇闭合很差，唇的一部分闭合丧失。患者试图闭合但不能坚持，听不到发音。⑤患者不能保持任何唇闭合，看不见也听不到患者发音。

(4) 交替发音。要求：让患者重复发“u”“i” 10 次，示范，在 10 s 内做 10 次。让患者夸张运动并使速度与运动相一致（每秒钟做 1 次）。记下所用秒数，可不必要求患者发出声音。

分级：①患者能在 10 s 内有节奏地连接做这两个动作，显示有很好的唇收拢和外展。②患者能在 15 s 内连接做这两个动作，在唇收拢、外展时可能出现有节奏的颤抖或改变。③患者试图做两个动作，但是很费力，一个动作可能在正常范围内，但是另一个动作严重变形。④可辨别出唇形有所不同，或一个唇形的形成需 3 次努力。⑤患者不能做任何动作。

(5) 言语时：观察会话时唇的运动，重点注意在发音时唇的形状。

分级：①唇运动在正常范围内。②唇运动有些减弱或过度，偶尔有漏音。③唇运动较差，声音微弱或出现不应有的爆破音，嘴唇形状有许多处不符合要求。④患者有一些唇运动，但是听不到发音。⑤没有观察到两唇的运动，甚至试图说话时也没有。

4) 颌。

(1) 静止状态：当患者没有说话时观察其颌的位置。

分级：①颌自然地在正常位置。②颌偶尔下垂，或偶尔过度闭合。③颌松弛下垂，口张开，但是偶然试图闭合或频繁试图使颌复位。④大部分时间颌均松弛地下垂，且有缓慢不随意的运动。⑤颌下垂张开很大或非常紧地闭住。颌下垂非常严重，不能复位。

(2) 言语时：当患者说话时观察颌的位置。

分级：①无异常。②疲劳时有最小限度的偏离。③颌没有固定位置或颌明显的痉挛，但是患者在有意识地控制。④明显存在一些有意识的控制，但是仍有严重的异常。⑤试图说话时颌没有明显的运动。

5) 软腭。

(1) 进流质饮食：观察并询问患者吃饭或喝水时是否进入鼻腔。

分级：①没有进入鼻腔。②偶有进入鼻腔，患者回答有一两次，咳嗽时偶然出现。③有一定的困难，一星期内发生几次。④每次进餐时至少有 1 次。⑤患者进食流质或食物时，接连发生困难。

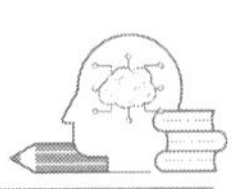

(2) 抬高：让患者发“啊-啊-啊”5 次，保持在每个“啊”之间有一个充分的停顿，为的是使腭有时间下降，给患者做示范并观察患者的软腭运动。

分级：①软腭能充分保持对称性运动。②轻微的不对称但是能运动。③在所有的发音中腭均不能抬高，或严重不对称。④软腭仅有一些最小限度的运动。⑤软腭没有扩张或抬高。

(3) 言语时：在会话中注意鼻音和鼻漏音。可以用下面的要求来帮助评价，如让患者说“妹（mei）、配（pei）”“内（nei）、贝（bei）”，检查者注意倾听音质的变化。

分级：①共鸣正常，没有鼻漏音。②轻微鼻音过重和不平衡的鼻共鸣，或偶尔有轻微的鼻漏音。③中度鼻音过重或缺乏鼻共鸣，有一些鼻漏音。④重度鼻音过重或缺乏鼻共鸣，有明显的鼻漏音。⑤严重的鼻音或鼻漏音。

6) 喉。

(1) 发音时间：让患者尽可能长地说“啊”，示范，并记下所用的秒数。注意每次发音的清晰度。

分级：①患者发“啊”能持续 15 s。②患者发“啊”能持续 10 s。③患者发“啊”能持续 5～10 s，但断续、沙哑或发音中断。④患者发“啊”能持续 3～5 s，或虽能发“啊”5～10 s，但有明显的沙哑。⑤患者发“啊”的持续时间短于 3 s。

(2) 音调：让患者唱音阶（至少 6 个音符）。示范，并在患者唱时作评价。

分级：①无异常。②好，但有一些困难，嘶哑或吃力。③患者能表达 4 个清楚的音高变化，上升不均匀。④音调变化极小，显出高音、低音间有差异。⑤音调无变化。

(3) 音量：让患者从 1 数到 5，每数 1 个数，增大一次音量。开始用一个低音，结束用一个高音。

分级：①患者能用有控制的方式来改变音量。②中度困难，数数时偶尔声音相似。③音量有变化，但是明显地不均匀。④音量只有轻微的变化，很难控制。⑤音量无变化，或全部过大或过小。

(4) 言语时：注意患者在会话中是否发音清晰，音量和音调是否适宜。

分级：①无异常。②轻微的沙哑，或偶尔不恰当地运用音量或音调，只有留心才能注意到这一轻微的改变。③由于段落长，音质发生变化。频繁地高速发音，或音调有异常。④发音连续出现变化，在持续清晰地发音和（或）运用适宜的音量和音调方面都有困难。⑤声音严重异常，可以显出下述 2～3 个特征：连续的沙哑，连续不恰当地运用音调和音量。

7）舌。

（1）静止状态：让患者张开嘴，在静止状态观察舌 1 min。记住，舌可能在张嘴之后不能马上完全静止，因此，这段时间应不计在内。如果患者张嘴有困难，就用压舌板协助。

分级：①无异常。②偶尔有不随意运动，或轻度偏歪。③舌明显偏向一边，或不随意运动明显。④舌的一侧明显皱缩，或成束状。⑤舌严重异常，即舌体小、皱缩或过度肥大。

（2）伸舌：让患者完全伸出舌并收回 5 次。以 4 s 内做 5 次的速度示范，记下所用的秒数。

分级：①在正常时间内完成且活动平稳。②活动慢（4～6 s），其余正常。③活动不规则或伴随面部怪相，或伴有明显的震颤，或在 6～8 s 完成。④只能把舌伸出唇外，或运动不超过两次，时间超过 8 s。⑤患者不能将舌伸出。

（3）上下运动：让患者把舌伸出指向鼻，然后向下指向下颌，连续做 5 次。做时鼓励保持张嘴，以 6 s 内运动 5 次的速度示范，记下所用时间。

分级：①无异常。②活动好，但慢（8 s）。③两个方向都能运动，但吃力或不完全。④只能向一个方向运动，或运动迟钝。⑤不能完成这一要求，舌不能抬高或下降。

（4）两侧运动：让患者伸舌，从一边到另一边运动 5 次，示范在 4 s 内完成，记下所用的秒数。

分级：①无异常。②运动好但慢，5～6 s 完成。③能向两侧运动，但吃力或不完全。可在 6～8 s 完成。④只能向一侧运动，或不能保持，或 8～10 s 完成。⑤患者不能做任何运动，或超过 10 s 才能完成。

（5）交替发音：让患者以尽可能快的速度说“喀（ka）拉（la）”10 次，记下秒数。

分级：①无困难。②有一些困难，轻微的不协调，稍慢，完成需要 5～7 s。③发音时一个较好，另一个较差，需 10 s 才能完成。④舌仅在位置上有变化，只能识别出不同的声响，听不到清晰的词。⑤舌无位置的改变。

（6）言语时：记下舌在会话中的运动。

分级：①无异常。②舌运动稍微不准确，偶有发错的音。③在会话过程中需经常纠正发音，运动缓慢，言语吃力，个别辅音省略。④运动严重变形，发音固定在一个位置上，舌位严重偏离正常，元音变形，辅音频繁遗漏。⑤舌无明显的运动。

8）言语。

（1）读字：下面的字以每字一张地写在卡片上。

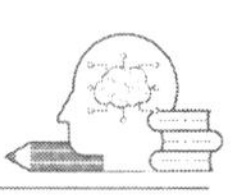

民/热/爹/水/诺/名/休/贴/嘴/若/盆/神/都/围/女/棚/人/偷/肥/吕/法/字/骄/学/船/瓦/次/悄/绝/床/牛/钟/呼/晕/润/刘/冲/哭/军/伦/该/脖/南/桑/搬/开/模/兰/脏/攀。

方法：打乱卡片并将有字的一面朝下放置，随意挑选 12 张给患者，逐张揭开卡片，让患者读字，记下能听明白的字。12 个卡片中的前两个为练习卡，其余 10 个为测验卡。当患者读完所有的卡片时，将这些卡片对照所记下的字。把正确的字数加起，记下数量，用下列分级法评分。

分级：①10 个字均正确，言语容易理解。②10 个字均正确，但是治疗师必须特别仔细听并加以猜测才能理解。③7～9 个字正确。④5 个字正确。⑤2 个或更少的字正确。

（2）读句子：下列句子清楚地写在卡片上。

这是风车/这是篷车/这是大哥/这是大车/

这是木盆/这是木棚/这是人民/这是人名/

这是一半/这是一磅/这是木船/这是木床/

这是绣球/这是牛油/这是阔绰/这是过错/

这是淡季/这是氮气/这是公司/这是工资/

这是工人/这是功臣/这是山楂/这是山茶/

这是资料/这是饲料/这是老牛/这是老刘/

这是鸡肉/这是机构/这是旗子/这是席子/

这是溪谷/这是西湖/这是文物/这是坟墓/

这是生日/这是绳子/这是莲花/这是年画/

这是零件/这是零钱/这是果子/这是果汁/

这是诗词/这是誓词/这是伯伯/这是婆婆/

这是街道/这是切刀。

方法与分级：应用这些卡片，按照前一部分中的方法和同样的分级法评分。

（3）会话：鼓励患者会话，大约持续 5 min，询问有关工作、业余爱好、亲属等。

分级：①无异常。②言语异常但可理解，患者偶尔会重复。③言语严重障碍，其中能明白一半，经常重复。④偶尔能听懂。⑤完全听不懂患者的言语。

（4）速度：从患者会话时录得的录音带中，判断患者的言语速度，计算每分钟字的数量，填在图表中适当的范围内，正常言语速度为每秒 2～4 个字，每分钟 100～200 个字，每一级为每分钟 12 个字。

分级：①每分钟 108 个字以上。②每分钟 84～95 个字。③每分钟 60～71

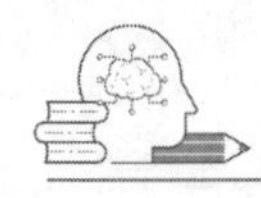

个字。④每分钟 36～47 个字。⑤每分钟 23 个字以下。

将评定结果填在表中，由于 a 为正常，e 为最严重，故可迅速看出异常的项目所在。

3. 中国康复研究中心（CRCC）版 这是由中国康复研究中心语言治疗科参考国外同类评价方法，并结合临床实践，设计出的一套构音障碍检查，它由两部分组成，一部分是构音器官检查，包括口、舌、下颌、喉、呼吸、吞咽功能检查；另一部分用国际音标进行构音检查，包括会话、单词检查、音节复述检查、文章检查和构音类似运动检查；对评价构音障碍的有无、程度、常见类型的分类和治疗有明显的指导意义。中国康复研究中心（CRCC）版的临床评估量表记录见表 4-26。

表 4-26 构音器官检查记录表

Ⅰ呼吸
1. 呼吸类型：胸腹______ 胸______ 腹______ 2. 呼吸次数______/次 3. 最长呼吸时间______ s 4. 快呼气：能______ 不能______
Ⅱ喉功能
1. 最长发音时间____ s 2. 音质、音调、音量 a. 音质异常____ b. 正常音调____ c. 正常音量____ d. 总体程度 嘶哑____ 异常高调____ 异常音量____ 气息声 0 1 2 3 震颤____ 异常低调____ 异常音量____ 无力声 0 1 2 3 粗糙声 0 1 2 3 e. 吸气时发声____ 费力声 0 1 2 3 3. 音调、音量匹配 a. 正常音调____ b. 正常音量____ 单一音调____ 单一音量____
Ⅲ面部
a. 对称____ 不对称____ b. 麻痹（R/L）____ c. 痉挛（R/L）____ d. 眼睑下垂（R/L）____ e. 口角下垂（R/L）____ f. 流涎____ g. 怪相____扭曲____抽搐____ h. 面具脸____ i. 口式呼吸____

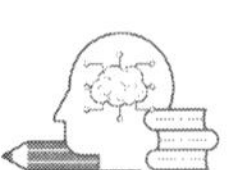

续表

Ⅳ口部肌肉
1. 噘嘴 a. 缩拢范围正常____ 缩拢范围异常____ b. 对称缩拢____ 不对称缩拢____ 2. 咂唇 a. 力量正常____ 力量减弱____ b. 口角对称____ 口角不对称____ 3. 示齿 a. 范围正常____ 范围缩小____ 4. 唇力度 a. 正常____ 减弱____
Ⅴ硬腭
a. 腭弓正常____　高窄腭弓____　b. 新生物____　c. 黏膜下腭裂____
Ⅵ腭咽机制
1. 大体观察 a. 正常软腭高度____ 软腭下垂（L/R）____ b. 分叉悬雍垂（L/R）____ c. 正常扁桃体____ 肥大扁桃体____ d. 节律性波动或痉挛____ 2. 软腭运动 a. 中线对称____ b. 正常范围____ 范围受限____ c. 鼻漏气____ d. 高鼻腔共鸣____ 低鼻腔共鸣____ 鼻喷气声____ 3. 鼓颊 a. 鼻漏气____ 口漏气____ 4. 吹 a. 鼻漏气____ 口漏气____
Ⅶ舌
1. 外伸 a. 正常外伸____ 偏移（L/R）____ b. 长度正常____ 外伸较少____ 2. 舌灵活度 a. 正常速度____ 速度减慢____ b. 正常范围____ 范围减小____ c. 灵活____ 笨拙____ 扭曲____ 3. 舔唇左右侧 a. 充分____ 不充分____
Ⅷ下颌
1. 颌张开闭合 a. 正常下拉____ 异常下拉____ b. 正常上抬____ 异常上抬____ c. 不平稳扭曲或张力障碍性运动____ d. 下颌关节杂音____ 膨出运动____

续表

Ⅷ下颌		
2. 咀嚼范围 正常范围____ 减少____		
Ⅸ反射		
1. 角膜反射____	2. 下颌反射____	3. 眼轮匝肌反射____
4. 呕吐反射____	5. 缩舌反射____	6. 口轮匝肌反射____

1）中国康复研究中心（CRCC）版指导方法：构音检查是以普通话语音为标准音，结合构音类似运动对患者的各个言语水平及其异常的运动障碍进行系统评价。

2）检查用具：单词检查用图卡50张、记录表、压舌板、卫生纸、消毒纱布、吸管、录音机、鼻息镜。上述检查物品应放在一清洁小手提箱内。

3）检查范围及方法。

（1）会话：可以通过询问患者的姓名、年龄、职业等，观察是否可以说，音量、音调变化是否清晰，气息音、粗糙声，鼻音化，震颤等。一般5 min即可，需录音。

（2）单词检查：此项有50个单词组成，根据单词的意思制成50张图片，将图片按记录表中的词的顺序排好或在背面注上单词的号码，检查时可以节省时间。表中的所有单词和文章等检查项目均用国际音标，记录也采用国际音标，除应用国际音标记录以外，无法记录的要尽量描述。检查时首先向患者出示图片，患者根据图片的意思命名，不能自述者，采取复述引出。50个词检查结束后，将查出的各种异常标记在下一页以音节形式出现的表上，音节下面的第一行数字表示处于前页第一音节的单词号码，第二行（在虚线之下）为处于第二音节的单词号，依次类推，记录方法参考表4-27。

表4-27 构音障碍的记录方法

表达方式	判断类型	类型标记
自述引出、无构音错误	正确	○（画在正确单词上）
自述、由其他音替代	置换	一（画在错误音标之下）
自述、省略、漏掉音	省略	/（画在省略的音标上）

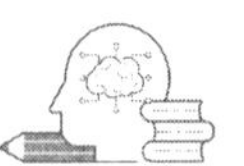

续表

表达方式	判断类型	类型标记
自述、与目的音相似	歪曲	\（画在歪曲的音标上）
说出是哪个音	很难判定、无法判断	×（画在无法分辨的音标下）
复述引出		（）画在患者复述出的词上

注：如有其他异常要加相应标记，四声错误要在单词上面或角上注明。

（3）音节复述检查：按照普通话发音方法设计，共140个音节，均为常用和比较常用的音节，目的是在患者复述时，在观察发音点的同时并注意患者的异常构音运动，发现患者的构音特点及规律，方法为检查者说一个音节，患者复述，标记方法同单词检查，同时把患者异常的构音运动计入构音操作栏，确定发生机制，以利制定训练计划。

（4）文章水平检查：通过在限定连续的言语活动中，观察患者的音调、音量、韵律、呼吸运用，选用的是一首儿歌，患者有阅读能力，自己朗读，不能读，由复述引出，记录方法同前。

（5）构音类型运动检查：依据普通话的特点，选用代表性的15个音的构音类型运动，如[f]（f），[p]（b），[p’]（p），[m]（m），[s]（s），[t]（d），[t’]（t），[n]（n），[l]（l），[k]（g），[k’]（k），[x]（h）等。

方法是检查者示范，患者模仿，观察患者是否可以做出，在结果栏的能与不能项标出。此检查可发现患者构音异常的运动基础，对指导今后训练有重要意义。

（6）结果分析：将前面单词、音节、文章、构音运动检查发现的异常分别记录并加以分析，确定类型，共10个栏目，下面分别说明。

错音：是指发什么音时出现错误，如[p][p’]，[k]。

错音条件：在什么条件下发成错音，如词头以外或某些音结合时。

错误方式：所发成的错音方式异常。

举例参考表4-28。

表4-28　错音、错音条件、错误方式的举例

错音	错音条件	错误方式
[k]	[a][o] 结合时	[t]
[t]	词头以外	歪曲

注：[] 方括号内的字母是汉语拼音的国际音标标注，圆括号内的字母是汉语拼音方案对汉语拼音的标注；字母后的撇号代表送气音，是国际音标标注要求。

一惯性：包括发声（音）方法和错法。

发声（音）方法：发声（音）因错误为一惯性的以“+”表示，非一惯性的（也就是有时正确）以“-”表示。

错法：错音与错误方式是一惯性的，以“+”表示，非一惯性以“-”表示。

举例：[ts] [ts’] 发成 [t’] [t]，如发声（音）方法标记“+”，说明 [ts] 和 [ts’] 发音错误总是一惯性的，发声（音）方法标记“-”，说明患者有时将 [ts] [ts’] 发成 [t’] [t]，有时发成其他的音。

被刺激性：以音节或音素形式进行提示，能纠正构音错误的为有刺激性，以“+”表示，反之为无被刺激性，以“-”表示。

构音类似运动：可以完成以“+”表示，不能完成以“-”表示。

错误类型：根据目前所了解的构音异常，共总结出 26 种类型集中在方框内，经前面检查分析，依异常特点从中选一项或几项相符类型添入结果分析表的错误类型栏内。

举例：[k] 发成 [t]，[k’] 发成 [t’]，为齿龈化，置换；[s] 发成 [k] 为软腭化，置换。

（7）总结：把患者的构音障碍特点归纳分析，结合构音运动和训练计划观点进行总结。见表 4-29。

表 4-29　常见的构音异常

错误类型	举例	说明
省略	布鞋（buxie）	物鞋（wuxie）
置换	背心（beixin）	费心（feixin）
歪曲	大蒜（dasuan）	类似“大”中“d”的声音，并不能确定为置换的发音
口唇化		相当数量的辅音发成 b、p、f 的音
齿背化		相当数量的音发成 z、c、s 的音
硬腭化		相当数量的音发成 zh、ch、sh 和 j、q、x 音
齿龈化		相当数量的音发成 d、t、n 音
送气音化	大蒜（dasuan）	踏蒜（tasuan）将多数不送气音发成送气音
不送气化	踏（ta）	大（da）
边音化		相当数量的音发成“l”
鼻音化	怕（pa）	那（na）

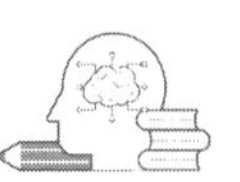

续表

错误类型	举例	说明
无声音化		发音时部分或全部音只有构音器官的运动但无声音
摩擦不充分	发（fa）	摩擦不充分而不能形成清晰的摩擦音
软腭化		齿背音、前硬腭音等发成 g、k 的音

（四）语音清晰度检查方法

言语清晰度（intelligibility）的评估是构音障碍评估中不可缺少的一部分，是指听者能够理解讲者产出的语音信号的程度，也称信号依赖清晰度，主要是指听者仅通过语音信号获取讲者传达的信息。采用残疾人分类分级标准（国标）中的语音清晰度测试方法，可以评价患者的语音清晰程度，适用于构音障碍的初次评价以及评估语言治疗和训练的效果，简单省时，易于操作。

1. 测试用途单词

1）第一组：白菜/菠萝/拍球/飞机/毛巾/头发/太阳/电话/脸盆/萝卜/牛奶/公鸡/火车/黄瓜/气球/西瓜/浇花/树叶/唱歌/照相机/手绢/自行车/扫地/碗/月亮。

2）第二组：苹果/拍球/冰糕/沙发/门/太阳/弹琴/电视/女孩/绿色/脸盆/蝴蝶/喝水/看书/汽车/熊猫/浇花/茶杯/唱歌/照相机/手绢/擦桌子/扫地/牙刷/碗。

2. 测试方法　受试者面对主试者，主试者从两组图片中任意取一组图片，依次出示（25 张图片），让受试者认读，同时录音，为使测试结果更近实际，本测试采用三级人员测试方法，即根据测试人员与被测试者接触密切程度分为 3 个级别，一级 1 名，二级 1 名，三级 2 名。一级测试人员为直接接触：测试对象的父母、兄弟或语言治疗师或语训教师；二级测试人员为间接接触：测试对象的亲属或本地残疾人工作干部；三级测试人员为无接触者，其他专业的人员。要求测试人员的听力正常。由以上 4 名人员听受试者的录音并记录下受试者说的词，然后与主试者对照正确答案，最后将 4 名测试人员记录的正确数累积，即可算出受试者的语音清晰度。

（五）实验室仪器检查法

1. 发声空气力学检测　发声空气力学检测是对口腔、鼻腔气流和压力的详细测定方法。这一系统包括呼吸气流压力转换器，用来确定呼吸系统功能和喉、腭咽功能。可通过示波器观察，也可为保存资料拍摄照片。应用气体动力学装置可评价声门下压。

2. 频谱分析 频谱分析是对言语的音频进行研究的方法，已广泛应用于日本和美国。该方法提供了大量有关音频信号的特征，是精确的客观检查法，但对解释信号失真与其他因素的关系没有帮助。此外，其仅能对少量言语进行选择，样本的选择取决于研究者。

3. 电视荧光放射照相术 电视荧光放射照相术是一种用来观察休息状态和发声时，口、腭、咽结构的放射学评价法，并可服1/3勺的钡剂，侧位可以清楚地观察到说话时颌、腭、唇、喉、咽部的生理功能。该方法的临床应用日益受到重视。

4. 肌电图检查 应用肌电图对构音障碍进行研究已有20多年的历史了。它的应用与频谱分析一样受到同样的限制。它提供构音肌群肌电活动的大量信息，但不能给治疗师提供其他资料，而且喉肌的肌电图操作很难，需要较高的技术确定电极的恰当位置，才能保证所得记录是所需测定的肌肉。

5. 鼻流量监测 共鸣是物体或含气腔对施加影响于其上的频率的振动性响应。共鸣障碍就是指在言语形成过程中，由于舌的位置、口腔的大小以及共鸣腔的开放程度异常，使得言语聚焦点出现了偏差，影响了咽腔、口腔及鼻腔的共鸣效应，以及言语的音色效果。鼻腔共鸣障碍是言语障碍的一种。它影响患者的发音清晰度，在运动性构音障碍中，鼻腔共鸣障碍患者占很大比例，因此，对鼻腔共鸣障碍进行准确评估与矫治显得非常重要。鼻腔共鸣障碍的测量指标目前常用的是鼻流量。

6. 多维嗓音发声分析系统（MDVP） MDVP是一种以计算机为基础的多参数嗓音发声分析系统，被应用于理论研究及构音障碍患者的临床评价及治疗中，它可以对嗓音进行迅速而标准的评价，特别是可能作为嗓音障碍特征的评价工具。通过计算机语音频谱的常用参数分析把患者的声音特点、发音部位、发音方法视觉化、客观化，以便及时为临床诊治及康复提供有效客观指标，从而进一步提高言语治疗的效果。

应用仪器检查揭示了观察到的言语症状的基本病理、生理状态。将仪器检查与功能性评价结合起来，将给治疗师的诊断与指导治疗提供更多的有价值的信息。

第五章　脑卒中言语障碍的现代康复治疗

第一节　失语症的康复治疗

一、失语症的治疗原则

（一）失语症治疗的适应证

原则上所有失语症患者都适宜语言训练，但有明显意识障碍、情感或行为异常的患者以及全身状况差、不能配合训练者，不适宜进行语言训练。

（二）失语症的治疗时机

患者原发疾病不再进展，生命体征稳定，应尽早开始训练。开始训练的时间越早，训练效果越好。移动困难的患者，可以在病房进行适当训练，并使患者及其家属充分了解其功能障碍和训练的有关情况。

当患者出现以下状况时，可考虑停止语言训练：全身状况不佳、意识障碍、重度痴呆，拒绝和无训练要求；或经过一段时间训练后，患者的功能改善达到一定程度或进展很缓慢达到平台期时，亦可考虑停止语言训练一段时间。

（三）失语症的治疗原则

1. 评估准确、个性化原则　由于失语症患者的病因、症状、类型、程度各不相同，所以治疗前需要对患者进行详细而准确的语言能力评定，掌握患者是否存在失语症、类型和程度，然后再根据语言障碍类型及程度的不同，选择不同的训练点，设定针对性强的训练方案。

2. 难易适中、循序渐进原则　通过语言能力评定，了解患者的语言基线水平，同时了解患者语言水平较好的一面，制订相应的训练计划，逐步提高其语言能力。治疗内容要适合患者的文化水平及兴趣，难易适中，既不能过于简单，也不能过于难。过于简单达不到训练目的，过于难会挫伤患者的积极性。根据实际情况，循序渐进地增加训练课题的难度。一般情况下，患者对于刺激的平均反应正确率在60％～80％是适当的，而当正确率达到90％～95％时就需及时增加训练课题的难度。

3. 重点突出、多方面综合性原则　多数失语症患者听、说、读、写均有不同程度的受损，所以需要进行综合能力的训练，但也需要根据言语障碍类型，选择重点训练课题，例如失语症中的 broca 失语训练重点为口语表达训练。但突出重点的同时也需注意多方面提高，如从提高患者听力、理解力开始，注重口语的训练，对一些重度患者要重视阅读和书写的训练，因为阅读和书写的改善对口语具有促进作用，只有听、说、读、写各方面综合训练，才能相互促进、协调发展。

4. 反复刺激、持续性原则 坚持每天训练、反复刺激。只有抓住言语功能恢复的最佳时期，反复进行刺激、不停强化训练，才能达到最佳效果。但也不能操之过急，安排太多的训练内容，使患者感到过于疲劳。

5. 及时反馈、注重心理原则 训练中，当治疗取得进展时，要及时适当鼓励患者，使其坚定信心。患者精神饱满时，可适当增加难度；情绪低落时，应缩短治疗时间或做些患者感兴趣的训练或暂停治疗。注意调整患者的心理反应，保证患者不间断的积极训练。言语障碍患者一般都存在一定程度的心理障碍，言语治疗师在进行言语训练时，要注意患者心理的调整，帮助患者建立信心和决心，促使其积极主动地参与治疗。

6. 积极参与、训练多样化原则 言语治疗是一个长期而枯燥的过程，如果训练形式太简单、模式化，易影响患者训练的积极性，因此训练形式要多样化、趣味化。可利用多媒体训练，也可采用绕口令、唱歌、讲故事、接句子等训练形式，也可从患者的兴趣出发。

7. 注重环境调整、多环境配合原则 言语治疗原则上以一对一训练为主，但还需考虑个人训练与集体训练相结合、医院治疗与家庭训练相配合等。因为医院的训练时间是有限的，需要经常对患者家属进行必要的指导，使之配合治疗，以取得更好的治疗效果。另外，患者的家庭需创造一个适当的语言环境，以利于患者语言的巩固和应用。

（四）失语症治疗要求

1. 治疗场所的选择因患者病情而异 脑血管病急性期或脑外伤患者，在病情许可时，可以在床边进行训练，当能借助轮椅移动时，就可到训练室进行训练。

2. 训练室的要求 训练室里一般需要有按摩床、桌椅以及多媒体训练设备，室内要简洁安静，尽量避免视觉和听觉上的干扰，因此最理想的训练室应有隔音设施。成人治疗的房间不要太大，一般 10～15 m^2 即可，能方便轮椅进出。

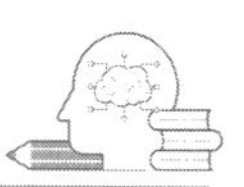

（五）失语症治疗训练形式

原则上以一对一训练为主，可结合集体训练、自主训练、小组训练、家庭训练进行，以增强训练效果。

1. 个体训练　指一名治疗师对一名患者的训练方式，这是语言训练的主要形式。此方式利于患者集中注意力，稳定情绪，而且刺激条件容易控制，训练课题针对性强，可及时调整，但这种训练方式使患者所处的交流环境和交流对象局限且特定，不利于与现实生活的实际情景衔接。

2. 自主训练　指患者经个人训练以后，能理解语言训练的方法，并根据言语治疗师的指导，自己在家或病房进行言语训练的方法。此方法较适合有强烈的康复欲望，且有较好的自我判断、自我纠正、自我控制能力的患者。

3. 小组训练　又称集体训练，将程度相近的同类型语言障碍患者召集在一起，以小组的形式进行语言训练的方法。其特点是改善患者的社会适应性，减少心理不安，提高交流欲望，增加康复的信心与希望，也为患者提供一个交流场所，对于改善患者心理、情绪、人际关系障碍等问题起到积极作用。若邀请心理治疗师、作业治疗师、社会工作者一起参加，效果更好。

4. 家庭训练　指言语治疗师将言语训练的内容与方法介绍给患者家属，如给患者留家庭作业，并教会家属掌握训练技巧，让家属在家庭中训练患者的治疗形式。此方法可减轻患者的经济负担，提高个人适应家庭生活的能力，利于长期治疗和巩固治疗效果，患者可定期门诊复查评估，以利于调整训练内容，指导患者与家属间的日常沟通交往的方法是否正确。

（六）失语症治疗注意事项

1. 抓住训练时机　所有言语障碍的患者都应从早期开始训练。对于失语症患者，其语言治疗的原则都是强调早期康复训练，以恢复患者的言语功能，改善口语交流能力为首要目标。在治疗过程中，不排除有部分患者语言障碍过于严重，上述目标难以实现，可以酌情将训练目标调整为改善患者的日常生活交流能力，进行一些言语功能的代偿训练（如增强替代辅具沟通系统、书写训练等）。

2. 注重正确反馈　反馈是指患者在训练过程中，对自己的反应有意识地认识，如指出图片或发出声音等。在训练时言语治疗师应不断重复进行正反馈和负反馈。建立反馈有两种意义：一是患者对自己所进行的活动可有意识地、客观地把握；二是能认识到反应正确与否。当反馈建立较困难时可利用视觉、触觉、听觉等多种方式努力获得反馈。

3. 关注患者状态 患者常存在注意力不集中，观察力降低，心情抑郁或焦虑等情况，而言语治疗师要注意与患者的说话方式，及时调整患者的状态，给予细致的帮助，使其在治疗期间保持良好的交流和学习态度。

4. 确保交流手段 语言是交流的工具，对于重度言语交流障碍患者，首先要用手势、笔谈、交流板等交流手段，尽快建立有效的交流。这对于失语症患者来说有很大的实际意义。

5. 合理安排好训练时间和次数 至少应保证每次训练时间为30～60 min，住院患者每日1次，门诊患者随机，可以每日训练，也可以每周训练2～3次。另外要求患者在家属协助下进行训练，训练的时间至少在5～6 h/d。

6. 做好原发病、并发症及意外事故的预防 在进行言语训练前，必须询问病史，了解患者的原发病及并发症，在治疗过程中若发现异常，如患者出现心慌、心悸，需迅速通知临床医师及家属，及时处理；要特别注意患者有无疲劳表情和其他特殊体征：若过于疲劳，则停止训练，让患者休息。另外还要注意意外事故的发生，如移动轮椅时需防止患者从轮椅上跌落。

7. 注意卫生管理 训练过程中经常接触患者的身体、唾液，所以要注意预防各种传染病，手指皮肤有破损时要特别注意。训练前后要洗手，训练物品要定期消毒，直接接触患者口腔或皮肤的训练物品，要尽量使用一次性的。

（七）失语症治疗训练工具

1. 器材仪器类 录音机、录音带或录音笔、节拍器、秒表、压舌板、发音口形矫正镜，呼吸训练用品，如蜡烛、吹/吸训练瓶等。

2. 训练教材类 ①单词图片，与日常生活接触较多的各种事物名称。②字词卡片，由与图片对应的字词构成。③动作画，能组成主谓或主谓宾短句的画，如“男孩在笑，爷爷在看报”。④情景画，能进行篇章表达的内容较复杂、较丰富的图画。⑤文句卡片。⑥汉字偏旁、结构、笔画卡片。⑦常用实物。⑧各类报刊、书籍。⑨彩色纸张、颜料、各类笔纸。⑩其他文具以及常用生活用品。

二、失语症的治疗方法

专业的失语症康复治疗方法主要包括基础治疗、对症治疗以及不同失语症的分类治疗、非侵入性脑刺激治疗。

（一）基础治疗

失语症的基础治疗方法按治疗目标可分为两大类：一类以改善语言功能为

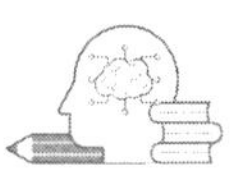

目的，包括 Schuell 刺激法、阻断去除法、旋律治疗（即 MIT 脱抑制法）；另一类以改善日常生活交流能力为目的，包括交流效果促进法（PACE）、功能性交际治疗方法、代偿手段训练。

1. Schuell 刺激法　Schuell 刺激法是在对损害的语言符号系统应用强有力的、控制下的听觉刺激的基础上，最大限度地促进失语症患者的语言重建和恢复。Schuell 刺激法是多种失语症治疗方法的基础，是自 20 世纪以来应用最广泛的治疗方法之一。

1）Schuell 刺激法的主要原则。

（1）利用强的听觉刺激：强的听觉刺激是刺激疗法的基础。因为听觉模式在语言过程中居于首位，而且听觉模式的障碍在失语症中也很突出，所以只有改善听理解，其他刺激才能产生反应。

（2）采用适当的语言刺激：采用的语言刺激必须能输入大脑，要根据失语症的类型和程度选用适当控制下的，一定数量甚至是多维度的刺激。

（3）利用多途径的语言刺激：多途径语言输入，如给予听刺激的同时，给予视觉、触觉、嗅觉等刺激（如实物或仿制品），可以达到相互促进的效果。

（4）反复利用感觉刺激：一次刺激得不到正确反应时，反复刺激可以提高患者的反应性。

（5）刺激均应引出反应：一项刺激应引出一个反应，这是评定刺激是否恰当的唯一方法，它能提供重要的反馈而使治疗师能调整下一步的刺激。

（6）正确反应需强化，错误反应需矫正：当患者对刺激反应正确时，要鼓励和肯定（正强化）。当患者没有做出正确反应时，可能是刺激方式不当或不充分，需及时修正刺激。

2）Schuell 刺激法的治疗策略。

（1）刺激方式：刺激方式主要包括听觉、视觉和触觉刺激等，尤其以听觉刺激为重要。一般而言，针对较严重的失语症患者所采用的刺激应较强，可增加相同刺激的次数，同时采用多感官刺激法，如听觉、视觉、示意动作和触觉刺激相结合，然后逐步过渡到听觉刺激的方式；而针对轻中度的失语症患者以听觉刺激为主，训练任务难度可以增加。

（2）刺激内容的难易度：无论采取怎样的刺激标准，都应该遵循由易到难、循序渐进的原则。刺激标准的难易度体现在 4 个方面：①在听觉刺激训练时，所选用的词的长度。②所选用的词的种类，是常用词或非常用词。③让患者选择词时，图片摆放的数量。④采用几分之几的选择方法。例如对于重症患者刺激的内容及形式宜简单，如应首选生活常见名词类、采用二选一的形式等；而针对轻中度的失语症患者训练任务难度增加，如增加理解内容的长度、采用多选一的形式等。

（3）刺激提示方式：患者接受刺激后如果数秒没有反应或出现错误时，可以进行提示。提示的方式包括：①语音提示。②选词提示。③描述提示。④手势提示。⑤文字提示等。提示的方式因失语轻重程度的不同而有所不同，重症患者提示的方式较多，如命名训练时采取的提示方式包括词头音、选词描述、手势等多种提示；而轻度失语症患者一般只需要单一的方式，如语音提示或描述提示即可引出正确的反应。

（4）反应评价：治疗过程中不同患者对刺激的反应也会有所不同。治疗师要遵循设定的刺激标准、方式、强度等刺激条件做客观的记录，对患者反应进行评价。正确反应：按时正确回答，延迟反应和自我更正，均记为“＋”；误答：不符合设定标准的反应为误答，以“—”表示。若患者连续无反应或误答，要考虑预先设定的课题难度是否符合患者的水平，及时进行调整，可下降一个等级进行治疗。当经过一段时间的治疗后，患者的正确率逐渐增高，提示逐渐减少，连续3次正确率大于80％以上时，即可进行下一课题的治疗。当某一方向（模式）连续3次正确率达到了90％～95％，该训练就可以认为达到了治疗目标而考虑进行其他模式的治疗了。

（5）反馈：使用正确的反馈策略，对加速失语症患者的康复有重要意义。当患者对刺激做出准确的反应时，对其表示肯定或者奖励，即正强化，这可提高患者的兴趣和增强其信心；当患者误答时，及时给予纠正。

2. 阻断去除法　失语症患者基本上保留了语言能力，但语言的运用能力存在障碍，通过训练可以使患者重新获得语言运用能力。阻断去除法即是建立在此简单再学习机制的假设上，通过具体语言材料（词和句子）的选择联系，促进语言恢复的语言治疗法。

去阻滞是在刺激受损严重的功能区之前，先刺激受损相对较轻的功能区，这种促进性“引导”可在长期记忆区激起兴奋的自动扩散，使受损相对较重的部分易于发生反应。该法一般与Schuell刺激法结合使用，可将未受阻断的较好的语言形式中的语言材料作为“前刺激”，引出另一语言形式中有语义关联的语言材料正确反应，从而使“阻断”去除。完全性、混合性等失语症患者大脑损伤区域较多，适合用这种方法治疗。如wernicke失语症患者的听理解损伤较重，训练时可先刺激阅读中枢，即通过“看”来去除“听”受到的阻滞。

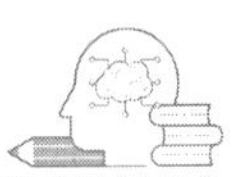

3. 旋律语调治疗（melodic intonation therapy，MIT） 用音乐素材和方法协助失语症患者治疗的一种形式。患者学会使用夸张的韵律、重音旋律来表达正常的语言，主要应用于重度失语症或经其他语言治疗后效果不显著的患者。

MIT 适用于韵律功能完好的患者，目的在于促进患者自主流利的说话。操作方法：①治疗开始时，患者与治疗师一同唱歌，并逐渐达到患者能通过唱歌来回答简单问题的水平。②从歌唱逐渐过渡到旋律、节奏都与语音音调较为接近的“吟诵”方式。③最后回到正常说话时的音调。

4. 交流效果促进法（promoting aphasics comunication effectiveness，PACE） 有些失语症患者虽然经过系统的言语治疗，但其言语功能仍然没有明显的改善，这时可考虑进行实用交流能力的训练，以便患者能掌握日常生活中最有效的交流方法，最大限度地利用其残存的交流能力（语言的或非语言的），与周围的人产生或建立有效的联系。

1）交流效果促进法：适用于刺激治疗后症状已经有改善而需提高其交流能力的患者。主要是利用接近实际交流的方式，使治疗师和患者之间进行双向信息传递，以获得实际交流技能。PACE 是目前国际上应用较广泛的促进实用交流能力的训练方法之一，其适用于各种类型和程度的语言障碍者，在小组训练中也可应用交流效果促进法。

2）交流效果促进法治疗原则。①交换新的未知信息：表达者将对方不知的信息传递给对方，如利用多张信息卡，患者和治疗者每次各自轮流随机抽出卡片，然后尝试将卡上的信息传递给对方。②自由选择交流手段：治疗时不仅仅限于口语表达，还可以利用患者其他残存能力，如书面语、手势、画图、用手指点等代偿手段来进行交流。在传达信息时，可先向患者示范，尽量应用患者能理解的适合的表达手段。③平等分担会话责任：在交流时，表达者与接收者处于同等地位，会话任务应当交替进行，交流的形式要尽可能相同。④根据信息传递的成功度进行反馈：当患者作为表达者，治疗师作为接收者时，可根据患者对表达内容的理解程度给予适当的反馈，促进患者表达方法的修正和发展，以提高信息传递的成功度。

3）交流效果促进法训练方法：将一叠图片正面向下放置于桌上，治疗师与患者交替摸取一张图片，不让对方看见自己手中图片内容，然后利用各种表达方式，如命名、描述语、手势、指物、绘画等，将信息传递给对方，接收者通过重复确认、猜测、反复询问等方式进行适当反馈。在训练时，治疗师可根据患者的语言能力提供适当的示范。

4）交流效果促进法疗效评价：交流效果的评价采用PACE评分法，见表5-1。

表5-1　PACE评分

评分	评分标准
5	第一次尝试就能将信息传递成功
4	第一次尝试未能将信息传递成功，第二次信息能让接收者理解
3	经过治疗师多次询问，或是借助手势、书写等代偿手段能将信息传递成功
2	经过治疗师多次询问，或是借助手势、书写等代偿手段可传递不完整的信息
1	经过多次努力，利用多种方式，但信息传递完全错误
0	不能传递信息

5. 功能性交际治疗方法（functional communication therapy，FCT）　该方法是在传统刺激法的基础上，侧重于日常交往活动和信息交流，充分利用各种沟通形式和任何未受损的能力（如书写、姿势、口语）来加强沟通效果，重建沟通能力，以满足生理和心理的需要的治疗方法。FCT的目的是采取各种方法和方式达到最大限度的信息交流。

其方法为：①消除不恰当交流行为。②与患者建立交往伙伴关系，其目的是增加患者的语言输出。③交往技能的转移，其目的是将患者由病房、家庭逐渐转移到室外或社会环境中。④训练有关人员，对患者的家庭成员介绍治疗原则和方法，促进患者与家人之间的交流，以提高效率。

6. 代偿手段训练

1）手势语的训练：手势语不单是手的动作，还包括头部及四肢的动作。手势语在交流活动中，具有标志、说明和调节等功能。进行示意动作的训练时，语言治疗师先示范，然后让患者模仿，再进行实际的情景练习，以强化手势语的应用。

（1）建立是否反应的训练：重度失语症患者的理解能力比其表达能力好，但他们通常不能用点头、摇头或用其他手势表示“是”或“不是”，存在明显的交流障碍。训练首先要建立一个明确的言语或非言语的是否反应。

具体方法：①治疗师帮助患者连续完成5个表示“是”的动作（点头、竖起大拇指等），然后做5个“不是”的动作（摇头、伸出小拇指等），治疗师在帮助患者做以上动作的同时，口中说“是”或“不是”来强化是否概念。②治

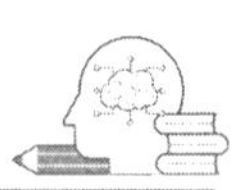

疗师说“是”或“不是”时，让患者做相对应的反应动作，每个反应间隔5 s左右。③治疗师根据患者的工作经历、家庭生活等情况，向患者提出简单问题，要求患者做出相应的反应动作，如果患者不能完成，治疗师可一边帮助患者做动作，一边口述“是”或“不是”。

巩固反应：①要求患者连续做5个表示“是”反应的动作（点头、竖起大拇指等），然后做5个表示“否”反应的动作（摇头、伸出小拇指等），必要时可给予帮助。②要求患者交替进行“是”“否”反应的动作，每个反应间隔5 s左右，必要时可给予帮助。③要求患者对简单问题做出“是”“否”示意反应，必要时可给予帮助。

（2）建立手势反应的训练：存在手势应用障碍的患者可以进行手势反应训练，手势训练可一对一地进行，也可采取小组活动的方式。在训练过程中，先训练一个手势，直至这手势正确完成后，再训练第二个手势，然后两个手势交替执行，直至患者能够成功交替完成两个手势，最后再训练第三个手势，重复上述步骤，逐渐增加手势动作，直到患者表现出手势表达能力，程序见表5-2。

表5-2　手势训练的程序

步骤	训练内容	举例
1	治疗师说名称，同时做动作	治疗师说“脸”，同时用手指着自己的脸颊表示“脸”
2	治疗师说名称，治疗师与患者同时做动作	治疗师说“脸”，治疗师与患者同时用手指着自己的脸颊
3	治疗师说名称，同时做动作，患者模仿动作，停顿1 min后，患者再次模仿动作	治疗师说“脸”，治疗师与患者同时用手指着自己的脸颊，停顿1 min后患者再次用手指着自己的脸颊
4	治疗师说名称，患者听后做动作，停顿1 min后，患者再次模仿动作	治疗师说“脸”，患者用手指着自己的脸颊，停顿1 min后患者再次用手指着自己的脸颊
5	患者看词后做动作	治疗师给患者看写有“脸”字的卡片后，患者用手指自己的脸颊表示“脸”
6	治疗师提问题，患者做出相应的动作作为反应	治疗师问：“早晨起来，要用毛巾干什么?”患者做出相应的“洗脸”动作作为反应

（3）建立指点动作的训练：一些重度失语症患者在疾病早期丧失指点动作的能力，因此指点动作的建立对于这类患者十分重要。指点动作是正常的交流方式之一，它可传递一个初步的信息或概念，可以促进患者的实用交流能力。指点动作的训练方法很简单，就是让患者指实物或图片，可以与交流板的使用结合起来训练，并采用图-图匹配、室内的物品的指点、图与实物的指点的训练方法。

2）书写与绘画的训练。

（1）书写训练：书写刺激应简单易行并具有实用意义，使患者逐渐将字的字形、语音、语义与手的书写运动联系起来，以达到能够在日常生活中应用的目的。书写训练应从抄写、默写与听写三方面进行训练。

（2）绘画训练：此法对重度言语障碍但具有一定绘画能力的患者可能有效。在训练过程中，首先让患者进行临摹，以一些简单的图画为主，临摹比自发绘画要容易，可以减轻患者的绘画困难。然后进行人体的五官、身体主要部位及漫画解释等绘画训练。与手势语训练相比较，画图训练的优点在于：①画的图不会瞬间消失，可让他人有充足的时间推敲领悟，并可保留以供参照。②用画图表达时，可随时添加和变更。训练中应鼓励患者善于合用其他的传递手段，如画图加手势、加单字词的口语、加文字等。

3）交流板的训练：交流板的训练适用于口语及书面表达交流有困难，但仍存在文字和图画的认识能力的患者，患者通过指出交流板中的字、图片或相片来表达自己的意图。

治疗师与患者及患者家属根据患者实际需要及不同的交流环境共同设计一套交流板，内容可包括患者姓名、住址电话、与亲属联系方式以及日常生活用语的词卡及图片等，指导患者反复学习使用。

交流板的内容不是一成不变的，可随着患者交流水平的提高，随时进行调整和更改。设计交流板时应注意：①患者是否具有辨认常见物品图画的能力。②患者是否具有辨认常用词的能力。③患者是否具有阅读简单语句的能力及潜在的语言技能。注意使用交流板时不宜放弃其他语言训练。

4）电脑及辅助仪器的训练：随着计算机技术的发展，应用计算机辅助言语治疗已逐渐成为一种趋势，如失语症计算机的评测系统、言语障碍诊疗仪等。

（二）对症治疗

失语症的对症治疗主要从听、说、读、写等各方面对失语症患者进行治疗，从而最终改善其语言表达能力的治疗技术。主要包括听理解障碍治疗技

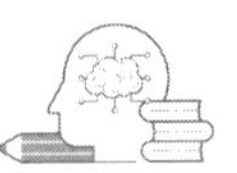

术、口语表达障碍治疗技术、阅读理解障碍治疗技术、书写表达障碍治疗技术、言语失用治疗技术以及口颜面失用治疗技术。

1. 听理解障碍治疗技术　听理解训练适用于有听理解障碍的患者。其目的是控制语言刺激的各种因素，使患者能够真正接受语音刺激，并对语言信息进行加工处理。

1）听理解训练课题的选择应考虑语句信息长度、词汇的使用频率和性质、语句的相关性、句法结构等因素。

（1）信息长度：语句的长度、语句内关键词汇的数量影响患者对材料的理解。一般情况下，随着输入刺激的长度增加，信息量越多，课题难度随着增加，患者的听理解操作越困难。

（2）词汇的使用频率：高频词如“牙刷”“玉米”等比低频词如“蚂蚱”“肾脏”等更易辨识。选择课题时，先选择较短的有意义的、与患者兴趣、生活相关的高频词，才能使输入具有刺激性，易获得患者配合并产生治疗的动力。

（3）词汇的性质：对名词、动词、形容词、方位词的听理解难度是逐渐增加的；具体实物的词汇如“鱼”“花”等，比如“心灵”“民主”类抽象程度高的词汇等好理解。

（4）语句相关性：失语症患者对语义有联系的刺激，易出现混淆。如可选择图片包括葡萄、时钟、裤子，语言刺激是“裤子”时，患者易选出正确答案；但可选图片包括裤子、袜子、鞋子时，患者选出“裤子”则有一定困难。

（5）句法结构：失语症患者对不同句法结构的语句理解具有不同难度。其中，理解否定句比肯定句困难，理解被动句比主动句困难，理解可逆被动比不可逆被动句困难。

2）听理解训练流程。

（1）建立语言信号的听理解：利用听理解训练计算机辅助系统播放一种声音，让患者在出示图片中指出目标图。

（2）听词-图匹配训练：治疗师将若干张图片或实物摆放在桌面上，说出名称，令患者指出相应图片或实物。优先选择名词，然后动词，再形容词、方位词。

（3）听理解广度训练：治疗师将若干张图片摆放在桌子上，每次说出两张或两张以上卡片的内容，让患者按先后顺序指出所听到的单词的图片。

（4）短语、句子听理解训练：治疗师朗读短语，患者选择相应图片或事物；听具有故事情节的短文，患者听后回答治疗师的问题。

（5）听指令训练：在桌子上摆若干个实物，患者听指令行动。如把梳子放在杯子旁边。

3）听理解训练注意事项。

（1）注意言语速度：失语症患者对稍慢的言语速度的反应较正常言语速度的反应要好，因此，根据患者的失语严重程度，治疗师在与其对话时可以减慢言语速度。

（2）适当停顿：失语症患者对有停顿的语句比对无停顿的语句理解好，在语句信息间停顿，可提高患者的听理解能力。

（3）利用警觉性言语：失语症患者处理信息时注意力易减退，适当给予如“准备”“听好”等警觉性言语，使患者集中注意力。

（4）注意影响听理解障碍的因素还有许多，如反应方式、前刺激、交往的真实性、表情及声调等。

2. 口语表达障碍治疗技术 口语表达训练适用于有口语表达障碍的患者，利用患者残存的语言或非语言交流能力来恢复有效的交流，达到掌握日常会话，能够表达自己的意思，尽可能恢复正常的表达能力的目的。

1）口语表达训练流程。

（1）自发语言、序列语的诱导：例如利用序列数让患者从1数到10、从星期一说到星期日等作为自发性言语来促进表达。

（2）单字、单词的诱导巩固：先练习容易发的音，在声母和韵母发音的基础上由发单音过渡到发音节，再到产生单字。数字诱导单字的产生，如让患者跟着治疗师数1～10，然后治疗师告诉患者数字9就是啤酒的“酒”；治疗师说前半部，患者完成后半部，如“我们用勺子喝——”，患者说“喝汤”。

（3）单词复述训练：语言刺激结束后，治疗师说完，患者即时复述；语言刺激结束后，治疗师说完，患者延时复述。

（4）单词补全训练：呈现一幅图片，治疗师说前半部，患者完成后半部，如“我们用牙刷——”，患者说“刷牙”。

（5）命名训练：呈现一幅图片或实物，要求患者说出名称，治疗师可根据患者对刺激的反应，提供与图片或事物相关的字、语音等信息。如“毛巾”，提示可以是“我们洗脸要用——”，患者说“毛巾”。

（6）组词训练：治疗师说出一个词，让患者用这个词组成词语。如“花”，可以组成花生、鲜花、花园、棉花、送花、开花、荷花等。

（7）列名训练：要求患者在规定时间内尽量多说某一范畴的名称。如蔬菜、水果、动物、植物等。

（8）短语、句子复述：复述训练中的语句由短至长，短句3个字，长句20个字左右。

（9）语句表达训练：呈现一幅图片，让患者用语句尽可能多的描述。当患者出现描述困难时，可给予提示。当出现语法错误、错语等现象时，不要中断，应在描述完成后给予纠正。

（10）日常生活能力交流：用日常生活方面的问题或患者熟悉的事物进行提问，交流对话。重症患者可运用姿势语言、交流板等代偿手段进行训练。

2）口语表达训练注意事项：训练过程中句子语法训练应遵循不完整句——简单句（主谓、主谓宾、主谓宾补等）——复杂句（主谓双宾句、连动句、联合结构等）顺序进行，训练形式以图片为主，先进行言语理解训练，再进行言语表达训练。

3. 阅读理解障碍治疗技术　阅读理解训练适用于有阅读障碍的患者。通过阅读理解训练，提高患者的阅读理解能力，使患者逐渐将字形、字音、字义联系起来，达到有意义的阅读。

1）阅读理解训练：课题选择应考虑的因素与听理解相似，在许多方面，书面语的理解与听理解较为相似，其影响因素也有许多相同之处。

（1）词汇的使用频率：常用词的理解与词的抽象性和熟悉程度有关；罕用词较常用词难以被理解；连词、代词、虚词等词汇虽然使用频率较高，但也难以被患者理解。

（2）词汇的熟悉程度：对于大部分患者来说，在阅读的过程中，患者对词汇的熟悉程度决定了阅读的难度。尽管有些词在语言中不常使用，对某些患者来说，由于职业或者业余爱好的原因，患者会更为熟悉，因而更容易理解。

（3）词汇的形象化：词汇的形象化特征越强，越容易被患者理解。

（4）词序是词在词组或句子里的先后次序，是一种表达词的语法意义的手段。对阅读障碍患者来说，词序的改变会加大阅读的难度，例如：患者难以区分"事半功倍"与"事倍功半"两者之间的区别。

（5）语义：在理解"羊吃草"这样的句子时，人们对"羊"和"草"的词又有所了解，同时，根据常识只能是"羊吃草"，而不能是"草吃羊"。在这里，语义知识起了很大的作用，有助于帮助人们理解。

（6）语境是指言语交际的环境，上下文、时代背景、空间环境、话语前提等都是语境因素。在言语交际时，语境提供了各种时代背景知识，因而能帮助人们迅速、准确地理解语言。对于阅读理解障碍的患者，在通读文章前看与阅读内容有关的图片，有助于理解。

（7）句子结构对言语理解有一定影响。研究发现，对肯定句的理解比对否定句的理解容易。如"她希望今年暑假能去厦门玩"理解起来较为容易，而面对否定句"她不希望今年暑假不能去厦门玩"理解起来就困难一些。

2）阅读理解训练流程。

（1）字词的阅读理解：由单字、名词，再到动词，然后形容词、方位词的阅读理解。

①匹配作业：要求患者将手写体与印刷字体、文字与听词、词与图画相匹配。匹配作业中使用的词应尽可能与实际生活应用有关，如“入口”“洗手间”等。

②贴标签：在与患者日常生活相关的物品上、家具上粘贴写有物品名称的标签，患者每天多次看到这些标签上的词汇，可增强词与物的词义联系。

③分类作业：要求患者对词汇进行归类，分类的词汇可以为水果、家具等名词性词汇，也可为抽象词汇，如表示情感颜色的词汇。

④语义联系：同义词、反义词的联系。

（2）句子的阅读理解。

①词和短语匹配：要求患者将短语匹配一个合适的词，使它符合短语的意义。这是从词的理解阶段发展到句子的理解的过渡阶段，如下雨天应该撑伞。

②执行文字指令：执行文字指令应从简单的指令（如摸头、眨眼等）开始，指令中的介词是完成指令的关键，如患者对介词所表示的各种空间关系理解错误，执行指令作业将会使这些错误暴露出来，例如：“把茶杯盖子盖上，把勺子放在茶杯左侧”。

③找错：要患者找出语句中的语义和句法错误，如“我喜欢到西餐厅买宠物”。

④句子结构：包括问句的理解（你是学生吗、现在几点了）、双重否定句的理解（我不是不想吃饭）、给语句加标点（我家花园里种了牡丹玫瑰月季百合和康乃馨）和重组语句等方面的训练（去今晚吃饭说爸爸餐厅）。

3）促进语段和短文的理解：当患者对一般的语句理解较为准确，不感到困难时，则可进行语段阅读训练。当患者对单一语段的理解达到80%的水平，就可将阅读材料增至2～3个语段，再逐步增至文章的理解。训练方法如下。

（1）语句的排序：要求患者将几个顺序被打乱的语句连接成一个语段或一个小故事。在阅读前可先针对语段或短文的内容提出几个相关问题，如时间、地点、人物、情节等，以助患者的理解和记忆。如果患者不能完成，可先对每个语句进行分析后，再进行语段阅读训练。

（2）分析阅读材料：训练方法是让患者逐段分析阅读材料。如果患者有口语表达或书写能力，在阅读每个语段后，可让他用自己的话总结语段，然后再阅读下一个语段。

4）轻度阅读障碍的训练：轻度阅读障碍患者的训练主要应教会患者找出

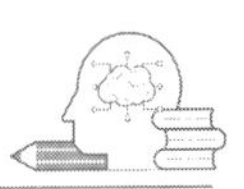

中心思想，利用在表示中心思想的句子下划线等方式突出中心思想，使患者尽可能用语言将文字内容表述出来。

5）阅读理解训练注意事项：治疗师在治疗前必须分析患者的语言功能水平，根据患者的功能水平，选择适当的阅读和朗读内容的水平进行训练。语言功能水平测定主要包括：①视觉匹配水平。②单词水平。③词组水平。④语句水平。⑤段落水平。

4. 书写障碍治疗技术　书写训练适用于有书写障碍的患者，使患者逐渐将其书写的字的字形、语音、语义与手的书写运动联系起来，达到有意义的书写和自发书写。书写训练分为 3 个阶段。第一阶段是临摹与抄写阶段，第二阶段是提示书写阶段，第三阶段是自发书写阶段。

1）临摹内容包括：①临摹圆形、方形等形状以及简单笔画的字。②临摹系列数字，改善自动语序的书写能力。③临摹患者自己的姓名、地址、电话号码、家庭成员的姓名等。

2）抄写。

（1）看图抄写：准备一些印有文字的图卡，患者先阅读图片及图中的文字，然后抄写。训练对象主要为存在书面语理解困难的患者，应注意抄写词汇要尽可能有意义，同时再进行看图抄写训练，可训练患者对词语的理解，然后利用词-图匹配等促进患者的阅读理解能力。

（2）分类抄写：分类抄写是在减少视觉暗示的条件下抄写，训练对象为对书面语有一定理解力的患者。但需注意在训练中逐步减少视觉提示量，提高患者的理解文字的能力，以及增加阅读理解的难度，同时帮助患者累积常用词汇，如常用词分类作业、配对词、反义词分类作业、抽象词分类作业。

（3）语句填空：语句填空的训练对象为书面语理解能力较强的患者。

（4）看短文回答问题：治疗师可以让患者阅读短文后，根据短文内容写出简单的回答。

3）补全结构书写。

（1）偏旁部首书写：要求患者按偏旁或部首随意书写，如车字旁，可以随意书写出：转、轮、软、轻、较、辅等。

（2）字形构成：要求患者根据图画，将字形的各偏旁部首组合成完整的字。

（3）字填空：要求患者根据句子的内容写字或词作为回答，如：“洗脸用____”“好的反义词是____”等。

4）视觉记忆书写：将字词呈现数秒，然后移开，患者根据记忆写出字词。

5）听写：患者听词语、短语、句子，写出文字。

6）自发书写。

（1）命名书写：呈现一幅图片，患者写出词语。

（2）句法构成：给患者若干图片及字卡，让患者根据图片将字卡按顺序排列；治疗师拿走字卡，让患者写出语句；给患者若干图片，让患者书写语句。

（3）语句填空：根据语句的内容，在没有提示的情况下，将未完成的语句书写完整。如“我把昨天没吃完的晚饭放在______里保鲜”，根据患者的阅读理解能力，设计不同难度的书写内容，书写的内容可以是名词、动词、形容词等，也可以是动宾结构等短语。

（4）语句构成：治疗师提供数个词汇，患者将这些词汇扩展为结构完整的语句。或者设计一个书写的主题，应用简单的语法结构自发书写。如书写购物过程，涉及的内容有地点、交通、需购买的物品、费用等。语句构成作业示例见表5-3。

表5-3 语句构成作业示例

治疗师提供信息	患者语句
①地点：上海 ②地理方位：南 ③地区特点：金融中心 ④人口：两千多万	上海在南方，上海是一个金融中心，有两千多万人口

5. 言语失用治疗技术

1）言语失用定义：言语失用是指不能执行自主运动进行发音和言语活动，而且这种异常是排除了言语肌肉的麻痹、减弱或不协调等原因的一种运动性语言障碍。言语失用主要由脑损伤所致，大部分患者为左大脑半球第三额回损伤。言语失用常伴随broca失语发生，单独发生较少。

2）临床特征：一般情况下，言语失用患者的语言接受功能基本正常，临床症状主要表现在构音方面，表达能力较弱，患者的自发语具有以下特征。

（1）发音的错误缺乏一贯性，重复同样的词时会出现不同的错误音。

（2）在错音种类中，辅音的替代最多，其次是辅音省略、添加、反复等。

（3）随着句的长度和难度增加，构音器官运动调节的复杂性增加，发音错误也相应增加。

（4）辅音在词头位置比在其他位置时的发音错误多。

（5）在替代错误中，与目标音的构音部位和方式相近的音被替代的最多。

（6）自发性言语和反应性言语（1～10、星期、问候语等）的错误少，模

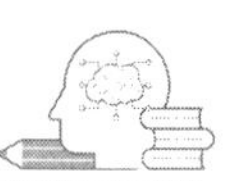

仿语言、有目的性的、主动言语错误多。

（7）有构音器官的探索行为：患者会表现出用唇、舌摸索正确的发音，有时需要多次的尝试才能发出正确的音来。

（8）有韵律障碍，反复自我修正、速度降低、单音调、口吃样的停顿等特点也会呈现出来。

言语失用患者的言语接受能力较好，表达能力较差。他们最显著的4个特点是：①发音和自我纠正时费力，需反复尝试和动作搜寻。②韵律异常，所有的音节重音相同，音高和音量变化减退。③频繁的发音错误，包括替代、歪曲、遗漏、赘加和重复。④在相同的话段发音不恒定。

3）言语失用的治疗方法。

（1）利用镜子，使患者能够在模仿发音的同时看到口型，患者还需要加强舌、唇、下颌的运动分离和协调性，模仿夸张的口型，可对着镜子进行练习以加强自我监测，患者也可借助口型发音，如吹蜡烛，试发/p//b//w/；咳嗽，试发/g//k/；咬下唇，试发/f//v/。

（2）练习发音时，应先从比较简单的发音开始，包括元音和简单的辅音，然后过渡到单音节、重叠的双音节，最后是单词和词组。在练习发音时，采用视觉、听觉、触觉的反馈来指导构音器官的发音，比如当练习/b/、/p/、/m/的发音时，可告诉患者应将双唇抿住，并示范抿唇的动作，同时将手指放在患者的唇部帮助他发音。

（3）具体治疗步骤：①掌握每个辅音的正确发音位置。②迅速重复每个辅音加“啊”，以每秒3～4次为标准。③用辅音加元音的方式建立音节，如fa、pa、ma。④一旦掌握了稳定的自主发音基础和基本词汇，便可尝试说复杂的词，原则上先学会发词中的每个音、音节，最后是词。

（4）Rosenbeke的八步综合刺激法。

①视听综合刺激：“看着我”“听我说”，并同声发音（患者与治疗师同声发音）。治疗师督促患者在他们一起发音时认真听，尤其注意视觉暗示。

②视听综合刺激和延迟发音：治疗师发音后，治疗师做发音动作不发音，与此同时患者大声发音。此过程的视觉暗示始终保留，同步听觉暗示逐步削减。

③视听综合刺激和延迟发音无视觉暗示，即传统的“我先说，你跟着我说”，治疗师不给予同步暗示。

④视听综合刺激后连续发音无干预刺激，即无听觉或视觉暗示。在治疗师发音后，患者反复发音，且无任何暗示。

⑤文字刺激和同步发音：即患者看见卡片上的指定文字后，立即读出来。

⑥文字刺激和推迟发音：即患者在拿开卡片后才念指定文字。

⑦由提问以求适宜回答：治疗师提问，将把发音作为对问题的恰当反应。

⑧角色扮演情景中的恰当反应：治疗师、工作人员、患者的朋友或者患者本人扮演各种与指定句子有关的角色，用这些句子来进行表演。

6. 口颜面失用治疗技术

1）口颜面失用定义：口颜面失用是指在非言语状态下，虽然与言语产生活动相关的肌肉自发活动仍存在，但舌、唇、喉、咽、颊肌执行自主运动困难。在临床上，有言语失用不一定伴有口颜面失用，但多数口颜面失用伴有言语失用。

2）口颜面失用临床特征：患者不能按指令执行或模仿检查者完成面部动作，Arosen（1980）的研究认为口颜面失用存在以下特征：①患者无发音或喉发声运动。②有非发声气流所产生的发音，如耳语。③不伴有呼气运动的发音运动。

在这些患者中，即使为了维持生命目的能反射性地呼气、吸气，但是他们却不能按指令自主地呼气、吸气或模仿声音。

3）口颜面失用的治疗。

（1）喉活动技巧：治疗人员与患者面对镜子而坐，治疗者发“ao”的音，让患者边听边看，然后模仿。如果患者不能模仿又试图发声，治疗人员应把患者的手放在自己的喉部让其感觉振动，让患者模仿，再发“ao”的音；治疗师亦可用手帮助患者张口成为发声的口形，利用反射性的声音来诱导发声，例如咳嗽、叹气、大笑等都可以促进“ao”的发声，这种发声也可以通过患者自己用手使双唇形成口形得到促进；利用唱歌、数数等训练初始音。

（2）舌活动技巧：治疗师通过用单音节“la”唱一支流行歌曲表示舌如何活动，患者以同样方法唱，并对着镜子看舌是如何运动的，还可以用压舌板帮助训练患者伸舌、缩舌、向侧方及上下运动。

（3）言语活动技巧：利用自发性言语改善自主语言，可以让患者唱熟悉的歌曲，如“祝你生日快乐”“学习雷锋好榜样”等，可以促进自主言语。也可利用序列数，让患者从1数到10、从星期一说到星期日等作为自发性言语来促进完整的言语活动。治疗师与患者一起说话，开始时声音总是小于患者，然后再慢慢降低，最后在没有帮助的状态下由患者自己说，最好选用较强的听觉模式、节律或生活中常用的词语，如“你好”“谢谢”“再见”以及广告词等作为引出完整言语活动技巧用词。

（三）根据评定诊断为各类型的失语症具体采用的方法

1. 针对失语症 患者不同的语言障碍模式（听理解障碍、口语表达障碍、

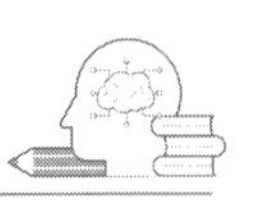

阅读理解障碍、书写障碍）和严重程度应采用相应的治疗方法，具体如表 5-4 所示。

表 5-4　不同语言障碍模式和严重程度的训练方法

言语症状	障碍程度	训练课题
听理解	重度	词音、图画、词匹配、是非反应
	中度	听短句做是或非回答、正误判断执行口头命令
	轻度	在中度的基础上，选用的句子和文章更长，内容更复杂
言语表达	重度	复述（音节、单词、系列语）、称呼（日常用词、动词命名、读单音节词）
	中度	复述（短文）、读短文、称呼、动作描述（情景画、漫画说明）
	轻度	事物的描述、日常交流
阅读	重度	字、图或词图匹配（日常物品）、简单动作
	中度	情景画、动作句子、文章配合、执行简单的文字指令、读短文回答问题
	轻度	执行复杂的文字指令、读文章后回答问题
书写	重度	临摹、抄写、听写（日常生活用品单词）
	中度	听写（单词、短文）、书写说明
	轻度	听写（长文章）、描述性书写、日记、信件
其他		计算练习、查字典、写信、写作、绘画、利用趣味性活动等，均应按严重程度进行训练

2. 依据失语症的类型选择课题　各类型失语症具有不同的特征，还应依据不同失语症的类型选择相应的训练，训练重点如表 5-5 所示。

表 5-5　不同失语症类型训练重点

失语症的类型	训练重点
broca	构音训练、口语表达、朗读、复述、命名
wernicke	听理解、会话、复述
命名性失语	命名训练、文字称呼训练、执行口头命令训练

续表

失语症的类型	训练重点
传导性失语	复述训练、听写训练
经皮质感觉性失语	以 wernicke 失语课题为基础
经皮质运动性失语	以 broca 失语课题为基础
完全性失语	手势、视觉理解、听理解、实用交流板应用
经皮质混合性失语	以完全性失语课题为基础

（四）非侵入性脑刺激治疗

1. 经颅直流电刺激（transcranial direct current stimulation，tDCS）

1）概念：是一种非侵入性的，利用恒定、低强度直流电（1～2 mA）调节大脑皮质神经元活动的技术。tDCS 可以引起大脑皮质神经细胞兴奋性改变及其他一系列变化。由于其非侵入性、安全性好、副作用轻微、耐受性好、操作简单、效果显著，近年来在肢体运动功能、认知、言语、吞咽等康复领域应用广泛。

2）机制：经颅直流电刺激（tDCS）是通过调节自发神经元网络活性而发挥作用。具作用机制是依靠不同的刺激极性作用，引起静息膜电位超极化或去极化改变，从而达到对皮质兴奋性的调节。微弱直流电可以有效地透过颅骨进行传导，约有 45％的电流到达大脑皮质，阳极 tDCS 刺激大脑皮质引起神经元去极化，使其兴奋性增高，阳极刺激诱导区域性脑血流增加；阴极 tDCS 引起神经元超极化，使皮质兴奋性降低。

3）经颅直流电刺激适应证包括：①脑损伤后偏瘫、认知障碍、言语障碍、吞咽障碍。②阿尔茨海默病、帕金森病。③脊髓损伤。④意识障碍。⑤疼痛（神经痛、偏头痛、纤维肌痛、下背痛）。⑥精神障碍：抑郁症、失眠、焦虑、孤独症。⑦耳鸣。

4）经颅直流电刺激禁忌证包括：①使用植入式电子装置（例如心脏起搏器）的患者。②颅内或治疗区域有金属植入器件的患者。③发热、电解质紊乱或生命体征不稳定的患者。④孕妇、儿童。⑤局部皮肤损伤、炎症或有痛觉过敏的患者。⑥有出血倾向的患者。⑦有颅内压增高的患者。⑧存在严重心脏疾病或其他内科疾病的患者。⑨急性大面积脑梗死的患者。⑩癫痫患者及服用可以引起癫痫药物者。

5）经颅直流电刺激在语言障碍中的运用：目前经颅直流电刺激在失语症领域的临床研究表明，tDCS 可改善失语症患者的命名、表达、听理解、阅读、

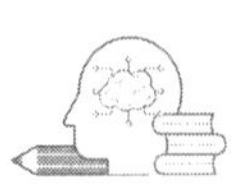

书写能力，治疗中可以与失语症训练技术同时进行，增强了训练效果，使患者预后更好。

2. 经颅磁刺激（transcranial magnetic stimulation，TMS）

1）定义：经颅磁刺激是一种利用脉冲磁场作用于中枢神经系统（主要是大脑），改变皮质神经细胞的膜电位，使之产生感应电流，影响脑内代谢和神经电活动，从而引起一系列生理生化反应的磁场刺激技术。

2）基本工作原理：经颅磁刺激技术（TMS）是建立在生物电磁学理论基础上发展起来的一门新医疗技术。它是根据法拉第电磁感应原理，通过强电流在线圈上产生磁场，然后磁场无创伤地穿透颅骨进入大脑皮质，并在相应的皮质引起局部微小感应电流，改变大脑皮质的膜电位，促使大脑皮质产生相关的生理效应，比如激发神经介质的释放（如5-羟色胺、去甲肾上腺素、多巴胺），使神经介质功能正常化，从而起到治疗作用。

高频刺激可兴奋大脑皮质，导致刺激部位神经异常兴奋；低频刺激的作用则相反。TMS通过双向调节大脑兴奋与抑制功能之间的平衡来治疗疾病。对于不同患者的大脑功能状况，需用不同的强度、频率、刺激部位、线圈方向来调整，才能取得良好的治疗效果。

3）TMS产生的效应：调节大脑皮质兴奋性，调节局部脑血流量，调节脑源性神经营养因子的分泌，调节神经递质的释放。

4）经颅磁刺激技术适应证：①脑损伤后偏瘫、认知障碍、言语、吞咽障碍。②阿尔茨海默病、帕金森病。③脊髓损伤。④意识障碍。⑤疼痛（神经痛、偏头痛、纤维肌痛、下背痛）。⑥精神障碍：抑郁症、失眠、焦虑、孤独症。⑦耳鸣。

5）经颅磁刺激技术禁忌证：①头颅内置有金属异物、磁性植入物、带心脏起搏器者、有耳蜗植入物者，颅内压增高者等。②严重躯体疾病的患者。③有癫痫病史及癫痫病家族史的患者禁止使用高频强刺激。④对孕妇、婴幼儿和不能表达自己感觉的人慎用TMS治疗。

6）经颅磁刺激临床应用：临床研究表明，采用经颅磁刺激治疗失语症已取得较好的效果。

三、失语症的预后

研究发现，失语症患者的语言功能存在一定程度的自然恢复，其病理基础是未损伤的部分大脑在局部大脑损伤后获得功能。目前对于自然恢复期的长短还没有完全一致的意见。如脑血管病所致失语症的恢复在发病后1～3周，主要原因为脑血液供应的再疏通和病灶周围水肿的消退。

经过大量的临床对照研究，证实了语言治疗的积极作用。目前大多数学者肯定语言治疗是有效的，并认为其效果不是自发恢复的结果，而且证明由专业人员指导的语言治疗才能有效。语言训练应每周至少 3～4 次，根据患者的情况每天可安排 1～2 次训练，每次训练时间 30～60 min。

影响失语症预后的因素包括以下几个方面。

1. 原发病、病灶性质、部位与大小 颅脑外伤比脑卒中的预后好，脑出血比脑梗死预后好，病灶小者预后较好，单一病灶及非颞顶叶区的病灶比多发病社及颞顶叶区病灶预后好，初发者预后优于复发者。

2. 病情轻重程度 病情轻者预后好。

3. 并发症的有无 无并发症者预后好，身体没有感觉损伤者效果好，合并认知功能受损者预后差。

4. 训练开始时间 训练开始时间越早，预后越好。

5. 发病年龄 发病年龄越年轻，预后越好。

6. 失语类型 表达障碍型者比理解障碍型者预后好；broca 失语、经皮质运动性失语、传导性失语、命名性失语比其他类型失语症患者预后好。

7. 利手关系 左利手或双利手者比右利手者预后好。

8. 智力、智商 高者比低者预后好。

9. 性格 性格外向者，预后好。

10. 自纠能力 有自纠能力和意识者预后好。

11. 训练的积极性和对恢复的期望 积极训练且能接受长期和强化训练者，预后好；迫切要求恢复者，预后好。

12. 社会环境 家属、同事、朋友对失语症患者康复治疗支持者，预后好；医患关系融洽者，预后好。

第二节 构音障碍的康复治疗

一、构音障碍的治疗原则

构音障碍是因下颌、唇、舌、鼻腔、软腭和咽喉等构音器官结构异常、功能障碍或未理解目标音位的发音特征异常而引起的声韵调异常，造成言语清晰度和可理解度下降。此定义强调呼吸运动、共鸣、发音和韵律方面的变化，从大脑到肌肉本身的病变都可引起言语症状。

构音障碍治疗的目的是促进患者发声说话，使构音器官重新获得运动功

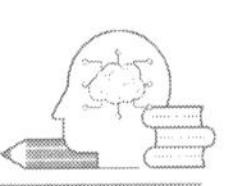

能。治疗要在安静的场所进行，急性期可以在床边进行，如果能够在轮椅上坚持30 min，可在治疗室内进行治疗。治疗多采用一对一方法，也可以配合进行集体治疗。

器质性构音障碍（organic dysarthria）常由器官的炎症、外伤、肿瘤和畸形等所致，如牙齿排列异常、鼻咽部的腺样体肥大和腭裂等。这些患者可以采用药物或手术治疗的方法，修复器质性病变部位的结构和功能。构音障碍的典型代表为腭裂（cleft palate），可以通过手术来修补缺损，但由于腭裂修补术前几乎100%的患者会出现腭咽闭合不全，腭裂修补术后5%～20%的患者仍存在腭咽闭合不全的问题，而腭咽闭合不全会导致患者在发口腔音时口腔内的压力不足，影响正常构音运动的形成，尤其是无法发出压力性辅音。大部分患者术后还会遗留构音障碍，需要通过言语训练来改善或治愈。

运动性构音障碍（dysarthria）是指由于神经病变或与言语有关的肌肉麻痹、收缩力减弱或运动不协调所致的言语的障碍，从大脑到肌肉本身的病变都可引起言语异常；也指由于外伤、肿瘤压迫和中枢神经损伤引起的神经性疾病，如三叉神经、面神经、舌咽神经和迷走神经等，如脑外伤引起的神经元损伤、神经肌腱部的障碍和咽部软腭麻痹等引起的构音障碍。这些障碍的常见病因有脑血管病、脑外伤、脑瘫、多发性硬化。此类构音障碍可通过言语治疗改善功能状态。

功能性构音障碍（functional dysarthria）多见于学龄前儿童，指不存在任何运动障碍、听力障碍、相关结构异常和复合型功能异常等情况，部分发音不清晰和声调异常。它可通过言语训练改善或完全恢复。

卒中后构音障碍主要有运动性构音障碍与功能性构音障碍。构音障碍的现代康复通过呼吸训练、共鸣障碍的康复、口部运动治疗、构音运动治疗、构音音位对比法、重读治疗法和现代康复技术来完成。构音音位对比法重点强调通过音位诱导、音位习得、音位对比和音位强化训练来提高构音清晰度，重读治疗法的主要目的是提高声韵调的协调能力。

（一）构音障碍的训练

1. 改变固定化的构音习惯

1）改变错误的构音动作：针对构音障碍表现进行治疗，可以按照不同类型设计不同的方案，也可以针对不同的言语表现设计治疗计划。从目前言语治疗学的观点来看，治疗的侧重点往往针对的是异常的言语表现，而不是按构音障碍的类型进行治疗。因此，治疗计划的设计应以纠正错误构音习惯为治疗中心，兼顾各种不同类型构音障碍的特点进行设计。构音的发生受神经和肌肉控制，身体姿势、肌张力、肌力和运动协调的异常都会影响到构音的质量。构音治疗应从改变这些状态开始，这些状态的纠正会促进构音的改善。

2）正确构音动作的再学习。

3）按评定结果选择治疗原则：一般情况下，按喉、腭和腭咽区、舌体、舌尖、唇、下颌运动逐个地进行训练。要分析这些结构与言语产生的关系，治疗从哪一环节开始和先后的顺序，要根据构音器官和构音评定的结果。构音器官评定所发现的异常部位，便是构音运动训练的出发点，多个部位的运动障碍要从有利于言语产生的部位开始，选择几个部位同时进行，随着构音运动的改善，可以开始构音的训练。一般来说，均应遵循由易到难的原则。对于轻中度患者，训练主要以自身主动练习为主；对于重度患者而言，由于患者无法自身进行锻炼，或者主动运动能力很差，更多需要治疗师采用手法辅助治疗。

2. 构音训练方法

1）必须训练听辨别音。

2）必须严格训练构音动作。

3）要设法排除错误构音习惯的影响。

（二）不同程度的构音训练原则

通过构音评估量表 Frenchay 评定结果可以将患者分为轻度、中度、重度三个等级。第一，轻度至中度病变时，有时听不懂或很难听懂和分辨患者的言语表达。虽然上面列举了不同类型的构音障碍，但是从治疗学的观点看，往往针对的是异常的言语表现而不是构音障碍的类型。言语的发生是受神经和肌肉影响的，所以姿势、肌张力、肌力和运动协调的异常都会影响到言语的质量。言语治疗应从改变这些状态开始，而这些状态的纠正会促进言语的改善。第二，重度构音障碍是严重的肌肉麻痹使运动功能严重障碍而难以发声，在构音检查的项目中只能完成个别音节的复述和个别音节的部分构音类似运动，而且不充分，构音器官检查中的绝大多数项目均不能完成。这类患者多见于两种情况：一种是处于急性期的患者；另一种是病程长、病情重并已形成后遗症或病情逐渐加重的退行性病变的患者，如肌萎缩性侧索硬化症和多发性硬化症等。前一种适合用言语辅助装置确保进行交流的同时利用手法辅助进行呼吸和构音训练；后一种往往适合用各种类型的交流辅助系统以保证交流，构音训练常难以收效。

（三）构音障碍的治疗途径

构音障碍患者的治疗途径，包括训练与指导、手法介入、辅助具、替代方式等方式。

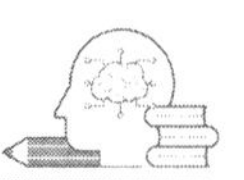

1. 训练与指导　其是构音障碍治疗的核心。训练包括各个构音器官的恢复与改善，提高语言的清晰度。指导包括对患者及其家属的指导，对于重症患者家属及患儿家属的训练和指导尤为重要。

2. 手法介入　此方法适用于运动性构音障碍，重度神经性吞咽障碍患者，对这些言语障碍患者可以利用传统医学的手法，如针灸、按摩和协助患者言语运动等方法，帮助改善言语有关的运动功能。

3. 辅助具　装配辅助具的目的是为了补偿功能受限，如重度运动性构音障碍患者腭咽肌闭合不全时，戴腭托以改善鼻音化构音。

4. 替代方式　当重度障碍患者难以正常交流时，可使用手势、交流板、言语交流器等替代方式交流。

（四）构音障碍治疗的要求

1. 治疗场所选择　为了取得最佳的治疗效果，应尽量创造较好的治疗场所条件，治疗场所的选择因病情而异。对于脑血管病急性期、脑外伤患者或重症脑瘫患者，病情允许时，可在床边进行训练。如能借助轮椅活动，可在治疗室中进行。

2. 治疗室要求　成人治疗室一般在10 m^2左右，需能容下语言训练机、一张床、教材柜、轮椅，轮椅可进出即可；儿童因常需要在地板上训练，因此室内要求宽敞。需尽量避免视觉、听觉的干扰。语言训练机放置于明亮处，训练室井然有序。总之，场所选择需大小适中，布置简洁，安静，光线明亮，温暖通风。

3. 治疗次数和时间要求　根据患者和训练者的人数而定，住院患者的治疗一般每日一次，每次30～60 min，幼儿可以是20 min；门诊患者间隔时间可以长一些。治疗和检查尽量安排在上午，这时患者精神比较饱满，注意力较为集中。

（五）构音障碍治疗注意事项

一般来讲，除有严重的意识障碍、情感障碍、行为障碍、有精神疾病的患者之外，所有构音障碍的患者均需要进行言语治疗，有智力障碍的构音障碍患者需要训练，但合并严重智力障碍的患者训练效果不理想。

1. 抓住训练时机　成人的构音障碍通常发病明显，原则上发病后要尽早开始言语训练。急性期可以在床边训练，开始时间以原发病稳定、临床主治治疗师许可即可进行。婴幼儿构音障碍的早期发现很重要，只有早期发现，才能早期治疗。

2. 注重反馈的重要性　反馈是指患者在训练过程中，对自己的反应有意识地认识。初期构音训练时，患者一般不能把握自己的反应，需要言语治疗师不断重复地进行正反馈和负反馈。建立反馈有两种意义：一是患者对自己所进行的活动有意识地客观把握；二是能认识到反应正确与否。当反馈建立较困难时可利用视觉、触觉、听觉等多种方式努力获得反馈。

3. 关注患者状态 患者常存在注意力不集中、观察力降低、心情抑郁或焦虑等情况，言语治疗师要注意与患者的说话方式，及时调整患者的状态，给予细致的帮助，使其在治疗期间保持良好的交流和学习态度。

4. 确保交流手段 语言是交流的工具，对于重度言语障碍患者，首先要考虑用手势、笔谈、交流板等交流手段，尽快建立有效的交流。

5. 合理安排好训练的次数和时间 一般来说，构音训练的次数越多，时间越长，效果越好。成人治疗至少应保证每天 0.5～1 h，幼儿可以是每天 20 min的训练时间。另外，还应要求患者在家属的协助下进行训练，训练的时间至少每天 5～6 h。

6. 做好原发病、并发症及意外事故的预防 在进行构音训练前，必须询问病史，了解患者的原发病及并发症，在治疗过程中发现异常，如心肺患者出现心慌、心悸、呼吸困难等情况，要迅速与临床医师联系，及时处理。要特别注意患者有无疲劳表情和其他特殊体征。

7. 做好构音训练中的卫生管理 因治疗师经常近距离接触患者身体、唾液和血液，所以要注意预防各种传染病，手指皮肤有破损时要特别注意。训练前后要洗手，进行构音障碍手法训练时，需佩戴一次性手套。训练物品要定期消毒，直接接触患者口腔或皮肤的物品，要尽量使用一次性的。

8. 尊重、理解、关爱患者 训练中要和患者建立良好的信赖关系，接纳、包容、理解、尊重患者，积极引导，及时调适患者的心理状态，通过鼓励，提高患者的信心和求治动力。对于个人资料和隐私，要做好保密工作。

二、构音障碍的现代康复治疗

构音障碍的治疗主要包括呼吸训练、共鸣障碍的康复、口部运动治疗、构音运动治疗和构音语音训练五部分，其中口部运动治疗是构音障碍矫治的生理基础。治疗过程中，应以构音语音训练为主线，根据患者的情况进行必要的口部运动治疗和构音运动治疗，最终使患者掌握目标音位。以下为构音障碍的现代康复训练。

（一）放松训练

痉挛型构音障碍的患者，在咽喉肌群紧张的同时，肢体肌张力也增高，通过放松肢体的肌紧张，可以使咽喉部肌群得到松弛。

1. 放松训练的部位　①足、腿、臀。②腹、胸和背部。③肩、颈、头。

2. 放松训练的操作方法　①训练时取放松体位，闭目，注意力集中于放松部位，由足部开始，直至头部肌肉松弛。②按照脚趾屈曲、踝旋转、跖屈、膝伸展、髋伸展、收腹深吸气、握拳、上肢前伸、耸肩、颈屈曲旋转、皱眉闭目、用力咬牙闭唇、下颌上下左右移动旋转及舌用力抵硬腭的顺序，每个动作保持 3 s，然后放松，重复 10 次。③设计一些运动使患者先紧张肌肉，然后再放松，并且体会紧张后的松弛感，如做双肩上耸保持 3 s，然后放松，如此重复 3 次可使肩关节放松。这些运动不必严格遵循顺序，可根据患者的具体情况，把更多的时间用在某一部位的训练上。

（二）呼吸基础训练

呼吸是发音的动力，呼吸气流的量和呼吸气流的控制是正确发音的基础，所以进行呼吸控制训练是改善发音的关键。建立规则的、可控制的呼吸为发声、发音动作和韵律训练打下了坚实的基础。重度构音障碍患者往往呼吸很差，尤其是呼气相对短而弱，应着重进行呼吸训练，呼吸障碍的治疗主要按照呼吸障碍的类型，遵循先基础训练进行放松，后对症治疗的思路。

呼吸系统的基础训练，即呼吸放松训练，它将有节律的呼吸与放松运动相结合，通过手臂和肩部的运动带动肋间肌群和肩部肌群的运动，使全身得到放松，嘱患者直立位，双脚微开，双臂自然下垂，训练步骤如下。

1. 双臂交替上举运动　吸气时，身体重心缓慢移向左侧，同时左手臂尽力向外伸上举；呼气时，左手臂回到原位。同样方法吸气时，身体重心移向右侧，同时右手臂尽力上举；呼气时，右手臂回到原位。各重复 5 次。

2. 单臂划圈运动　吸气时，左臂向前、上、后、下做划圈运动；呼气时，左臂回到准备动作，如此重复 5 次。同样方法吸气时，右臂向前、上、后、下做划圈运动；呼气时，右臂回到准备动作，重复 5 次。

3. 双臂划圈运动　吸气时，双侧手臂同时向前、上、后、下做划圈运动，呼气时，双手臂回到准备动作，重复 5 次。同样方法换个方向，吸气时，双侧手臂向前、上、后、下划圈，呼气时，双侧手臂回到准备动作，重复 5 次。

4. 双肩耸立运动　吸气时，迅速耸双肩，维持数秒，然后慢慢放松，呼气时回到准备动作，重复 5 次。

5. 双臂晃动运动　双臂自然置于双腿两侧，轻松晃动双侧臂弯，同时伴随吸气运动，呼气时回到准备动作，重复 5 次。

（三）呼吸模式训练

1. 腹式呼吸 膈肌呼吸又称腹式呼吸。吸气主要由膈肌完成。平静呼吸时，因膈肌收缩而增加的胸腔容积相当于总通气量的4/5。横膈上下活动1 cm，可增加250 ml吸气量，在吸气末和呼气末膈肌，缩短可达40%以上。膈肌的舒缩通过改变胸腔容积使胸腔内压产生相应的变化，从而导致肺泡的扩张和回缩，驱动气体出入。所以，膈肌的运动在实现肺与外界环境间气体交换中起重要作用。

通过腹式呼吸训练，可增加潮气量，减少无效腔，增加肺泡通气量，改善气体分布，降低呼吸功能耗氧量，缓解呼吸困难、气促、气短。与此同时，膈肌、腹肌和其他辅助呼吸肌之间的高度的协调同步性也是重要的。多个驱动中心的竞争性的输出信号导致呼吸节律的紊乱以及辅助呼吸肌与膈肌之间的同步紊乱，此时患者会产生呼吸困难的感觉，因此无效呼吸与呼吸肌的功能紊乱有关。腹式呼吸训练，可以通过对呼吸运动中膈肌和腹肌活动的协调，纠正异常的胸壁活动，减少辅助吸气肌做功，减轻呼吸困难的主观感受，增加膈肌收缩的有效性，改善通气功能。同时增加潮气量，降低呼吸频率并改善氧合功能。

2. 缩唇呼吸 缩唇呼吸是指经鼻缓慢深吸气，呼气时嘴呈缩唇状缓慢呼出的一种呼吸训练方法。缩唇呼气时，可产生2～5 cm H_2O（1 cm H_2O=0.098 kPa）阻力，相应增加小气道的压力，使气道等压点向远端推移，防止呼气时小气道狭窄和陷闭，且呼气时间延长有利于肺泡内残气充分呼出。

研究发现，运动状况下缩唇呼吸可改善呼吸困难指数，并且呼吸困难指数的改善程度与呼气末肺容量（EELV）的变化程度，以及平均吸气胸膜腔内压占最大静态吸气压下肺容积的比率的变化程度明显相关。所以缩唇呼吸通过提高潮气量可减少呼气末肺容量，并通过它们提高呼吸肌的有效收缩力，发挥了减轻呼吸困难的作用。

缩唇呼吸气体通过缩窄的口形缓慢呼出，可以保持气道较长时间开放，增加了通气及肺内残存气体释放，延长了吐气过程，从而可降低呼吸速度，减少呼气末肺容积以及呼吸及做功，减轻呼吸肌受累。呼吸周期的延长，可增加残气排出和新鲜气体吸入，改善呼吸形式，增强呼吸及力量和耐力。

3. 呼吸节奏训练 呼吸频率加快时，呼吸幅度必然较浅，潮气量减小，而解剖无效腔始终保持不变，肺泡通气量反而小，影响空气与肺毛细血管血液气体的交换。呼吸肌泵的能力对于呼吸系统中使气体流动达到气体交换水平是至关重要的。呼吸泵的损害会使通气、气体交换和组织呼吸受到影响。呼吸肌促发机体通气。在呼吸肌负荷增加或呼吸肌能量下降的疾病中，可发生肌无

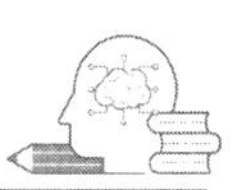

力，而呼吸模式的改变可帮助对抗呼吸肌疲劳。缓慢深长的呼吸有助于提高呼吸效率。浅快呼吸可减轻呼吸肌疲劳。虽然这种节奏降低了气体交换的有效性，但是较低的潮气量和较快的呼吸频率有助于降低呼吸肌疲劳程度。因此在呼吸模式训练中强调调整呼吸频率，而吸气和呼气时间的合理调配在调整呼吸频率中起到关键作用。训练方法如下。①坐姿：训练时首先要调整坐姿，双肩保持水平，腰板挺直，两眼目视前方。②增加呼吸气流训练：使用吸管在水杯中吹泡、吹气球、吹口哨、吹蜡烛、吹纸张等，也可进行吸气-屏气-呼气训练，尽可能延长呼气的持续时间。即治疗师说开始时，患者吸气；然后数1，2，3……，患者憋气；当患者憋气到极致时嘱患者呼气，以后逐渐增加患者呼气的时间。③主动控制呼气训练：训练时尽量让患者自主控制延长呼气时间。一般呼吸时采用鼻吸口呼，可结合发音训练，如在呼气时尽可能长时间地发出"s""f"等摩擦音，并可变换发摩擦音的强度和长短。④手法辅助训练：如果患者呼气时间短而且较弱，可采用手法辅助呼吸训练，即治疗师在患者呼气终末时用双手在胸部施以压力，使患者呼气量增加，以延长呼气。⑤口、鼻呼吸分离训练：将患者的呼吸模式训练为鼻子吸气，口腔呼气。面对镜子，让他们看到自己呼吸的样子，控制自己呼吸的模式，经鼻子吸入足够多的气体，治疗师嘱患者换成口腔呼出最多的气体。⑥最长发声时训练：训练之前根据患者最长发声时的评估结果，制定合适的训练目标，并随着训练时间的延长，逐渐加大训练目标的难度。训练过程中要注意保持患者声音的平稳并要患者采用腹式呼吸。⑦逐字增加句长法：指通过让患者一口气连贯地朗读词句，并循序渐进地增加句长来增强患者的言语呼吸支持能力，提高其呼吸与发声的协调性。训练时可让患者先跟读句子，然后自己朗读，并视情况逐渐加快速度。注意一个句子要一口气读完，换气和朗读要协调自然。

（四）共鸣障碍的康复训练

共鸣障碍的治疗遵循放松训练→针对训练→综合训练的思路，先对患者紧张的共鸣器官进行放松，然后针对其障碍类型进行治疗，最后提高其言语共鸣的整体效果。

1. 放松训练　首先针对共鸣障碍患者进行放松训练，即通过完成一些夸张的动作（咀嚼、舌尖洗刷牙齿外表面）或发一些特定的音（鼻音＋非鼻音），使共鸣肌群进行紧张与松弛的交替运动，保持共鸣肌群之间的协调与平衡，为形成良好的共鸣奠定基础。主要包括口腔放松和鼻腔放松训练，分别对患者的下颌、唇、舌、软腭进行放松。

2. 针对训练

1）口腔共鸣异常的治疗：如果患者存在前位聚焦，则采用后位音法，如果效果欠佳，可降低一个音阶再次进行训练。如果患者存在后位聚焦，则采用前位音法，如果效果欠佳，可升高一个音阶再次进行训练，最终获得疗效。如果患者存在喉位聚焦，则应该将升调训练与伸舌法结合起来进行训练。①后位音法：通过发些舌根音，如"姑""哭"等来体会发音时舌位靠后的感觉，帮助减少发音时舌位靠前的现象，从而达到治疗前位聚焦的目的。②前位音法：指通过发一些舌尖前音，"鼻""皮"等来体会发音时舌位靠前的感觉，帮助减少发音时舌位靠后的现象，从而达到治疗后位聚焦的目的。③伸舌法：通过将舌伸出口外用高音调发前位音，如"i""mi"等扩张口咽腔，体会发音时口咽腔放松的感觉，从而治疗因口腔和喉部过于紧张而导致的喉位聚焦和后位聚焦。

2）鼻腔共鸣异常的治疗：包括鼻音功能亢进和鼻音功能低下的矫治。鼻音功能亢进患者的软腭与腭垂可能存在一定的功能障碍，因此治疗时主要进行减少鼻音训练，并用口腔共鸣法来增强其口腔共鸣效果。鼻音功能低下的患者主要不能发/m/、/n/、/ng/等鼻辅音，其言语缺少必要的鼻腔共鸣成分，非鼻音的清晰度也不高，治疗时主要进行增加鼻音训练及采用鼻腔共鸣法来增强其鼻腔共鸣效果。①减少鼻音的训练：如降低音调响度说话；说话时增加口腔的运动幅度；利用镜子，通过发鼻音和非鼻音，体会和观察软腭的运动等；进行一些非鼻音材料的朗读练习，直到建立平衡的口鼻共鸣。②口腔共鸣法：指在咽腔打开、放松的同时舌放松，舌尖抵住下切牙的状态下，发/ha/音；在咽腔缩紧，舌收缩成束状，下颌张开度减小的状态下，发/hu/音；或者发一些包含不同舌位变化的词语和短句，帮助患者体会口腔共鸣的感觉，从而建立有效的口腔共鸣，提高口腔共鸣能力。③增加鼻音的训练：首先可进行鼻音与非鼻音的听辨训练，以增加患者对鼻音的感知；接着，可练习用稍高一些的音调或增加声音的响度说话；另外还可进行哼音训练，即在发/a—/音的同时闭上嘴唇，这样也可让声音从鼻腔发出。④鼻腔共鸣法：当患者的鼻腔共鸣状况得到一定改善后，可进行鼻韵母与非鼻韵母的对比训练，然后进行含鼻韵母或非鼻韵母的词及短语、句子的鼻腔共鸣训练，直到能够将鼻音运用自如。

3. 综合训练　在针对性的训练后，患者的共鸣状况得到了较好的改善，最后还需要进行以改善其言语整体共鸣效果为目的的综合训练。此类方法包括：胸腔共鸣法、口腔共鸣法、鼻腔共鸣法、头腔共鸣法、鼻音/边音刺激法和U声道法。前四种方法，分别对患者的胸腔、口腔、鼻腔、头腔共鸣效果进行改善，再通过后两种方法促进患者对各共鸣腔共鸣的转换和控制能力，最

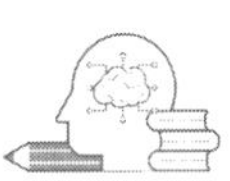

终得到良好的共鸣。

1）胸腔共鸣法：指通过以低音调持续发音，如元音、词语、短语等，使声波在胸腔产生共鸣，帮助患者体会胸腔共鸣的感觉，从而建立有效的胸腔共鸣。

2）头腔共鸣法：指通过以高调音持续发鼻音使声波的头腔产生共鸣，帮助患者体会到头腔共鸣的感觉，从而建立有效的头腔共鸣。训练材料如下：/m/、/n/、/m+韵母/或/n+韵母/、/m—猫/、/n—鸭/、/m—妈/、/n—音乐/等。

3）鼻音/边音刺激法：通过交替发鼻音和边音来促进鼻腔和喉腔间共鸣的转换，以帮助患者获得良好的共鸣音质。训练时要求采用咏叹调的形式朗读含鼻音、边音的材料，如/蚂蚁啊蚂蚁/、/龙啊龙啊龙，龙/、/龙啊牛啊龙/。

4）U声道法：指通过用胸音、头音、胸音转换到发/u/，使整个声道通畅，同时体会胸音向头音转换的过程中不同共鸣腔振动情况的变化，使共鸣的转化控制能力增加，最终获得良好的共鸣。

（五）口部运动训练

口腔运动训练技术是指借助工具或徒手，对患者的下颌、唇、舌等口腔运动器官进行主动或被动训练，以达到增强力量及运动协调性，改善口腔运动功能的目的，最终达到改善构音过程的训练方法。

1. 唇舌运动训练

1）闭唇运动：用力闭合双唇，并保持5～10 s，重复10次。

2）闭唇抗阻运动：双唇抿住压舌板（不可用牙齿咬住压舌板），治疗师轻轻向外拉，嘱患者用力抿住保持5～10 s，重复10次；利用唇抗阻工具，将双唇用力抿紧，功能较好者治疗师可轻轻向外拉，嘱患者用力抿住保持5～10 s，重复10次。

3）展唇运动：用力将唇向两边展开，可同时发“衣”音，并将动作保持5～10 s，重复10次。如患者唇角偏向一侧，治疗师可辅助将唇角轻轻拉回。

4）缩唇运动：用力将唇向中部缩起，发“u”音的准备动作，并保持5～10 s，重复10次。

5）缩唇抗阻运动：嘱患者用力缩唇，治疗师用拇指与示指放于患者两侧嘴角，轻轻将唇两侧展开，并保持5～10 s，重复10次。

6）双颊内缩运动：双唇闭合，微微向前缩起，再将两颊从唇角位置往内吸至凹陷，如“吸吸管”状，并保持5～10 s，重复10次。此动作可改善颊侧的内收控制，对于维持咀嚼时的食团向内控制力和维持吞咽时的口腔负压都有积极作用。

7）闭唇鼓腮运动：双唇闭合，鼓腮直至双颊凸起。每个动作保持5～10 s，交替鼓腮，鼓起一侧面颊后放松，再鼓起另一侧面颊，交替重复动作，如“漱口动作”。

2. 下颌运动训练

1）下颌前后运动：下颌尽力前伸，保持5～10 s再尽力回缩，重复5～10次。亦可连续完成交替动作10次。

2）下颌前伸抗阻运动：治疗师将虎口置于患者唇下方，嘱患者前伸下颌，治疗师给予一定阻力，保持5～10 s。

3）下颌上下运动：下颌尽力向下，张大口腔，保持5～10 s再尽力合上，咬紧牙关至咬肌凸起，同样保持5～10 s，亦可只连续完成交替动作10～20次。

4）下颌向下抗阻运动：治疗师将掌心置于患者下巴处，嘱患者用力张口，治疗师给予一定阻力，保持5～10 s。

5）下颌左右方向运动：下颌向左向右运动，可在每个动作末端维持5～10 s，亦可连续完成交替动作10～20次。

6）下颌左右抗阻运动；治疗师双手的四指分置下颌左右两边，并在患者下颌左右运动时，在两侧给予一定阻力，嘱患者尽力并维持5～10 s。

7）下颌咀嚼运动：上下齿咬合，然后做咀嚼动作，尽量最大范围做到下颌上下、左右运动10次。

8）下颌咬合训练：将纱布缠绕住压舌板后，置于左右两侧磨牙间，嘱患者用力咬紧压舌板，治疗师将压舌板向外拉出口外。或者选用专用的咀嚼训练器进行训练。此训练可单侧分别进行，每次咬合坚持5～10 s。

9）下颌放松练习：治疗师一手托住患者下颌骨，另一只手四指以画圈状轻轻按摩双侧面侧，可从耳屏前按揉至唇角。

10）下颌牵伸训练：方法一：治疗师用双手的四指托住下颌，以双手食指轻扣患者下牙床，辅助患者做张口动作，缓慢进行，在张口至最大位置时治疗师可稍加助力将下颌向下牵拉，重复10～20次。方法二：将纱布缠绕住压舌板，将压舌板横放于患者牙齿上，双手拇指放于压舌板上给予向下的力牵拉下颌。

（六）舌运动训练

1. 舌前伸及后缩运动 舌用力前伸，后用力后缩，维持5～10 s。

1）舌前伸抗阻运动：将压舌板横放于舌尖处，舌用力前伸将压舌板往外

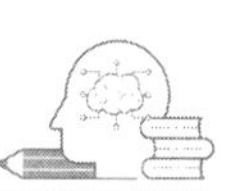

推，治疗师可施加一定阻力，保持 5～10 s，也可向左、右、上、下不同方向进行抗阻运动。

2）舌后缩抗阻运动：可借助吸舌器或纱布，将舌拉出后，嘱患者舌后缩，脱离吸舌器或纱布，注意施加阻力大小视患者不同情况可稍加放松吸舌器气囊，保持 5～10 s。

2. 舌左右运动 舌尖向左右嘴角方向运动，各方向保持 5～10 s，运动能力较好者可将舌尖伸向两侧面颊内侧，并维持 5～10 s，重复 10 次。

舌左右抗阻运动：将压舌板放于舌体左或右侧处，嘱患者舌用力将压舌板往左或右侧推，治疗师施加一定阻力，保持 5～10 s。

3. 舌上抬运动

1）舌尖上下抬：舌尖伸出唇外，并尽力向上或向下抬，触及上或下唇，保持 5～10 s，可交替运动 10 次。

2）舌面上抬：张大口腔，舌面尽力上抬触及硬腭，保持 5～10 s。

3）弹舌运动：唇微张，舌前叶贴近上腭，然后在舌面和上腭间施加一个向内的吸力，使舌面快速脱离上腭，并发出“得”弹响声。此动作可以加强舌前叶与上唇紧贴的力量，使吞咽时食团的推进更加有力。重复 10～20 次。

4. 舌环转运动 嘱患者将舌伸出唇外，从左至右，从上至下，依次环转扫过上下唇面。重复 10 次。

（七）软腭运动训练

软腭上抬幅度减小或完全不能抬升则会影响发音，出现鼻音过重，语言清晰度下降，吞咽时也可能会出现鼻反流现象。

（1）嘱患者发“啊”音，有利于软腭运动的恢复，因为发“啊”音时，软腭的运动类似于吞咽时软腭向上、向后隆起变形的动作，并同咽后壁接触。

（2）g、k、h 音也需要有软腭和舌根的参与，因此这些发音训练可以同时训练软腭和舌根的力量。

（3）屏气-发声运动这一方法是使患者双手支撑在椅背上或桌面上做推压动作等固定胸廓，吸气后屏气，之后突然声门大开，呼气发声，该方法除了能训练声门的闭锁功能，还能强化软腭的肌力，也能去除残留在咽部的食物。

（八）构音运动治疗

在口部运动治疗的基础上，进一步进行构音运动治疗，它包括单一运动模式和转换运动模式。单一运动模式治疗旨在提高构音过程中下颌、唇、舌位置的准确性，对应着单韵母的构音运动训练。转换运动模式治疗旨在提高两种构音运动模式之间的过渡能力和切换能力，如/ai/，为/a/和/i/两点之间的过渡运动，“阿姨”为/a/和/i/两点之间的切换运动。

治疗时，按下颌、唇、舌的顺序进行。一般先进行单一构音运动训练，再进行转换构音运动训练。训练采用重读训练中的慢板节奏二和行板节奏一结合相应的单、双、三音节词来进行。

（九）构音语音训练

1. 语音训练 患者可以做唇、舌、下颌的动作后，嘱其尽量长时间保持这些动作，随后做无声的发音动作，最后轻声引出目的音。原则为先发元音，如“a”“i”“u”，然后发辅音，先由双唇音开始如“b”“p”“m”，能发这些音后，将已学会的辅音与元音结合，如ba、pa、ma，熟练掌握以后，就采取元音＋辅音＋元音的形式继续训练，最后过渡到单词和短句子。

2. 减慢言语速度 构音障碍的患者可能表现为绝大多数音可以发，但由于痉挛或运动的不协调而使多数音发成歪曲音或韵律失常，这时可以利用节拍器控制速度，由慢开始逐渐变快，患者随节拍器发音可以明显增加言语清晰度。节拍速度根据患者的具体情况决定。如果没有节拍器，也可以由治疗师轻拍桌子，患者随着节律进行训练。

3. 音辨别训练 患者对音的分辨能力对准确发音非常重要，所以要训练患者对音的分辨，首先要能分辨出错音，可以通过口述或放录音，也可以采取小组训练形式，由患者说一段话，让其他患者评议，最后由治疗师纠正，效果很好。

4. 克服费力音的训练 这种音是由于声带过分内收所致，听起来喉部充满力量，声音似从其中挤出来的，因此，主要治疗目的是让患者获得容易的发音方式。可以用打哈欠的方式诱导发音，方法是让患者处在一种很轻松的打哈欠状态时发声，理论是打哈欠时可以完全打开声带而停止声带的过分内收。起初让患者打哈欠并伴随呼气，当成功时，在打哈欠的呼气相教患者发出词和短句。另一种方法是训练患者随着“喝”的音发音，由于此音是由声带的外展产生，因此，也可以用来克服费力音。除了上述方法以外，头颈部为中心的放松训练也可以应用，头部从前到后慢慢旋转同时发声，这种头颈部放松可以产生较容易的发声方式。另外，咀嚼训练可以使声带放松和产生适当的肌肉张力，训练患者咀嚼时不发声到逐渐发声，利用这些运动使患者说出单词、短句和进行会话。

5. 克服气息音的训练 气息音的产生是由于声门闭合不充分引起，因此，主要训练途径是在发声时关闭声门，“推撑”方法可以促进声门闭合。另一种方法是用一个元音或双元音结合辅音和另一个元音发音。用这种方法可以诱导产生词、词组和句子。

6. 韵母音位构音异常的治疗　韵母音位构音异常的治疗应遵循单元音/a/→/u/→/i/、/ü/→/e/、/o/→复元音后响韵母→前响韵母→中响韵母→前鼻韵母→后鼻韵母的原则。训练时应遵循发音认识→口部运动治疗→构音运动治疗的流程。以/i/的构音训练为例：首先，治疗师须让患者体会发/i/的方式，即下颌处于上位但不紧闭、展唇、舌前伸、舌位为高位，声带振动；然后进行/i/的口部运动治疗，包括软腭运动治疗和促进舌体前伸治疗；最后，通过含/i/的单音节词和双音节词的构音重读治疗，进一步巩固/i/的构音运动模式，如衣、椅、鼻、臂、弟弟、秘密等。

7. 声母音位构音异常的治疗　训练时须先进行声母音位的构音错误分析（包括发音方式和发音部位的错误），然后按音位诱导→音位习得→音位对比→音位强化的流程进行训练。

1）声母构音错误分析：若患者将/g/→/d/，说明其发音部位错误（/g/舌根音，/d/舌尖中音）；若患者将/b/→/m/，则发音方式错误（发/b/音时，双唇突然释放，气流从口腔释放；发/m/音时，双唇闭合，气流从鼻腔逸出）；若患者将/p/→/b/，则其发音部位正确，但未掌握送气特征。

2）声母诱导训练：其目的为帮助患者诱导出本被遗漏、替代或者歪曲的目标声母音位，是声母构音训练中最重要的一个阶段。首先应强化对目标音位的感知和分辨，让患者感知该音位的发音部位和发音方式，然后尝试着建立正确的发音。如患者将/g/→/d/，则首先让其认识到正确的发音部位；若患者将/b/→/m/，则需让其认识并建立/b/的正确发音方式；若患者将/p/→/b/，则需让其掌握送气特征。

3）声母习得训练：通过大量的练习材料来巩固发音，使患者能够发出正确的声韵组合音。这些声韵组合包括：/目标音位＋单韵母/（如爸/ba/），/目标音位＋复韵母/（如白/bai/），以及/目标音位＋鼻韵母/（如冰/bing/）。训练时还应变换目标音位在声韵组合中的位置，如双音节（前）、双音节（后）、三音节（前）、三音节（中）和三音节（后），以/p/为例：瓢虫（piao chong）、照片（zhao pian）、平底鞋（ping di xie）、吹水泡（chui shui pao）、甩大牌（shuai da pai）。

4）声母音位对比训练：针对容易混淆的声母对进行强化训练，以进一步巩固新习得的声母音位。汉语声母共有25对音位对，每组音位对的两个声母只存在发音方式或发音部位中一个维度上的差异，如音位对/g/和/k/，发音部位为舌根，发音方式虽均为塞音，但/g/是不送气塞音，/k/是送气塞音。音位对比的训练材料是成对的单音节词，分别以音位对中的两个声母开头，韵母和声调相同，如“菇”“哭”。

5）音位强化训练：最后，患者还需对刚习得的构音能力进行迁移，以加强其对该音位的灵活运用。训练时可根据患者日常生活情况，设计一些主题进行句子、对话等的训练，如食品、常用物品等。

8. 韵律训练 由于运动障碍，很多患者的言语缺乏抑扬顿挫和重音变化，表现出音调单一、音量单一以及节律的异常。可以使用乐器和伴奏让患者随着音调的变化训练音调和音量。

9. 交流辅助系统的应用 部分重度患者，通过各种手段治疗仍不能讲话或虽能讲话但清晰度极低，这种情况就是应用交流辅助系统的适应证。此交流系统的种类很多，最简单的有用图片或文字构成的交流板、手机，通过板上的内容来表达各种意愿。随着电子科学技术的高速发展和广泛应用，许多发达国家已研制出了多种体积小、便于携带和操作的交流仪器。

三、构音障碍的预后

第一，构音障碍的病情取决于神经病学状态和进展情况，双侧皮质下和脑干损伤、退行性疾病如肌萎缩侧索硬化症等预后最差。第二，病情程度越轻者，预后越好。脑瘫患者如有频繁的吞咽困难和发音很差，预后亦较差。第三，发病年纪越轻，预后越好。儿童患者比成人有更多的康复机会，随着他们的成长，症状常有所减轻。第四，无并发症者预后好，单纯构音障碍的患者比构音障碍合并失语症、听力障碍或智力障碍的患者预后好。

第六章　脑卒中言语障碍的中医药治疗

第一节　脑卒中言语障碍的中医药治疗概述

脑卒中言语障碍属于中医学“喑痱”“风喑”“风懿”“难以言”“不能言”等范畴，是一种后天获得性的听觉语言障碍。听觉语言的构成包括两个方面，即发声构音和借助特定声音符号的表达和理解。现代医学称前者的功能障碍为构音障碍，后者为失语症。因此中风后言语障碍应从构音障碍和言语理解表达障碍两方面来分类。从古代文献中有关中风不能言语症状的描述可以发现，古代医家已认识到这两方面的不同特征。如《千金要方》：“言音嘶下、言音混浊、言音沉鼓、失音不语、口噤不语、瘖哑不语、言语不正”“语声冒昧、语言謇吃、言语倒错、心手不随、奄忽不知人，咽中窒窒然有声”等，前者描述了构音发声方面的异常，后者描述了言语的表达和理解方面的障碍，对临床中风后言语障碍的辨证论治起到指导作用。

中医学认为言语为神明所现，它的产生有赖于脏腑功能的正常，精、气、血的旺盛，经络舒畅以及五官的完整与协调。如“心者，君主之官，神明出焉。”“心主血脉，脉藏神。”人的精神意识思维等活动，主要为心所主持，心对其他脏的功能活动也起着主导作用，而心之经脉上系舌根，开窍于舌。故言语直接为心所主持，脑中风后若痰蒙心窍，阻于舌根，或心血瘀阻不畅，则直接表现为言语表达与理解、读字、写字等不同程度的障碍。又如经络有通行气血、协调阴阳、沟通表里、传导感应、联系脏腑器官的功能，中风后经络阻滞则脏腑功能不能正常发挥，可见言语感觉迟缓、表达不畅、发音困难等。又构音之器官为发音的直接器官，中风后构音器官受损或不协调，可见发音不清晰、带鼻音、唇齿不利等。综上所述，正常的言语依赖于脏腑、经络、器官三部的共同作用，中风后不同部分的受损则产生不同特征的言语障碍。

根据中医对言语发生的理论，结合中风后言语障碍的特点与患者的临床证候、舌脉，将言语障碍分为脏腑失调型及经络阻滞型两大类，其中脏腑失调型又分为痰蒙心窍型、肾精亏虚型、肝风内动型三类。各型的临床特征与发病情况如下。

痰蒙心窍型：重者表现为全然不能自语，或只能讲少数简单的字，或发音用词严重错误，别人完全听不懂，不能理解别人言语；轻者模仿检查者讲话及理解言语能力减退、不能正常使用文字、写出的内容有错误或遗漏，伴有舌强、反应迟钝、记忆力减退，舌苔厚腻，脉滑。

肾精亏虚型：可见不同程度的失语、音喑、语言迟缓，伴有智力减退、动作缓慢、神倦，舌红舌萎，偏瘫肢体可出现肌萎，脉沉细。

肝风内动型：早期可见患者卒然不语，或患者有严重的言语缺陷，但无内省力、言语增多而发音有错误、说话不随意、书写符号错误难辨，后期可见发音不畅、顿挫、不清晰等，伴有面红、头痛、头晕，舌偏舌抖、脉弦。

经络阻滞型：言语理解基本正常，言语表达也无明显的语法错误，用词正确，发音欠清晰、不流畅、费力、不随意，或发音生硬、音调高低不一、音节停顿不当，可带有鼻音或唇齿不清，可伴有口角歪斜、饮水呛咳，舌偏，脉涩或滑。

综上所述，中风后言语障碍的病位在心、肝、脾、肾，以肝肾精气亏虚为本，风、火、痰、瘀四邪为标。风、火、痰、瘀四邪，干扰心肝脾肾，导致气血虚弱，痰瘀中阻，舌脉失养，故出现舌强语涩，即失语。针对本病的辨证分型，治疗原则以补益肝肾、益气养血为主，兼以健脾、豁痰开窍、祛瘀、平肝息风、通腑泄热等治法。

第二节　脑卒中言语障碍的中医康复治疗技术

中医药治疗脑卒中言语障碍已有千余年的历史，临床应用广泛。运用针刺、灸法、按摩、穴位贴敷等中医外治法刺激身体局部腧穴，通过经络调节全身脏腑及脑的功能，促进患者语言功能的恢复，治疗脑卒中言语障碍疗效显著。尤其针灸治疗对言语不利、舌强不能言等症状改善明显且迅速。对于脑卒中言语障碍患者，应当尽早评定，早期治疗，最大限度地减少后遗症，使患者的生存质量得到改善。

一、针刺疗法

针灸治疗中风失语由来已久，可疏通经络，调和阴阳以及扶正祛邪，因其效果显著而备受瞩目。根据我国传统中医学辨证论治的原则“经脉所过，主治所及”及腧穴的“穴位所在，主治所在”的原理，可远近选穴组方。中风后“舌强不语”“喑哑”多为气血不通，痰瘀阻塞经脉致经筋、经脉失濡养而致。针刺治疗于相应穴位可以激活神经递质的传导功能，从而改善语言能力。一篇纳入 15 篇文献 1 163 例脑卒中言语障碍患者的 meta 分析显示，针刺治疗中风失语症是一种有效的措施，在改善“理解能力”“阅读能力”“书写能力”方面疗效显著。针刺治疗中风失语以整体观念、辨证论治为基础，其多样性主要体现在腧穴选择和针刺手法两方面。根据腧穴选择和针刺手法的不同，针刺治疗分为头皮针、舌针、体针、联合针刺及特殊针法。

（一）头皮针

头皮针是在人体头部的特殊区域及穴位进行针刺的方法，研究发现，人体头部的一些区域是大脑皮质功能在头皮的投影区，在这些区域上进行针刺可以有效地改善病灶部位的血液供应，从而促进大脑皮质功能的恢复，因此失语症的情况也能得到改善。其作用原理主要有：①加快病变脑组织周围血管侧支循环的建立，以保障病灶区供血。②建立皮质-丘脑-皮质的神经反射系统，重建语言功能的通路。③促进语言中枢神经细胞和纤维数量的增加，以加强脑功能的代偿作用。选穴多根据大脑皮质的功能定位区来选取，也有专家以神经生理学及大脑功能与血流的关系为依据选穴。临床多选用哑门、风府、百会、四神聪、言语一区、言语二区、言语三区等部位取穴。

李红枝将 80 例中风后失语患者分型，运动性失语 69 例，感觉性失语 4 例，命名性失语 4 例，混合性失语 3 例。取穴按失语性质选取头部特定刺激区，治疗 30 d 后进行疗效评定，痊愈 31 例，显效 31 例，好转 12 例，无效 6 例，治愈率 38.75%，总有效率 92.50%。郑春红等将 46 例中风后失语患者随机分两组，治疗组予以针刺优势半球语言一区，佐以风府、哑门等穴，对照组予单纯针灸治疗，20 d 后对结果进行统计学分析显示，治疗组疗效优于对照组。靳瑞等采用颞三针治疗卒中后遗症 208 例，语言不利加舌三针（廉泉穴前 1 寸入为第 1 针，左右旁开 1 寸各为第 2、3 针），总有效率为 96.3%。张临洪等根据失语症类型选用不同的语言区针刺治疗，完全性失语选Ⅰ～Ⅲ区，以口语表达障碍为主取Ⅰ、Ⅱ区，以听理解障碍为主取Ⅰ、Ⅲ区，经治疗有效率为 72.73%，显效率是 22.73%。

黄娜等运用头皮针结合舌针、体针治疗脑卒中后失语症，总有效率明显优于常规组。高雁鸿等将 60 例脑卒中后失语患者随机分为对照组 30 例和治疗组 30 例，治疗组采用头针和体针治疗，对照组采用金津、玉液结合体针法进行针刺，治疗后两组自发言语、理解、重复和命名均有显著改善。杨旭东等将 80 例脑卒中后失语症患者分为两组，治疗组采用头针治疗，10 d 为 1 个疗程，5 个疗程后比较两组治疗前后的失语商（aphasia quotient，AQ），治疗组 AQ 值明显提高。孙铭等将 160 例中风失语患者随机分为 2 组：治疗组 100 例取穴

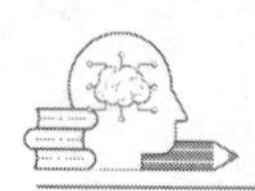

头部语言二区、三区、晕听区，针刺方法常规消毒后，取 0.45 mm 毫针，沿皮分三段刺入帽状腱膜下，使用小幅度高频率捻转手法，再配以电针增加刺激量；对照组 60 例取穴廉泉、通里、金津、玉液。针刺方法：廉泉施提插泻法，令针感达到舌根，通里施提插捻转补法，金津、玉液点刺放血。两组均 1 次/d，10 次为 1 疗程。3 个疗程后疗效观察显示：头皮针刺治疗中风失语治愈率优于传统对照组，但传统针法对运动性失语有其治疗优势。

（二）舌针

舌与经络脏腑关系密切，手少阴心经、足太阴脾经、足少阴肾经、足厥阴肝经的循行都与舌相连，针刺舌体可刺激上述经络，起到调理气血、疏通经络等全身调理的功能，同时可加速舌体自身血液运行，以濡养舌体。此外，舌根处分布有舌下神经及舌咽神经的分支，刺激舌体局部建立神经反射，不仅能调节语言中枢，而且能加快大脑皮质周围未受损变性的组织进行代偿，以促进语言功能的恢复，并改善大脑功能。舌针多采用针刺舌体穴、舌周围穴、舌底穴位，进针后通过提插捻转等手法使针感到达舌根部或咽喉部，得气后出针。

李湘力等将 60 例中风后失语的患者随机分两组，治疗组予以舌三针疗法，取上廉泉、左旁廉泉、右旁廉泉；对照组采用传统针刺疗法，取穴哑门、廉泉、通里，经治疗后行统计分析示：治疗组疗效优于对照组。尹丽丽等将 73 例脑卒中言语障碍患者随机分两组，均予基础治疗，治疗组加针刺廉泉、旁廉泉，佐以风池、完骨，对照组加常规言语康复训练，治疗 1 个月后对结果进行统计学分析示：治疗组疗效优于对照组。杨卫生等运用口腔电针，选取“神根穴”（舌底舌下系带根部凹陷中），“佐泉穴”（舌下系带两侧肉阜近舌下腺导管开口处），“反脉穴”（左右舌下静脉外侧距舌根部 2/3 处）、“液旁穴”（左右舌下静脉内近舌根部 1/3 处）等 7 个新穴位，针刺后舌根有发麻或触电样及酸沉感为度，有效率达 87%。马瑞寅等采用廉泉齐刺，通脉冲电刺激，或采用舌上聚泉穴，配合金津、玉液两穴放血，治疗中风言语不利疗效良好。

符少杨等将脑梗死后运动性失语患者分为：治疗组 38 例在常规治疗的基础上给予针刺舌三针治疗，对照组 36 例给予常规治疗，结果治疗组有效率 89.5%，对照组为 55.6%。廖明霞等将 36 例中风失语症患者随机分为治疗组和对照组各 18 例，治疗组采用舌三针与常规选穴，对照组采用固有的常规选穴，结果显示舌三针配合常规针刺在改善患者阅读理解、书写能力等方面疗效优于对照组。李志刚等取通里穴为主，配合廉泉、金津、玉液等舌针治疗中风失语患者 21 例，10 d 为 1 个疗程，治疗 3 个疗程后总有效率为 90.7%。罗卫平等将 60 例脑梗死致运动性失语患者随机分为试验组与对照组，试验组为舌针配合语言训练治疗，对照组为单纯语言训练，结果显示治疗组汉语失语检查法各亚项分值明显高于对照组，提示舌针配合语言训练治疗脑梗死致运动性失语疗效显著，其效果优于单纯的语言训练组。张小英等报道将中风失语症患者44例采用舌针配合语言区穴位注射，共治疗30 d，4个月后评价疗效，总有效率为93.2%，提示舌针配合语言区穴位注射治疗疗效确切，值得推广应用。

（三）体针

体针是以整体治疗为主，辨明病因病机对症治疗，具有改善人体脏腑功能失调，疏经通络，扶正祛邪，调和阴阳的作用，同时也能增强患者的体质，改善患者的语言功能。如《针灸大成》曰："风府，主中风，舌缓不语。"体针多采用辨证选穴与局部取穴相结合的方法，以整体观念为基础，辨寒、热、虚、实，行补、泻、清、温，达到通经活络的目的。选取通里、外关、合谷、手三里、曲池、血海、足三里、太冲、丰隆等肢体穴位，在此基础上再采用局部配穴，多以廉泉、金津、玉液等配合治疗。

李继安将70例缺血性中风早期失语症患者随机分为通关开窍针刺组与对照组，对照组给予规范药物治疗和康复指导，观察组在对照组治疗方法的基础上加用通关开窍针刺法（取穴百会、水沟、廉泉、合谷、太冲、曲鬓、风池、通里），并于治疗前、治疗后15 d、30 d进行失语症指数评价及对比。结果：针刺组见效快，疗效好，经统计治疗后15 d和30 d的疗效均明显优于对照组。朱现民等将76例运动性失语患者随机分为两组，治疗组针刺五泉穴，对照组采用传统治疗中风失语的穴位，治疗后对结果进行统计学分析，证明治疗组疗效优于对照组。洪秋阳等将71例中风失语患者随机分为两组，均予基础治疗的前提下，治疗组加董氏奇穴与体针，对照组加体针，1个月后对结果进行统计学分析示治疗组疗效优于对照组。

刘阳歧等以风池、聚泉（舌背面中缝之中点处）、上廉泉、金津、玉液为主穴，配内关、印堂，共治疗急性脑血管病失语症患者48例，总有效率95.8%。李定明等以风府、哑门为主穴，治疗脑出血所致言语障碍，配以廉泉、通里、涌泉，经治疗，92.6%患者的言语功能恢复正常。陈玉华等以巨阙为主，配以内关、水沟两穴治疗失语，共治疗127例，显效66例，总有效率92.9%。李隽等将60例中风失语症病例随机分为两组：治疗组30例，取内关、人中、三阴交等穴；对照组30例，取外金津、外玉液、廉泉等穴，采用平补平泻法。2个疗程后，治疗组30例，显效6例，有效19例，无效5例，有效率为83.3%；对照组30例，显效4例，有效19例，无效7例，有效率为76.7%。提示醒脑开窍针刺法治疗中风失语症疗效显著。

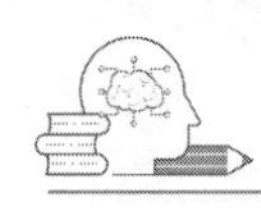

(四) 联合针刺

联合针刺是舌针、头针、体针等方法的联合应用，对重度顽固性语言障碍的患者疗效显著。夏晨等运用针刺督脉及舌体的联合选穴法治疗中风失语症患者34例，主穴：百会、水沟、哑门、金津、玉液。辨证配穴：阳亢加风池、太冲，痰盛加丰隆，血瘀加膈俞，阴虚加涌泉。辨证配穴：肢体偏瘫加曲池、合谷、足三里、三阴交；肢体痉挛加内关、委中；口角歪斜加地仓、颊车，1次/d，6次治疗后休息1 d，共计30次，并给予简单的听说读写等言语康复训练，观察针刺前后言语功能评定量表评分和脑认知电位听觉事件相关电位的变化。结果显示，针刺可以改善中风失语症的言语障碍，并可促进大脑功能的恢复。刘芳等选取头针言语一区、言语二区、百会穴与体针廉泉配合治疗脑血管病33例，其中显效21例，有效10例，无效2例。

王山等取穴：语言一区，语言二区，语言三区及人中、风池、廉泉、丰隆、通里。头皮针以200次/min快速捻转2～3 min，风池、廉泉令针感向舌根部放射，人中以眼球湿润为度，总有效率为95.2%。刘锦等以主穴百会、哑门，配穴头针语言三区、神庭、廉泉、心俞、肝俞、命门、三阴交治疗急性脑梗死后言语障碍，对照组在语言康复的基础上，给予扩血管药物、溶栓及对症治疗。结果：治疗组总有效率为93.33%，对照组总有效率为71.43%。晁文波等采用完全随机抽样法将患者分为针刺组和对照组：针刺组在西医治疗的同时，应用头针、舌针和体针进行综合治疗，对照组单纯接受西医药治疗。针刺组有效率92%，对照组有效率62.86%。提示针刺可以改善中风失语症的言语障碍，并能促进神经功能恢复。孙青热等将60例缺血性中风失语患者随机分为观察组和对照组，每组30例。对照组予语言训练治疗，观察组在语言训练基础上取顶颞前斜线、顶颞后斜线、顶中线行针刺治疗，出针后在顶颞前斜线、顶中线、顶颞后斜线等区域用梅花针轻叩2～3遍。两组在治疗后信息量、流利性、复述等各亚项的评分均较治疗前明显提高，且观察组治疗后以上各项评分均较对照组增加明显。

林志洪等将60名中风后运动性失语的患者随机分为两组：治疗组和对照组各30名。对照组取穴为廉泉、通里、哑门，治疗组予颞前线丛刺以及舌咽针，加上对照组的常规针刺治疗，取穴偏瘫患者对侧的颞前线、金津、玉液、廉泉。治疗3周后，治疗组患者在交谈及重述、语言沟通能力方面的疗效均优于对照组。谭忻风等将94名卒中后运动性失语患者随机分为对照组和治疗组，每组47名。在药物治疗基础上，对照组给予传统针刺治疗，主穴取哑门、廉泉及通里穴；治疗组采用头针、舌针的提插捻转平补平泻法，主穴取舌下三针

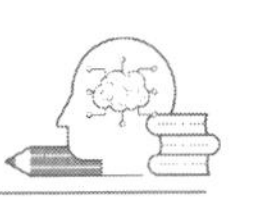

及颞三针，配穴取常规治疗中风病后遗症的相关穴位。治疗 4 周后，治疗组在会话、复述、命名方面的疗效均优于对照组。

（五）特殊针法

张玉红等运用通关开窍法治疗中风后失语患者 208 例，取穴：人中、金津、玉液、通里、廉泉。操作方法：张口伸舌取金津、玉液，舌卷向后方，于舌面下，舌系带旁之静脉上取穴，左金津、右玉液点刺出血；人中于人中沟呈雀啄手法，至眼球湿润为度。张口困难者取人中、通里、廉泉，行提插捻转泻法 1 min。结果：治愈 160 例，有效 38 例，无效 10 例。

徐运瑜等运用廉泉穴合谷刺，沿舌骨上缘正中进针，针尖向舌根方向直刺 30～40 mm，快速提插用泻法，然后提针至皮下，分别向左右斜刺入舌根方向，再行提插泻法，此法以患者下腭及舌体、舌根部有强烈酸胀感或发麻感为宜，总有效率为 81.08%。

张先锋运用针刺开音穴为主治疗中风后失语 46 例，开音穴在双侧下颌角下一横指处，以轻捻徐入的刺法，进针后行提插捻转手法，使局部酸、胀、重，针感传至咽喉部最佳，留针 30 min，每 5 min 行针 1 次，有效率为 93.5%。

赵红义等在醒脑开窍针刺法治疗中风的基础上，采用毫针雀啄刺法以针刺合谷穴为主，对假性延髓性麻痹构音障碍进行治疗，观察患者 30 例，总有效率 96.7%。毫针雀啄刺法以针刺合谷穴为主治疗能够醒脑、开音、利窍，对治疗假性延髓性麻痹构音障碍效果显著。

刘玲玲等将 60 例脑卒中后失语症患者随机分为对照组及梅花针组，梅花针刺激区为焦氏语言一区或 CT、MRI 定位，取病灶相应的头皮投影区，治疗疗程为 2 周，结果提示梅花针组总有效率 86.7%，高于对照组 76.7%，证明梅花针叩刺治疗可改善患者的语音功能。

（六）腧穴-经络及治疗频次的分析

乔玉等收集 2008—2018 年针灸治疗中风后失语的临床文献，进行穴位分经归类，将经络选用频数进行分析处理，共涉及经络 14 条，经穴 62 个，穴次 551，另涉及经外奇穴有 38 个，穴次 474，见表 6-1。总频次大于 15 的腧穴按降序依次排列，使用频率最高的是金津，见表 6-2。

表 6-1　腧穴-经络频次表

归经	总穴次	穴位数	选用腧穴及穴次
手太阴肺经	8	2	尺泽 3，太渊 5

续表

归经	总穴次	穴位数	选用腧穴及穴次
手阳明大肠经	27	5	合谷 16，曲池 7，臂臑 2，阳溪 1，天鼎 1
足阳明胃经	39	4	足三里 19，丰隆 16，内庭 3，下关 1
足太阴脾经	30	5	三阴交 17，血海 8，地机 2，公孙 2，商丘 1
手少阴心经	75	5	通里 46，内关 17，神门 6，极泉 4，灵道 2
手太阳小肠经	2	2	后溪 1，天窗 1
足太阳膀胱经	33	7	天柱 11，神堂 5，心俞 5，委中 4，魂门 4，肾俞 2，肝俞 2
足少阴肾经	43	5	太溪 23，涌泉 13，照海 5，复溜 1，阴谷 1
手厥阴心包经	8	3	中冲 5，间使 2，劳宫 1
手少阳三焦经	11	3	关冲 5，翳风 4，外关 2
足少阳胆经	57	6	风池 42，完骨 7，阳陵泉 4，悬钟 2，悬厘 1，本神 1
足厥阴肝经	19	1	太冲 19
任脉	78	3	廉泉 69，天突 5，气海 4
督脉	121	11	百会 37，哑门 35，风府 18，水沟 12，神庭 6，上星 4，大椎 3，命门 2，印堂 2，脑户 1，神道 1
经外奇穴	474	38	金津 73，玉液 69，上廉泉 34，左旁廉泉 31，右旁廉泉 31，聚泉 12，四神聪 11，海泉 6，玉漱 3，四强 3，开音 3，副廉泉 3，颈四夹脊 1，颈五夹脊 1，胆囊 1，心脏 1，舌中 1，舌根 1，中矩 1，语门 1，语泉 1，言语三区 47，言语二区 46，言语一区 41，视区 10，运用区 10，颞三针 7，顶颞前斜线 6，颞前线 5，顶中线 3，顶旁线 3，顶颞后斜线 2，运动区 1，晕听区 1，顶斜 1 线 1，语言区 1，太阳穴 1，顶前线 1

表 6-2 腧穴频次分析表

排名	穴位	主穴频次	配穴频次	总频次
1	金津	73	0	73
2	玉液	69	0	69

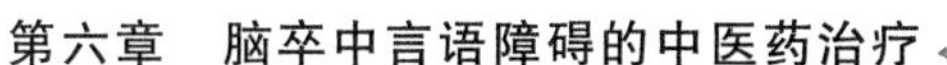
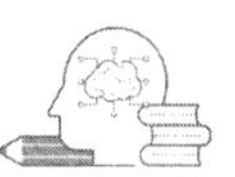

续表

排名	穴位	主穴频次	配穴频次	总频次
3	廉泉	69	0	69
4	言语三区	45	2	47
5	通里	46	0	46
6	言语二区	44	2	46
7	风池	37	5	42
8	言语一区	39	2	41
9	百会	36	1	37
10	哑门	35	0	35
11	上廉泉	34	0	34
12	左旁廉泉	31	0	31
13	右旁廉泉	31	0	31
14	太溪	11	12	23
15	足三里	12	7	19
16	太冲	7	12	19
17	风府	18	0	18
18	三阴交	11	6	17
19	内关	17	0	17
20	合谷	12	4	16
21	丰隆	6	10	16

二、其他中医外治法

（一）穴位按摩

中风是以猝然昏倒、不省人事，伴发口角歪斜、语言不利、半身不遂，或不经昏仆，仅以口㖞斜、半身不遂为主要临床表现的疾病。中风后失语的病位在心脑，涉及肝、脾、肾等多脏腑，脑脉瘀阻，气血不足，而使舌体失养，故见言语謇涩或不语；或气血不通畅，风、火、痰、瘀乘虚而入，流窜于经络之间，上阻清窍而致失语。根据经络“经之所过，病之所及”的特点，选取颈、项、头部等发音器官前后的腧穴来治疗中风后失语，不失为一个有效的康复方案。廉泉、人迎、天突、扶突分布于人体咽喉部位，主司语言发音，通过局部的按揉或推拿，可以促进气血的运行、经脉的通畅，有利于语言功能的恢复。风府、哑门及天柱位于人体项部，为人体阳脉通行头脑的要塞，且头为诸阳之会，刺激上述腧穴，有振奋全身阳气，调节阴阳平衡，和调气血，开音治哑，开窍醒神的功效；风池位于前后腧穴之间，为足少阳和阳维脉交会穴，按摩此穴能够开窍益音、壮阳益气等，且能够加强上述腧穴的经络联系。而穴位按摩法通过推、拿、捏等各种手法施术于不同腧穴上，可以起到活血散瘀、通经活络、平衡阴阳、调和气血的功效。通过穴位按摩也可促使全身的气血运行，促进肢体的血液循环，使失用肢体得到血液的滋养而恢复其功能，且局部刺激也增强了周围神经的传导功能，能促进受损脑神经功能的重组与修复，进而改善患者的日常生活能力。

张静等将72例急性缺血性脑卒中后失语患者随机分为两组，各36例，治疗组在对照组语言康复训练基础上结合启音开窍按摩法，结果显示：在改善患者语言功能上，治疗组各亚项得分均高于对照组。孙海昌等总结前人经验，在研究中发现针灸与按摩相结合，对于中风后失语疗效更好。薛倩等选取风府、哑门、廉泉、大椎，选用按法和揉法治疗中风后构音障碍，有效率85%。张晓琪等在针刺与颈旁线打刺相结合治疗中风失语症的临床研究中，治疗组的患者针刺前均给予穴位按摩、导引，以加强疗效。张玉霞等在针刺加西医治疗的基础上结合穴位按摩加开窍利咽棒治疗假性延髓性麻痹吞咽功能障碍患者30例，结果显示疗效明显。

（二）刺络放血

刺络放血法是根据中风失语因气滞血瘀所致而设，如《医林改错》云：“中风半身不遂，偏身麻木，是由气虚血瘀而成。”考虑中风失语多与瘀血内阻，舌窍经络不通有关。《灵枢・小针解》曰：“宛陈则除之者，去血脉也。”《针灸大成》指出：“舌肿难语，廉泉、金津、玉液。”

李良等将67例中风失语患者随机分为两组，均予内科常规处理，治疗组以针刺金津、玉液出血为主，佐以体针配合言语康复训练，对照组加体针配合言语康复训练，15 d后用汉语失语症检查法进行评定并统计学分析，结果显示治疗组疗效优于对照组。郑晓斌等采用舌底刺络放血的方法治疗脑卒中后失语患者，对相关的穴位进行针刺，以出血为度，针刺一定疗程后统计结果，结果显示，在38例患者中，痊愈7例，显效13例，有效6例，总有效率为90%以上，说明刺络放血较为有效，可适用于中风后失语的恢复期治疗。曹野等采用金津、玉液点刺放血法治疗中风后失语患者，结果提示，在45例中基本治愈

12 例，显著进步 24 例，进步 7 例，总有效率 95.6%，说明该法对语言功能的恢复具有显著疗效。李振宇等将 62 例中风失语患者随机分为治疗组 32 例和对照组 30 例，治疗组采用放血疗法治疗，穴位：金津、玉液，对照组予以体针治疗。治疗组总有效率 93.75%，优于对照组。张淑君等运用刺络放血疗法治疗运动性失语的患者，选取金津、玉液。操作方法：嘱患者正坐位，张口卷舌并充分暴露失语患者舌下系带的静脉，用毫针进行快速点刺金津、玉液，出血量为 1～2 ml，手法宜轻、快、准，为防止感染，针后用生理盐水漱口。每 3 d 进行 1 次针刺治疗，针刺 1 周为一个疗程。治疗 1 个疗程后，患者可以说出完整语句，并且可以回答简单问题，治疗 2 个疗程后，患者有时能够讲一些复杂词语，治疗 3 个疗程后，较之前失语患者语言表达明显有改善。提示采用局部刺络放血疗法具有疏通经络的作用，在治疗舌强不语方面有很好的疗效。莫小琴等利用软件将符合标准的 8 篇关于金津、玉液放血治疗中风失语的临床随机对照试验进行系统评价分析，结果表明金津、玉液等位置放血对中风后运动性失语有一定的治疗效果。

（三）穴位贴敷

穴位贴敷是一种常用的中医外治法，具有独特的经络传导途径。腧穴是脏腑气血汇聚之处，既是脏腑病症在体表的反应点，又是调整脏腑功能的施术部位，对药物的理化刺激也很敏感。穴位贴敷疗法的作用机制：一方面贴敷药物通过其自身的温度、压力等物理刺激作用于腧穴，激发经气，起到对人体调节的作用；另一方面中药的有效成分通过经络腧穴被人体吸收，发挥整体调节作用。大量临床实践证明，腧穴对药物具有敏感性、储存性、放大性和整体调节性。穴位贴敷治疗中风失语是将具有豁痰熄风、芳香开窍等功效的药物有机结合，研磨调匀后敷于特定腧穴上达到治疗疾病的目的。如将麝香、冰片、石菖蒲、远志、云苓、白附子、郁金、胆南星、川贝、射干等药物适量，研磨成药粉后混合均匀，取新鲜生姜汁调和药粉制成药饼，将药饼敷于胶布上，贴在患者双侧通里、双侧涌泉、双侧照海、天突、大椎、膻中等特定穴位上，麝香、冰片等药物配伍，充分发挥各自的药理作用，通过皮肤渗透、吸收，作用于人体腧穴，药效缓慢而平稳地释放，既节省药物资源，又避免口服药带来的种种不便及副作用，容易被患者接受。

（四）耳穴贴压

肖氏观察中风后运动性失语患者 60 例，耳穴贴压配合头针组（治疗组）、头针组（对照组）各 30 例。治疗后，治疗组患者的自发谈话、口语理解等各亚项分值均高于对照组。耳穴贴压配合头针和单独的头针治疗方法，均能改善患者症状，且耳穴贴压配合头针组的临床疗效优于单纯的头针组，说明耳穴贴压疗法对治疗中风后运动性失语有积极意义。提示耳穴贴压配合头针治疗中风后运动性失语安全、效著、经济实用、无毒副作用，值得临床推广。

（五）灸法

《医学入门》云："药之不及，针之不到，必须灸之。"柳刚等将60例脑卒中后失语患者随机分为两组，重灸百会穴组在对照组的常规及言语康复训练治疗之上予以重灸百会穴，治疗8周后，重灸百会穴组总有效率达90%，明显高于仅采用言语康复训练治疗的对照组，表明此法有助于中风后失语患者早期康复。

三、综合疗法

（一）针药结合

早在唐代，孙思邈就认识到针药结合这种方式的重要性，在《千金翼方》中提出："汤药攻其内，针灸攻其外。""内外相扶"针药并用能取长补短，相互辅佐，疗效叠加。中风失语症属本虚标实之证，治疗疗程较长。中药强化针灸刺激的效应远非两者单独运用疗效可比。中风失语病机多为肝肾阴虚，肝阳上扰，痰瘀互结阻于脑部与舌部。故中药治疗以滋阴潜阳，平肝熄风，豁痰祛瘀，开窍解语为治则，以治其本。针灸治疗以局部与远端取穴相结合，以奏平肝熄风，豁痰祛瘀之功。针药结合，优势互补。

王涛等将100例缺血性中风后失语患者随机分为两组，治疗组予以针灸联合自拟中药补肾化痰解语丹治疗，对照组予以常规言语康复训练，治疗30 d后对结果进行统计学分析，显示治疗组疗效优于对照组。李霞等将20例患者随机分为两组，均给予内科基础治疗，对照组取于凯成教授治疗丘脑性失语经验穴，治疗组给予经验穴加中药提取物红花黄色素氯化钠注射液，治疗15 d后对结果进行评分及统计学分析，显示治疗组疗效优于对照组。李种泰等将89例脑卒中后失语症患者随机分为治疗组及对照组，治疗组49例予以解语丹：天麻10 g，全蝎9 g，白附子、石菖蒲、远志各10 g，胆南星8 g，羌活7 g，木香7.5 g，甘草5 g。1剂/d，水煎，早晚温服，15 d为1个疗程；针刺穴位：哑门、风府、廉泉、通里，留针20 min，1次/d，15次为1个疗程；针刺后嘱患者活动舌体，并练习发音10 min。对照组40例，取哑门、廉泉、风池、通里、上廉泉，留针20 min，1次/d，15次为1个疗程；针刺后嘱患者活动舌体，并练习发音10 min。结果：治疗组总有效率为90.2%，对照组总有效率为65.0%。

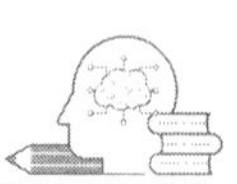

齐燕等观察针刺金津、玉液和服用解语丹加减汤剂治疗痰瘀阻型脑梗死后失语患者60例，比较前后4周两组疗效及神经功能缺损程度评分，发现治疗组的失语程度改善情况、交流能力恢复情况均优于对照组。刘源源等将102例中风后失语症患者，按随机数字表法分为两组，各51例。两组均采用舒尔氏（Schuell）刺激法进行语言康复训练，30 min/次，3次/周。其中51例患者采用舌三针治疗作为对照组，另51例在上述基础上加用神仙解语丹加减内服治疗作为观察组，疗程均为4周，结果显示观察组疗效优于对照组。郑鸿等将58例缺血性中风后失语患者随机分为对照组和研究组，各29例，对照组将20 ml复方丹参注射液加入250 ml 5%葡萄糖溶液中静脉滴注，研究组给予中药联合针灸治疗，观察两组临床疗效及治疗前后失语成套测验评分。结果提示研究组治疗有效率及治疗后失语成套测验评分明显高于对照组。以上说明针药结合治疗优于单纯的针刺治疗或单纯的中药治疗，可有效提高患者语言能力。

（二）针刺联合语言训练

李韬等运用头针配合语言训练治疗中风后运动性失语49例，呈30°沿头皮斜刺入帽状腱膜下层固定补提插，快速捻转行针300次/min，每隔5～10 min捻转2～3 min，留针30 min起针，1次/d，6次为1个疗程。嘱患者出现针感示意医生停止。训练有关发音肌肉，利用磁语言训练练习，刺激促通法，每次1～5 min，每周5次。结果：痊愈2例，显效15例，有效8例，无效4例，总有效率为90.2%。

朴振洙等将60名卒中后言语障碍患者随机分成两组，治疗组和对照组各30名患者，对照组给予语言康复训练治疗，治疗组给予中医针刺治疗并配合语言康复训练治疗，刺激语言一区（运动区的下2/5）。治疗组主穴：取语言一区，风池、通里、廉泉、哑门（不留针）。治疗1个月后发现，治疗组疗效比对照组明显。

于佳佳等随机将72名卒中后言语障碍患者随机分成针康组36名和康复组36名。针康组：采用不提插快速捻转法及点刺法，取穴为玉液、金津、廉泉、语言一区、语言二区及语言三区，配合语言康复功能训练。康复组采用同针康组的康复功能训练对失语患者进行治疗。1个月治疗后比较，针康组患者在复述能力、阅读理解方面的治疗效果优于康复组。

（三）针刺联合穴位敷贴

费爱华等将86例中风后失语症患者随机分为针刺组28例、穴位贴敷组29例和穴位贴敷结合针刺组29例，结果发现穴位贴敷结合针刺组的疗效显著优于针刺组和穴位贴敷组。

徐婉月等将60例中风后失语症患者随机分为两组，靳氏舌三针组30例和穴位敷贴联合靳氏舌三针组30例。在基础药物治疗上，对照组针刺取穴言语一区、舌三针。治疗组在对照组的治疗基础上给予穴位敷贴，膏药配比：穿山甲：三七粉：红海蛤：生乌头以2：4：4：5打粉混合；冰片：薄荷脑以1：2制作成溶剂。敷贴方法：取出适量粉末和溶剂调成膏状敷于涌泉、劳宫，每晚贴敷，次日早晨取下，两组均治疗4周。治疗前后对患者言语功能进行评定，发现治疗组总的有效率明显优于对照组，提示穴位敷贴联合针刺治疗可明显改善中风后失语症患者语言功能。

（四）针刺联合音乐疗法

音乐疗法是近年来治疗卒中后遗症中较受患者喜欢并接受的方法，有助于患者摆脱悲观失望的情绪，可以给予患者心理支持，而且音乐刺激能改善中风后失语患者大脑皮质的功能。

张虎等将脑卒中后失语的120名患者随机分为对照组60名和治疗组60名。在常规治疗基础上，对照组针灸治疗取穴为顶颞前斜线、颞前线、百会、金津、玉液、哑门、廉泉、水沟、神门、合谷、足三里、丰隆、三阴交、太冲、通里。治疗组在对照组的治疗方法上给予音乐疗法，挑选患者喜好的曲子聆听。4周后，治疗组在听理解、复述及命名方面较对照组改善明显。刘媛媛等将脑卒中后失语的90名患者随机分为对照组45名和研究组45名。对照组采取常规康复治疗，研究组在对照组的治疗上采用音乐疗法配合综合语言康复治疗，对比治疗后发现，研究组患者语言改善程度优于对照组。

（五）针刺联合高压氧治疗

艾孜孜对中西医结合治疗脑梗死后失语症40例患者进行了临床分析，随机分为观察组与对照组，对照组在神经内科脱水、营养脑神经药物等常规治疗的基础上采用高压氧治疗。观察组在对照组的基础上加用针灸疗法。治疗3个月后进行分级评估并统计结果。经过系统治疗后，观察组和对照组的评分都较前有所提高，但观察组明显优于对照组，且差异具有统计学意义。

四、五音疗法

失语症是脑卒中的常见并发症，与大脑语言中枢受损密切相关。根据大脑损伤部位的不同，患者常伴有不同程度的言语表达和阅读书写能力的下降。传统观点认为，语言的处理中枢与音乐的处理中枢是相互独立的，但近期研究表明，神经中枢对语言的处理不仅局限于broca区和wernicke区，与音乐处理区域产生重叠的其他区域也会发挥作用。国内外研究发现，对受损的语言符号系统采用适当的听觉刺激，可以有效地促进患者语言功能的恢复，由此证实音乐疗法对失语症具有一定的改善作用。章丽雅等在言语训练的基础上，对治疗组患者实施介入主动式及被动式音乐疗法，并在治疗后1个月和3个月对患者的失语商进行评估，结果显示言语训练联合音乐疗法的远期疗效更优。RAGLIO等对慢性期脑卒中失语患者进行分组治疗，其中治疗组患者接受即兴式音乐疗法，结果发现即兴式音乐疗法对患者的言语功能具有一定的改善作用，证实脑卒中引发的失语症即使进入慢性期，也可以通过音乐疗法缓解失语症的症状。

在中医五行音乐疗法中，徵调音乐属火通心，可以促进人体的气机上行，补心气，通血脉，活络祛瘀，改善脏腑功能，有助于语言功能的恢复。张虎等联合针灸和五行音乐疗法，发现可以提高脑卒中患者的自发言语能力、理解能力和复述能力，由此认为徵调音乐对失语症有着积极的治疗作用。蔡丽娇的研究也证实在失语症的联合治疗方案中，采用徵调音乐较西洋音乐可以取得更加显著的疗效。林润等观察了52例气虚血瘀证的中风后失语患者，结果表明，一般治疗结合聆听徵调音乐治疗的语言功能及神经功能缺损评分的提高效果均优于单用常规治疗。余瑾等通过研究发现，音乐治疗可以提高构音障碍患者呼吸功能，改善舌的灵活性、调整患者的语速，使言语趋于清晰，还能改善支配构音器官的神经系统，同时积极的音乐有利于恢复患者的心理障碍。

五、情志疗法

脑卒中后由于角色改变及自我形象紊乱（不能说话、肢体偏瘫），患者不能立即适应，难免会出现抑郁、无奈甚至烦躁等情绪。中医学认为，不良的情志刺激可致人体气血失调，造成脏腑功能紊乱，诱发或加重疾病。医护人员应关心体贴患者，帮助患者重建信心，重视情志疗法在中风患者康复中的作用。情志干预能使患者情绪得以稳定，减轻患者抑郁、敌对性、焦虑等症状，同时也有助于患者躯体症状的改善。

尤其对于是脑卒中后言语功能障碍的患者，因发音困难，患者的交流能力受到严重影响，早期会出现不同的心理问题，如烦躁、抑郁、害羞、易怒等，严重影响患者的生活质量。因此要及早地给予患者鼓励和安慰，耐心开导，告诉患者言语障碍问题是暂时的，鼓励患者主动参与康复训练，认真反复训练。适当运用非语言沟通如体语、触摸、微笑、沉默等可使患者处于最佳心理状态，有利于避免身心疾病的发生，促进疾病的顺利康复。张丽华等根据中风患者心理特点随时间变化，分别划分为T_1、T_2和T_3期，建议在不同期侧重给予不同的心理护理，因时因人施护，为患者提供积极的心理支持。

第三节　脑卒中言语障碍的中药治疗

中风后语言障碍的发生早期是和中风同步的，症状迅速出现，快速达顶峰，而后病情会出现波动，有一部分患者出现向自愈的方向发展，还有部分患者由于疾病的反复，会出现病情的加重甚至恶化，而后患者语言功能一般不再进展，即达到一个相对稳定的平台期，其病程呈现急性进展期、波动期、平台期三期交替更迭的方式逐渐发展，这也与急性脑血管病所致的失语的自然发展病程相符合，各期病情虚实不同，治疗侧重点也各不相同，分期思想可作为辨病参考，应结合自己临床治疗经验和本地人体质和发病特点提出自己独特辨证分析和总结临床用药特点。辨证论治是中医认识疾病和治疗疾病的基本原则。针对本病的辨证分型，各医家有不同的见解，但治疗上基本都以补益肝肾、益气养血为主，兼以健脾、豁痰开窍、平肝息风、通腑泄热、搜风熄风、活血通络等治疗，或专方治疗，或验方治疗，或针灸治疗，或针药合用。有些医家擅长运用古方地黄饮子、解语丹、资寿解语汤等治疗中风失语，有些运用近代医家名方，如中风回语丹、转舌解语汤、中风回言胶囊等治疗，均取得良好的临床效果。

根据中医对言语发生的理论，结合中风后言语障碍的特点与患者的临床证候舌脉，可将言语障碍分为经络阻滞型及脏腑失调型两大类，其中脏腑失调型又分为痰蒙心窍型、肾精亏虚型、肝风内动型三类。各型的临床特征与发病情况如下。

（一）痰蒙心窍证

此类患者多发病急骤，猝然昏倒，不省人事，发病前多有眩晕、头痛病史，多在情志过激后诱发，轻者口眼㖞斜，舌强、语言艰涩，重者目合口张，肢瘫舌萎，舌苔厚腻或黄厚，脉弦滑有力或微涩，腹胀，痰多黏，便秘。治则：通泄腑热，潜镇化痰，方选星蒌承气汤加减。兼头痛，眩晕者，可加钩藤、菊花、珍珠母、磁石平肝潜镇；睡眠不佳者，加用夜交藤、酸枣仁养阴安神，痰多黏腻，难咳者，加竹茹、竹沥、川贝母清化痰热，腹实重者方中加大大黄、芒硝用量。如舌色紫暗，瘀象明显者，可选用红花、桃仁、川牛膝活血引血下行，但急性期一般慎用虻虫、水蛭、三棱、莪术等破血药。本型患者或多有烟酒史，或嗜食肥甘等，脾运受损，湿聚成痰，痰湿郁结化热，或有七情内伤病史，如暴怒引起肝阳暴亢，挟气血上逆。

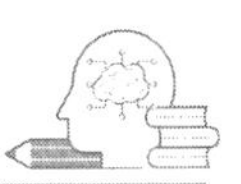

（二）肾精亏虚证

本型症见患者半身不遂，肢体拘挛，畏寒肢冷，肌肉失用萎缩，声低气弱，语声低微或不语，舌红苔少或伴舌肌萎缩，脉细或沉细。治则培补肝肾，濡养经络，方选用《圣济总录》名方地黄饮子加减，如长期卧床，痰浊较深，壅塞气道，难以咳出，临床辨证后可加大菖蒲、远志、茯苓用量，并加用轻清上行，清利咽喉窍道兼有疏郁作用的薄荷，一般用量在3～6 g，如伴有阴虚肝阳偏亢热象明显者，可改用熟地黄为生地，附子、肉桂等辛热之品可酌情减量或不用。临床本型多处于中风病的后遗症期，本已虚但余邪留存，如《素问·阴阳应象大论》中记载人体的阴气在中年后开始迅速衰减，治疗时在培补先天之本的同时，加用培补后天之品，脾为后天之本，肾为先天之本，二者相互滋生，培补脾胃，脾气运化水谷之精及其化生的谷气可充养和培育肾中精气。在病理上脾气的虚弱亦可影响到肾气。本型患者多伴有倦怠，肢体肌肉的萎缩甚则舌肌萎缩，甚至肢体萎废不用。常选用党（人）参、白术、黄芪、益气健脾。对于改善患者声低气弱，言语无力，肢体废用疗效肯定。在辨证论治的基础上，加强对后天的调理，对中风后痰、湿、瘀等病理产物清除和失语的恢复可起到肯定效果。

（三）肝风内动证

此类患者临床多见头痛头晕，耳鸣目眩，腰酸，突发口眼㖞斜，舌强语謇，或手足重滞，甚则半身不遂，舌质红，苔黄或腻，脉弦滑。本证肝火偏旺，阳亢化风，横蹿络脉，治以平肝潜阳，活血通络，选用天麻钩藤饮或镇肝熄风汤加减，兼有咽干口燥者，可加用天花粉、天冬、玉竹养阴润燥。如头晕、头痛明显，可加大平肝熄风潜阳药的使用。夹有痰浊，胸闷，恶心，苔腻，加陈胆星、郁金；头痛较重，加羚羊角、夏枯草以清肝息风；腿足重滞，加杜仲、寄生补益肝肾。

（四）经络阻滞证

此类患者临床多见半身不遂，口眼㖞斜，舌强语塞或失语，肢端或肌肤麻木，手足不遂，舌暗紫，脉弦滑。治以搜风化痰，行瘀通络，方选用解语丹加减，解语丹出自清代程钟龄《医学心悟》，原方载主治“风入心脾，言语蹇涩，舌强不伸，涎唾溢盛，神内郁塞，心包闭滞暴不能言”。有白附子、石菖蒲、远志、天麻、全蝎、羌活、南星、木香、甘草。方中白附子祛痰开窍，天麻祛风通络、息风止痉、平抑肝阳、清热利窍、驱逐痰瘀醒脑，且胆南星寒凉，寒温并用，邪无所留。石菖蒲引药入心，盖“言为心声”，此药直达清窍，引诸药直达病所，远志祛痰安神开窍，且与石菖蒲合用增强祛痰开窍之功，全蝎熄风止痉，通络活血，能搜内外之风，与天麻合用能增强息风止痉之功，羌活妙在入督脉而疏肝气，通百脉，前人谓之能“治贼风失音不语，手足不遂，口面歪斜”，木香能行气止痛，疏通气血，畅达气机，行气以助祛湿而断痰源，且能健脾消食，脾健则痰无所生，甘草调和诸药，诸药合用能搜风止痉，化痰浊，活血化瘀，醒神，开窍利语，为治疗卒中后失语之良方。

本证多见于中风中经络，病机为经络空虚，风痰客居，属本虚标实。在辨证治疗的基础上，强调了在药物选取上注重祛风、实络和化痰的组方配置比例。风为六淫百病之长，常挟痰夹瘀，但祛风药往往辛香温燥，有伤气耗血之嫌。此型患者以中老年居多，临床祛风应避免过于辛香温燥，防伤正滞邪。

大量临床研究显示，中医药治疗中风失语有其独特的治疗方法及疗效。虽然每一种治疗方式都有其优势，但也都有其不足，同时一个患者也不可能接受所有的治疗，针对不同的患者，则需要将几种不同治疗方法科学合理地结合在一起，把现代的研究手段、评定标准和中医思维、特色治疗有机结合，以达到互取所长、优势互补、相得益彰的临床效果。同时需兼顾临床、心理、社会、自然环境等各种因素，配合个体化的辨证施治及整体治疗，进而制定出简单、方便且有效的治疗方案，从而达到最佳康复效果，减少致残率，提高患者的生存质量，帮助患者早日回归家庭，重返社会。相信在治疗中风失语的道路上，中医药还能发挥更大的作用，促进神经康复与中医共同发展，更好地造福广大患者。

第七章　脑卒中言语障碍的社区与居家康复

脑卒中是具有高发病率、高致残率的疾病，中国每年新发脑卒中患者约200万人，其中70%～80%的脑卒中患者因为残疾不能独立生活，患者人数众多，康复治疗周期较长。目前由于医疗资源及住院费用等诸多因素的限制，患者在住院期间进行康复治疗后，就会面临院外康复的问题，出院后应在社区及家庭继续进行康复治疗，以改善患者的功能障碍，促进其生活质量的全面提高。

第一节　脑卒中言语障碍的社区康复

2015年《社区康复"十二五"实施方案》出台，标志着我国社区康复逐步开始规范。我国康复医疗资源分布不均，服务水平参差不齐，优质的康复医疗资源多集中在大型综合医院的康复科，而社区卫生服务中心的专业服务能力远远落后于康复医疗体系建设的要求。为了促进各级康复医疗机构之间建立有效联系和转诊渠道，卫健委于2011年颁布了《建立完善康复医疗服务体系试点工作方案》，并启动了14个省份46个城市的试点工作，探索分层级、分阶段康复医疗体系。随着试点工作的开展，各地区三级康复医疗体系的建立，实现了患者从大型综合医院康复科到社区康复的衔接及延续。远程医疗自20世纪60年代在美国问世以来，逐渐在发达国家迅速发展，其零距离、跨地域、视频互动等特点，正逐渐应用在远程社区护理、远程家庭医疗监护、远程健康教育等各个方面。远程会诊及网上诊疗工作为社区康复的开展提供了专业技术支持，保障了社区康复的有效性。

一、社区康复治疗的实施

我国目前社区卫生机构的医疗水平及资源状况参差不齐，可根据其具体硬件设施及专业技术水平，为患者制定适宜的康复治疗方案。结合目前互联网及社交方式的多样化，通过建立QQ群、微信群及视频会议等交流方式，治疗场地可分散至患者家庭内。

社区康复工作需要团队紧密协作，充分利用社区资源，调动家庭积极性，促使家庭成员科学地参与到脑卒中患者的康复过程中，使患者获得更加全面的治疗与照顾。团队成员包括社区领导者、医师、治疗师、护士、社区志愿者、患者及家属。所有成员以患者的功能和需求为导向，以社区为基础，以家庭为依托，利用三级康复网络系统平台实现资源及信息共享，为患者提供便利、有效的康复服务。

二、社区康复内容

脑卒中言语障碍主要以失语症和构音障碍最为多见，本书着重介绍这两种功能障碍的治疗。

（一）失语症的康复

1. 失语症的评定 目前临床上常用的失语症的检查工具主要包括：汉语失语症成套测验（ABC）、汉语标准失语症检查（CRRCAE）、波士顿诊断性失语症检查（BDAE）、西方失语症成套测验（WAB）、Token 测验，以及可从整体上反映失语症患者的言语障碍程度的 BDAE 失语症严重程度分级，医疗条件相对较好的社区康复机构也可采用失语症计算机辅助评估系统完善失语症的评估。

2. 失语症的康复治疗

1）语言训练：短期内强化治疗更有助于改善脑卒中后失语患者的言语功能，对社区康复而言，如果患者失语时间较长，语言训练是否能使患者获益仍存在争议。

2）培训社交伙伴：培训交流伙伴来帮助成人失语症患者交流，可以提高失语症患者及其伙伴的会话能力，培训交流伙伴可以提高幸福感和社会参与感。

3）患者及家属宣教：举办有教育意义的宣讲会，可以提高患者及家属对疾病康复的认识水平，使其更好地配合医务人员进行康复锻炼；增加社交活动时间，可增强患者的自信心，促使其更好地适应家庭，适应社会。

4）计算机辅助治疗：计算机辅助训练可显示不同的场景，如家里、户外、银行等，患者只要触及屏幕即会显示相应的场景中的具体物品、人物的名称，并可同时进行字词朗读。计算机系统会对输入的语言进行即时客观地分析，并结合语言训练的视觉反馈界面使言语障碍患者的复述和朗读能力得到强化，患者的训练积极性更高。

5）音乐疗法：有学者认为音乐和语言具有共同的神经通路，音乐疗法是一种潜在的治疗失语症的有效方法。音乐疗法主要是通过音乐的节奏感、旋律

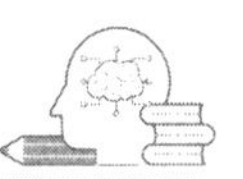

性等加强患者对声音的感知，通过歌词曲谱改善患者的语言理解能力，控制发音、呼吸、节奏、说话的频率和发音的清晰度等。

6）强制诱导治疗（CI）：针对失语症患者，此法强调限制患者非言语表达，给予一定强度的语言训练修复受损的大脑区域的语言功能，提高口语表达能力。研究显示，CI在自发言语、听理解、命名等方面具有恢复效力。

7）非侵入性脑刺激治疗：重复经颅磁刺激（rTMS）是一种无创无痛的神经电生理技术，可通过刺激大脑半球相关功能区域促进语言功能的重建，对失语症患者治疗具有一定的治疗效果。经颅直流电刺激（tDCS）是一种通过放置于头皮上的电极，将恒定的微弱电流传送至大脑皮质使大脑兴奋或抑制的一种非侵入式大脑刺激技术，研究表明其可自上而下调节脑卒中后大脑功能，从而改善失语症症状，并改善患者的理解以及命名能力。

8）针刺治疗：在选穴上用水沟、印堂、上星、百会调督脉以醒脑，以内关、极泉调心神而利舌窍，三阴交、尺泽滋补肝肾、利肺以开音，风池为足少阳、阳维之会，具有醒脑而利诸窍之功，辅以率谷、上廉泉共奏醒脑开窍、滋补肝肾、调神导气、启闭开音之效。

（二）构音障碍的康复

1. 构音障碍的评定 构音障碍是脑卒中后神经肌肉病变导致发音器官的肌无力、瘫痪或肌张力异常和运动不协调等表现为发声、发音、共鸣等异常。常用的评估量表有中国康复中心构音障碍检查表及汉语言Frenchary构音障碍评价法。

2. 构音障碍的康复治疗

1）松弛训练：痉挛型构音障碍的患者，往往有咽喉肌群紧张，同时肢体肌肉张力也增高，通过放松肢体的肌紧张可以使咽喉肌群相应的放松。

2）下颌运动治疗：加强上下颌的运动控制、稳定性、协调性及力量。

3）唇舌运动训练：嘱患者做圆唇、碰唇、张嘴、唇齿轻咬等动作，训练发音时双唇的控制能力。同时练习水平和上下方向的伸舌动作，有时配合卷舌运动。

4）感觉刺激：冰块刺激面部及口腔肌肉，刺激温度感受器，冲动传到神经中枢，提高肌梭敏感性，提高肌肉兴奋性。

5）触觉训练：将患者手放至在健康人的喉部，感受声音强弱与喉头振动的关系，使患者通过感觉来模仿和练习发声。

6）呼吸发音训练：患者学会自如呼吸后，还需训练患者控制气流及使用声带的能力。

7）生物反馈治疗：将声音信号转化为视觉信号，加强患者对语音的调节。

8）强化训练：如 Lee Silverman 声音治疗（LSVT）可以提高语音、发音清晰度和语言的可理解度。

9）中医针刺治疗：针刺舌部可以反射性地增强中枢神经系统的兴奋性，激活脑部语言区。另外，针刺颈项部腧穴，或可通过调节颈内动脉和椎动脉，迅速建立起病灶区域的侧支循环，促进中枢神经系统功能的恢复。

第二节　脑卒中言语障碍的居家康复

大多数脑卒中患者从医院到家庭并融入社会都无法适应，可通过社区康复机构提供持续服务过渡到家庭康复，以减少支出。居家康复可保证前期住院康复治疗及后期出院后康复治疗的延续。良好的居家康复护理可以延迟或恢复患者自理能力的缺失，缓解病痛，还可以提升患者的自我康复能力，降低二次住院率，节约医疗成本，减轻家庭负担，帮助患者回归家庭，回归社会。

脑卒中患者早期进行康复治疗有利于患者康复，合理、有效、科学、规范的康复治疗能让脑卒中患者的神经功能在发病半年后依然有明显改善，脑卒中康复锻炼的效果不仅与患者病情、康复锻炼方案等有关，也与患者参与康复训练的依从性密切相关，康复训练依从性越高则功能恢复越快，反之则慢。因此保证患者居家康复的依从性至关重要。利用现代网络技术，让脑卒中患者在家便能进行社区康复训练治疗，将社区康复与家庭康复紧密衔接，与传统康复机构比较，患者康复效果更好。远程康复可以提供预防、评估、监测、干预、监督、教育和辅导等服务，保证了连续有效的康复，有助于康复专业人员对出院脑卒中患者神经康复机制的深入探索。

一、居家康复的对象

（1）已在医院诊断明确，无新发出血或梗死的脑卒中患者。

（2）生命体征平稳，实验室检查指标基本正常。

（3）不存在需要住院治疗的并发症或合并症。

（4）存在轻度功能障碍，无须住院治疗，在社区或居家接受治疗。

二、居家康复的主要方式

（一）远程康复

远程康复是康复医疗专业人员以远程通信技术为依托，应用康复诊疗技

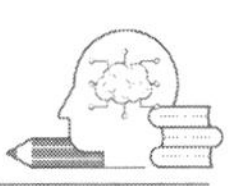

术，为在家中、社区或偏远地区患者开展的一种新型康复医疗服务模式。

1. 技术支持

1）信息通信技术：比如电话、互联网等。电话是最早应用于远程康复中的技术，由于其成本低、易用性和通用性，目前仍被广泛使用。大多数远程医疗研究团队与患者及其家属之间仍会通过电话保持沟通。通过电话为患者提供治疗信息、团体支持及应对疾病技巧。近年来，随着腾讯 QQ、微信等互联网技术媒介的广泛应用，智能设备（如智能手机、平板电脑）的普及，视频会议技术使治疗师和出院患者之间的联系成为可能，且已逐渐成为一种较为成熟的远程通信技术。视频会议技术允许远程传递指令和远程监测患者，甚至可实时为患者和治疗师提供视频直播互动。

2）远程康复诊疗技术。

（1）虚拟现实（virtual reality，VR）康复技术：虚拟现实康复技术是一种新型的康复技术，其利用计算机硬件和软件建立交互式模拟的方式，为用户提供接触类似于真实世界的物体和事件的机会。当虚拟现实技术通过通信技术的接口被利用在家庭、社区或者偏远地区时，可以很好地发挥虚拟现实技术作为远程康复技术的优势。研究表明，虚拟现实技术通过提供模拟现实生活活动来鼓励患者进行重复的任务，特别是在现实生活中不安全的活动（如过马路、开车等），并且训练任务可以进行等级分化，并提供即时反馈，有利于患者运动功能的恢复。目前国内虚拟现实技术主要是应用于大型综合医院临床，很少用于家庭和社区的康复，但随着各级机构医疗条件的改善，这或许是康复从综合医院走向家庭和社区的途径之一。

（2）机器人辅助康复技术：机器人辅助康复技术已在研制与尝试中，已经证实机器人康复治疗的有效性在于提供重复的治疗，而且不需要实时的人为监督。虽然家庭传统康复训练具有很好的灵活性，但远程机器人辅助康复技术可提高患者依从性，客观准确地测量和记录患者的训练情况，提供患者本体感受的反馈情况，具有传统家庭康复没有的优势。

（3）基于传感器技术的设备：传感器可以采集患者生理相关数据，用来评估患者身体健康状态，同时医护人员可以远程监控、管理和调试康复设备。

2. 实现形式 结合目前我国的医疗资源现状，通过互联网微信、腾讯 QQ 等建立由医生、治疗师、护士、患者及家属组成的管理小组群，进行远程康复治疗较易实现，具体流程可参考如下：①出院前一天，由护士指导患者及家属扫描二维码进入管理小组，并为患者建立档案，患者出院后开始接受微信群居家康复管理指导。②管理群专业人员随时通过线上教育提供服务，解答患者及家属疑惑，管理组成员群内发送电子版文字、动态图片或者音视频播放文件等康复相关知识链接，患者及家属自行下载学习。③定期进行微信回顾性回访并记录患者居家康复训练情况，检测患者康复训练进度及存在的问题，剖析存在的问题并将其存在的问题和正确的处理方法一对一指导。④积极鼓励康复训练执行力及依从性较好患者在群内分享经验和心得，以激发其他患者的康复信心。

（二）心理治疗

脑卒中在临床治疗中是较为常见的一种疾病，据相关医学研究数据表明，在我国约有45%的脑卒中患者会由于各种原因产生焦虑、抑郁等多种不良情绪。患者回到家中，更需要家人的心理安慰与支持。

首先对患者的焦虑和抑郁等不良心理状态进行简单评估，根据患者的评估结果给予正确的调节指导，根据患者不同阶段表现出的消极现状对其进行及时准确的扭转，采用真诚的安慰、鼓励以及劝导等方法调动患者的自我调节能力，保证患者以积极的心态对待疾病，树立战胜疾病的信心。其次，要经常性地与患者进行沟通交流，耐心倾听患者的内心想法，帮助患者摆脱心中的消极情绪以及自卑心理。另外，还需给予患者足够的家庭关心，在陪护过程中给予患者家庭的爱护和温暖，帮助患者建立治疗的信心。有针对性地对患者进行了解谈话，有目的地劝导患者摆脱不良情绪的影响；可以多给患者看一些正能量的视频、组织患者间进行一些有序的益智类游戏，这样整体改善患者的心理状态；另外，可以对患者明确指出不正确治疗后的效果，使患者配合医护人员的相关嘱咐；用自由联想的方式，将患者压抑在潜意识内的痛苦进行发泄和表现，帮助患者重新认识自己，整体提高患者的治疗效果。营造安静而舒适的康复环境，可以在房间内放置患者喜爱的鲜花、播放符合患者性格的音乐，也可以根据患者的喜好为其更换病房内窗帘等基础设施，另外还要保持病房内以及康复环境的干净、整洁，经常通风透光，使患者感受到温暖的气息，这不仅有利于患者情绪的稳定，还可以整体提高患者的康复效果，缩短治疗和恢复时间。

（三）营养支持

中风患者的饮食调摄需顺应自然，规律进食，五味调和、无偏嗜，从而治疗和预防疾病再发。

《素问·脏气法时论篇》提道："毒药攻邪，五谷为养，五果为助，五畜为益，五菜为充，气味合而服之，以补精益气。"这里强调以谷类为主食，肉类为辅食，用蔬菜来充实，以水果为辅助的饮食习惯。过度摄入高蛋白、高脂肪、高热量肉类，会引起高血脂、高血压病、肥胖、高血糖，从而诱发心脑血

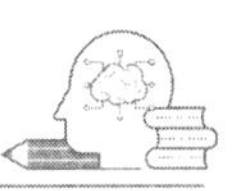

管等相关疾病，故患者饮食要清淡、易消化，低盐、低脂，适当多吃新鲜的蔬菜、水果。饮食还要规律，少食多餐，忌食生冷、辛辣、肥甘厚味，戒烟酒。若患者有吞咽障碍，家属应协助进食，且动作要轻柔，食物要软，避免发生呛咳、甚至食物阻塞呼吸道而窒息。

（四）居家护理

目前国内脑卒中的护理重点主要针对住院患者，而调查研究显示，脑卒中患者出院后各项延续性护理需求率均在65%以上，最高可达94.12%。居家护理需要家属接受科学的宣教指导，与医院做好无缝衔接，让患者出院后也能得到专业的照护，既能有效降低脑卒中并发症的发生率，又能提高脑卒中患者出院后生活质量，是一种持续性及先进性的延续护理模式。主要包括心理护理、环境干预及康复训练指导。

首先，对患者的居住环境进行调整和干预，尽可能将居住环境布置得温馨、舒适，并控制好室内的温度与湿度，将患者生活所需物品放置在随手可以拿到的地方，患者的卧室不宜摆放过多家具，避免妨碍患者室内行走，地面需做防滑处理。其次要加强对患者的心理护理，对脑卒中患者而言，家庭是一个相对放松的环境，使患者真正意识到康复训练的重要性，以及不良情绪对其病情康复产生的障碍。鼓励患者表达内心的恐惧与不安，并有针对性进行调节。给予患者来自亲人的关爱与温暖，逐渐消除患者顾虑。最后，为患者提供康复训练指导，通过互联网平台与社区医务工作人员配合，对患者进行言语康复训练，改善患者言语功能。

三、居家康复的原则

（一）基本原则

1. 注重常用的原则　根据患者文化水平及交流能力，选用合适的训练内容和训练方法，尽可能地调动其兴趣和积极性。选用日常生活中常用的训练材料，如实物、图片、新闻等，并在日常生活中反复练习和检验训练效果。设定贴近现实生活的语境，引导患者自发参与交流。

2. 注重全面性原则　不仅让患者学会用口语，还要会用书面语、手势语、图画等代偿方式表达思想，以达到综合交流能力的提高。

3. 及时调整交流策略的原则　在训练过程中，要根据患者言语功能的改善及时调整训练内容。

（二）治疗时间的安排

(1) 尽早开始治疗，病情稳定后48 h，就可以进行早期的言语康复治疗。

发病3～6个月是言语功能恢复的高峰期，训练效果明显。但发病2～3年后，如果坚持系统、强化的言语交流训练，仍然会有改善。

（2）训练最好每周不少于5次，根据患者的身体情况每天可以安排1～2次。每次训练时间为20～40 min。

（三）训练环境的要求

训练的房间要安静，避免噪音对患者的干扰。房间要明亮、通风、温暖。训练时房间内尽量减少人员走动，以免干扰他的视觉和注意力。

（四）选择合适的训练方式

1. 个体训练 这种训练方式是一对一的训练，是训练的主要形式。该训练方法可使患者集中注意力，保持稳定的情绪，并且刺激条件容易控制，训练内容针对性强，可以及时调整。但是这种交流环境和对象局限，且不利于与现实生活的实际情景相衔接。

2. 自主训练 这种训练方式是患者自己进行语言训练。自主训练可以选图片或字卡进行命名、造句等练习或书写练习；可利用录音机进行复述、听写等练习。如果患者的康复欲望高，有较好的自我判断、自我纠正及自我控制力，可以进行自主训练。

3. 集体训练 此训练方法是以小组形式进行，一般3～5人一组，可让家庭成员参与其中，设定的内容有：进行自我介绍、打招呼、唱歌、猜画、击鼓传花、成语接龙等。该训练形式灵活、轻松，有趣味性，能有效提高患者实际交流能力。

（五）治疗的注意事项

（1）选择适合患者的训练内容，训练中要确保交流效果。

（2）训练中要密切观察患者的病情变化，如有异常，应立即处理。

（3）训练中应尊重患者，对其存在的交流问题要正面引导，不要直接否定，要多鼓励，增强其自信心，提高训练欲望。

（4）家属需要专业治疗师的培训及指导，以确保训练效果。

（5）家属要对患者进行心理疏导，以增强其康复治疗的欲望及信心。

四、禁忌证及危急症

鉴于居家康复的特殊性，需严格掌握禁忌证及危急症，保证患者的安全。如患者出现危急症状应立即就医或转诊上级医疗机构。

（一）绝对禁忌证

（1）恶性肿瘤进展期。

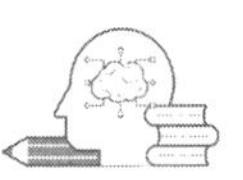

（2）新鲜骨折。

（3）脑疝。

（4）支气管炎急性发作期。

（5）出血倾向。

（6）生命体征不稳定者。

（二）相对禁忌证

（1）可疑的心血管疾患。

（2）癫痫。

（3）头晕。

（4）心悸。

（5）胸闷等。

（三）危急症

（1）低血糖危象：心悸、出汗、肢体瘫痪、抽搐、精神异常等。

（2）晕厥：突发头昏、视物不清、面色苍白、二便失禁等。

（3）脑血管意外：突发头痛、头晕、恶心、呕吐、偏瘫、洗浴、意识障碍等。

（4）急腹症等其他紧急状况。

第八章　脑卒中言语障碍的康复护理

第一节　脑卒中言语障碍的康复护理概述

康复护理学是一门旨在研究病、伤、残者康复的护理理论、知识和技能的科学，以康复为目的，研究有关功能障碍的预防、评定和协助治疗、训练的护理学，是康复医学的重要组成部分。康复护理的目标：最大限度恢复患者的功能，减轻障碍，最大限度地提高日常生活能力，促进患者回归家庭和社会。

一、康复护理的发展和概念

两次世界大战造成了数以万计的人残疾，为了更好地解决残疾人的康复问题，促进现代康复医学的发展，伴随康复医学诞生了康复护理学，1964 年，康复作为专业课程被纳入护理专业，1988 年，美国护士协会（American nurses association，ANA）和康复协会将康复护理定义为："诊断和治疗个人及群体对现存的或潜在的健康问题的反应，以获得良好的功能和生活方式。"1993 年康复护理的专业实践被正式提出。1992 年，卓大宏教授主编的《中国康复大全》一书对康复护理的定义、目的、对象、程序、技术和心理康复护理等内容进行了阐述，为康复护理在中国康复医学中的作用奠定了良好的基础。

二、康复护理理论

（一）生物-心理-社会医学模式

该模式是以患者为中心，强调了患者的生物、心理和社会属性，提出了整体护理的观点：在康复过程中，以患者为中心，视患者为生物、心理、社会多因素构成的开放性有机整体，在总的康复医疗计划下，与康复医学、其他专业人员以及康复师等共同协作下，在患者本人、患者家属以及患者所在社区的共同参与下，对患者进行符合康复要求的专业护理和专门功能训练，预防继发性残疾，减轻残疾的影响，满足患者身心需要，以达到最大限度的康复并回归社会。

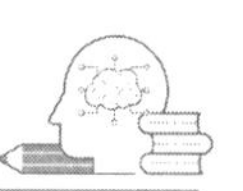

（二）环境理论

环境是护理最基本的4个组成之一，南丁格尔环境理论认为环境是影响生命和有机体发展和所有外界因素的总和，环境因素不仅可以引起机体的不适，而且可以影响人的精神状态，能够缓解或加重疾病的死亡过程。环境包括物理环境、社会环境，具有改善患者的心理功能，促进患者最大限度地获得个体生理、心理功能及参与社会活动的能力，改善患者的健康水平和生活质量，回归社会的作用。目前环境理论已经广泛应用于提高患者的康复效果。

（三）Orem 自我护理理论

1971年美国护理学家Orem提出，人是具有生理、心理、社会及不同程度自理能力的整体。目前此理论广泛应用于指导临床康复护理工作中。Orem理论可分为自理理论、自我缺陷理论和护理系统理论三个部分，而自理理论是核心，当人们的自理能力不能满足治疗性自理需要时就产生自理缺陷，需要护理介入。而护理系统共分为3个部分：完全补偿系统、部分补偿系统和支持教育系统。Orem自理理论强调康复护理在于调动和激发患者的主观能动性，把康复训练运用到实际生活，从被动接受康复转为主动参与，将“替代护理”变为“自我护理”，克服自理缺陷的发展，尽可能减少对护理的依赖，促进自理能力的提高。

（四）Roy 适应模式

该模式认为，人是一个对内部和外部环境刺激不断适应的整体自适应系统。人对刺激的反应表现为“生理功能、自我概念、角色功能和相互依赖”。若刺激强度未超出个体的反应，则表现为生理功能、自我概念、角色功能和相互依赖，若刺激强度未超出个体的可适应范围，人体可最大限度地发挥潜能，产生适应性反应，反之则产生无效性反应。护理的目的是增加患者的适应性反应，减少无效的反应。护理的过程可以促进适应，帮助护士确定自适应的行为和无效的行为，建立患者康复目标，计划干预措施，并设定评价标准。康复护士对患者评估，并将结果告知医生和康复团队其他成员，然后启动适当的诊断研究或护理措施。该模型提供了一个全面的方法，在所有自适应模式中最大限度开发每个人的潜能，促进完整性。

（五）CARF 理念

CARF是康复医疗机构质量认证委员会（commission on accreditation of rehabilitation facilities）的简称，于1966年在美国成立，是一个私立的、非营利性服务于人类健康的认证机构。CARF把促进患者生活质量的提高和获得最佳结局作为其使命，围绕提高患者生命质量展开各项活动。其核心价值是：所有人都有权享受尊严，受到平等的对待。所有人都应该能够获得必要的健康服务实现最佳疗效。所有人都能做到知情选择。CARF 理念下的康复护理包含了 5 个方面的内容：评估、宣教、team 会议、沟通、出院随访。从入院、治疗、出院，面面俱到，是一种科学、高效的康复护理模式，值得推广。

三、康复护理与言语障碍

脑卒中后并发言语障碍的概率高达 20%～30%。脑卒中言语障碍患者由于无法与他人进行正常的沟通交流，常常表现为情绪低落、生活积极性下降、思维迟缓等。患者长时间处于这种情况下，将严重影响脑卒中患者的生存质量。尽可能地恢复语言功能对脑卒中患者而言非常重要，多项研究表明，脑卒中言语障碍患者在发病的急性期和恢复期得到正规及时的康复护理，有利于卒中言语障碍患者在出院后在家里继续进行相应的康复训练，恢复自身的语言功能，减少或改善言语缺失，促进患者生活质量的提高和社会交往能力的有效恢复。目前语言康复训练的主要模式是住院期间由医生、护士做指导，家属督促患者实施；出院后由家属指导，患者配合进行。所以康复护理在促进患者的恢复过程中发挥了积极作用。

第二节　脑卒中言语障碍的康复护理原则及方法

一、脑卒中言语障碍的康复护理原则

1. 预防在先，早期介入　康复护理应预防在先，早期进行，贯穿始终，在功能障碍出现之前，与临床护理同步进行，形成预防康复。

2. 主动参与，注重功能　鼓励患者主动与家属、医护等进行交流，逐步由替代护理过渡到促进护理和自我护理，激发患者独立完成活动，增强其信心。

3. 整体全面，结合实际　在实施康复护理时应心身并举，教、练结合，家属参与。把病、伤、残者作为整体，运用各种康复护理方法将言语训练与日常生活活动、职业、家庭、社会相结合，以促进患者提高交流能力和适应生活环境的能力。

4. 强调实用性，同时注意安全第一　将患者的言语训练与日常交流、生活、工作、兴趣以及环境相结合，言语障碍的患者多数合并认知功能的减退、

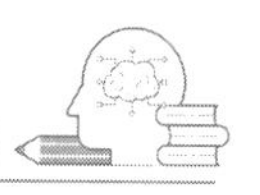

运动功能的障碍，需要注意安全，避免激惹患者，尽可能地多鼓励患者，训练的同时注意保护患者安全。

二、脑卒中言语障碍的现代康复护理

（一）脑卒中言语障碍早期康复护理

在临床上，早期康复护理干预是指通过区分不同类型的言语功能障碍患者，对其进行相应的言语功能训练，具有较好的临床护理效果。

1. 运动性失语护理 运动性失语患者在临床通常具有较好的语言理解能力，只是不能将内容顺畅地表达出来，临床可以通过医护人员的专业指导对患者的发音器官、发音肌肉，结合患者的肺康复训练进行相应的训练，引导患者正确发音，并循序渐进地对患者进行单词、句法、阅读的训练。康复训练主要包括发音转换、重新组合训练，由易到难，从“手”“电”“吃”等音字到“手机”“电话”“吃饭”等单词，会的词汇多了，再练习简单的语句对话等，护士说上半句，患者接下半句，熟练后再训练复杂的短文；然后可让患者读简单的文章后讲述文章大体内容；训练方法可灵活多变，如看图说话、指字说字、指物说字、复述句子等。对这类患者要耐心地教，反复复述阅读的故事，练习灵活性，锻炼语言的运用技巧。运动性失语患者的每天训练量应严格结合训练表以及患者的身体状况，切忌激进。

2. 感觉性失语护理 感觉性失语患者在临床的主要问题为书面语言理解以及口头理解障碍，早期康复护理的主要目的即对患者的理解能力进行相应的提升。因此，临床的护理手段主要是对患者进行听力训练、手势训练、记忆训练以及图片训练。听力训练主要是可以通过广播或者音乐，每天保证 30 min 的训练时长，刺激患者思维，对其语言理解能力进行一定的提升；手势训练是医护人员摆出熟悉的手势，刺激患者对其意思进行回忆与理解；记忆训练主要通过护患人员之间的互动，即医护人员对患者进行简单的提问；图片训练是引导患者理解图片含义，并进行相应的名称搭配。

3. 命名性失语护理 命名性失语护理的训练目的是帮助患者主动讲出所用来训练的物品名称，加深患者对词汇名称的敏感度。临床病症较重的命名性失语患者，不仅需要主动讲出训练物品的名称，医护人员还需对患者进行一定的言语刺激，通过此类方式，引导患者即使不在训练环境下也能对训练过程中所用到物品名称的词汇进行回忆。

4. 完全性失语护理 完全性失语护理患者在临床主要表现为语言功能的完全丧失，即患者的理解能力以及口语表达能力均有严重的障碍，面对此类患者，医护人员的早期康复护理主要针对患者的理解能力以及听力，语音训练相对来说较为次要。

（二）康复护理方式

1. 语言图片识别卡护理　语言图片识别卡是通过实物照片、抽象图片改善患者听觉、口语表达、接受语言的能力。

1）识别卡的制作：主要制作三大类识别卡，分别从生活、医疗、语言训练出发。生活卡片主要有毛巾、牙刷、睡觉、喝水、拿筷子、小便、大便等。医疗卡片包括头痛、发热、腹痛、测体温等。卡片分为上下区域，上面区域为汉字，下面区域为图片，图片可以采取一目了然的卡通图。

2）识别卡的使用。

（1）生活卡片的使用：护士在与患者交流时，逐一展示生活卡片，如展示“小便”卡片时，带领患者至厕所，同时将“小便”的发音告知患者。如在展示“拿筷子”卡片时，护士首先将食物放在患者面前，通过出示筷子，让患者理解护士的意图。当患者在生活中需要喝水时，也可向护士展示“喝水”卡片，护士领会患者意图后，将“喝水”的发音告知患者。这样护患双方可以通过图片加强沟通，同时进行针对性语言训练。

（2）医疗卡片的使用：护士每日需要对患者进行大量的护理工作，这就需要护士准确掌握患者生理需求，了解患者病情波动。患者出示“头晕”的卡片时，护士立即可以明白患者有头晕的症状，可以通过测定血压、体温来初步判断患者生命体征。此外护士也可以一边出具相应“输液”“服药”“抽血”卡片，一边进行相应护理工作，必要时配合手势进行有效沟通。

（3）语言训练卡片的使用：语言训练卡中的汉字主要为患者每日生活中常用的字母，如吃、穿、走、喝水、穿衣、睡觉等。护士在对患者进行发音训练时，首先进行正确发音，随后通过观看患者的发音，进行纠正口形，指导患者缩嘴、鼓腮、卷舌、吹口哨等练习。对于简单的单音节，如“啊”，护士可以告知患者先发出短促“啊”音，患者初步掌握后，可以通过深吸气延长发音时间。训练中注意由易到难，由慢渐快。

患者通过语言图片识别卡来表达自己生活需求，同时护士可以通过展示医疗识别，早期发现患者医疗需求，取得患者的配合。随后在语言训练卡片中，护士可以通过发音锻炼，加速损伤颅脑的语言功能恢复。语言图片识别卡的应用，促使护理人员能够与脑卒中失语患者正常交流，由此，护理人员就能够对患者的相关信息进行了解，从而在护理过程中做出正确的评估，采取针对性的护理对策。当患者有疼痛或者不适症状时，护理人员也能够及时了解到。语言

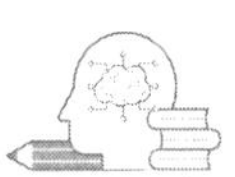

图片识别卡不仅加强了护患之间的沟通交流，同时也能够在一定程度上减少护患纠纷，避免护理工作出现臆测性以及盲目性，在有效的护理后，患者也能够在后期的治疗以及护理中更为配合，紧张、焦虑的情绪也能够有所缓解。此外，通过语言识别卡也能够有效避免因方言问题导致的语言不通问题，目前在临床护理工作中得到了广泛的应用。

2. 刺激训练 责任护士可以根据患者的情况，选择适当的录音、广播、电视进行播放，建议多选择贴近生活、诙谐类的音频；或者协同家属、医生以及治疗师等呼喊其姓名、询问病史、沟通交流等进行听觉刺激；同时配以图片刺激及实物刺激，并辅以视、触、嗅等刺激方法，加速脑及语言功能的恢复后最好住普通病房，让其听别人交谈或用轮椅将患者推到室外，接受新环境的刺激，反复进行环境诱导刺激。

3. 音乐疗法 音乐治疗是自然疗法，安全性高，操作简便易行，成本低廉，具有在社区和家庭中推广应用的优势，同时具有良好的产业化前景。近年来，国内外的一些研究者将音乐引入失语症患者的治疗方案中，通过治疗师精心设计的音乐，失语症患者的语言表达和接受能力得到一定的改善与恢复。音乐治疗失语症，主要是通过音乐刺激帮助大脑在其他未受损的部位重新建立受损语言中枢的功能。由于音乐旋律中蕴含了声音的高低、强弱、快慢等多种变化，人们一直认为聆听音乐可能对提高语言表达时声音高低、语速快慢和语气强弱等言语技巧有益。

音乐疗法在失语症患者中的应用方法。①选曲：根据音乐选择的个性化特征，先编辑好不同类型音乐的“音乐库”，入院时根据患者的背景和喜好选择音乐，选取的音乐以含有歌词的为主。②设备：音乐磁带、放音机、MP3及笔记本电脑等辅助设备。③时间和次数：每次30 min，每天1次。④疗程：8周一疗程。⑤实施要点：环境安静、无噪音干扰；采用聆听的方式，音量30～40 db，具体操作以患者感觉舒适为度；指导患者在欣赏音乐过程中，感受音乐的节奏和旋律，展开遐想，强调患者跟着音乐节拍哼唱或做肢体动作。

但是为了保证音乐干预的可操作性，需要注意以下两点：①音乐一定要选取患者发病前熟悉的而且是含有歌词的音乐，目的在于促进患者自发地跟着歌词哼唱，这跟旋律语调治疗或称音乐音调治疗（MIT）目的类似。让患者能形成自然说话发音的模式。②音乐疗法干预过程中须提高患者依从性。音乐治疗主观性比较强，而且患者由于表达能力的丧失往往情绪比较急躁，所以研究者一定要选择好时机，并避免环境干扰。同时可以交代家属或是陪护人员一起监督，并做好聆听日记，随时反馈。

4. 心理护理 心理护理是康复护理的重要环节，对患者的康复起着积极的作用。脑卒中患者由于突然出现言语障碍，极易产生抑郁、焦虑等情绪。实施互动式护理，可以减轻患者的心理负担，增加患者对治疗的依从性，从而加快患者的康复。医护人员应积极与患者和家属沟通交流，掌握他们各时期的心理动态，在康复护理过程中细心指导并鼓励患者，并给予患者心理疏导和观察，为患者提供宣泄的机会，帮助患者克服心情烦躁等心理障碍。黄丽等研究显示，心理干预能提高患者的治疗积极性和信心，从而提高康复治疗的效果。因此，临床上给予早期的心理干预，护士应关心、体贴患者，与患者家属沟通，对患者进行全方位的家庭支持和社会支持，避免出现孤独心理。具体心理康复护理措施如下。

1）向患者耐心解释不能说话或说话吐词不清的原因，关心、体贴、尊重患者，避免出现挫伤其自尊心的言行，缓和精神紧张，减轻患者的心理负担，使其安心接受治疗。对性格改变的患者，当他们因烦躁而发脾气时，先让其发泄后再加以劝导和解释。

2）鼓励患者克服羞怯心理，大声说话，多写字、多锻炼，当患者进行尝试和获得成功时，及时给予肯定和表扬，使患者看到成绩，以便更好地配合治疗和护理。

3）鼓励家属、朋友多与患者交流，并耐心、缓慢、清楚地解释每一个问题，直到患者理解、满意。家属随时检查自己是否已经对患者表现出了不耐烦的表情，随时改正。另外，依据患者的年龄，采取不同的沟通方式、指令、安抚或鼓励以促进患者的训练。

4）营造一种和谐亲情的氛围和轻松、安静的语言交流环境，即使遭到患者的训斥或谩骂也要亲切和气。

5. 环境 选有隔音、温度适宜、光亮好的单间为专门的训练室。室内配备镜子、黑板、各种图片、单词和短语卡、录音机、电视、电脑等。

（三）言语障碍康复护理模式

1. 言语障碍的综合康复护理 综合康复护理是根据患者情况实施针对性康复护理措施的一种护理模式，可最大限度恢复患者各项功能，改善患者生活质量，提高护理质量。综合康复护理在患者神志清醒后，尽早开展语言训练，加快代偿活性，尽早恢复患者语言理解能力及表达能力。具体包含内容如图8-1所示。

语言康复训练主要包括以下 4 个方面。

1）发音器官训练：家属共同参与训练计划的制定，并监督其实施效果。患者神志清楚后，采用示教-模仿的方法实施以口唇、舌为主的器官运动训练，

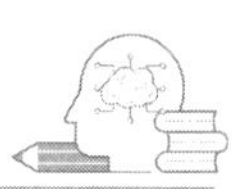

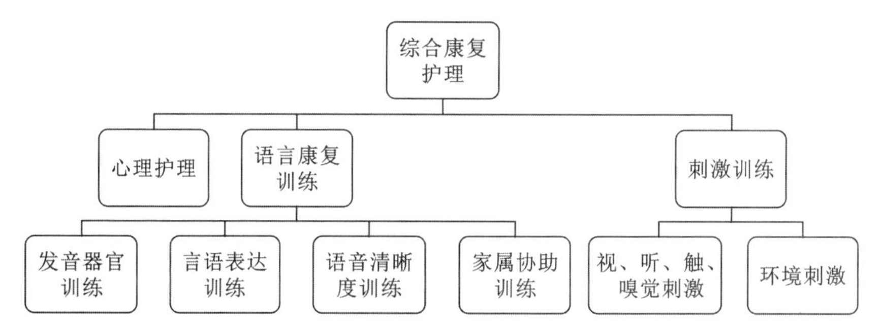

图 8-1　言语障碍的综合康复护理

鼓励患者反复练习鼓腮、吹蜡烛、抿嘴等动作；用舌尖顶硬腭前部，促进舌尖肌肉强度增强；舌尖交替顶上下前牙内侧，加强舌尖力度；舌体由慢到快在口腔内上下左右运动。

2）言语表达训练：进行 1 周左右的发音器官运动训练，之后进行口型发音训练，先教韵母，后教声母，先学喉音，后学唇音，反复练习并逐渐发展为发单音节、单词、词汇、短语，再进行词语表达训练及语句训练等。

3）语音清晰度训练：制成适宜跟读的录音带或光盘，包括常用词组、句子。通过录音机或电脑跟读进行听说练习，促进发音改善。使用录音机将患者异常发音记录下来，之后根据治疗师的正常发音，指导患者进行正确的语音练习，并详细指导患者模仿训练师舌、唇、齿运动，纠正患者发音。

4）家属协助训练：告知患者家属患者训练方法、时间、注意事项等，使家属给予患者支持与配合。每项训练 30 min/次，1 次/d，2 周为 1 个疗程。

综合康复护理中根据患者言语障碍情况，实施反复听觉语言刺激训练及构音器官运动训练等影响患者语调、音节、重音、节奏及韵律等。耐心指导患者的口型及发音动作，对取得的进步及时进行鼓励，并不厌其烦地指导患者进行语言训练，直至其语言功能完全康复；同时综合康复护理中各项训练措施可重建患者言语功能，有效恢复患者说话能力；对言语障碍严重的患者可在残存语言功能的基础上进一步扩展语言表达范围，加之早期言语辅助肌电刺激、言语训练等综合康复治疗，可尽快恢复患者语言功能、改善整体生活能力。

2. 正念系统性护理　正念系统性护理是一种以现代护理观为指导，以护理程序为核心，将临床护理与护理管理的各个环节系统化的一种护理方式，它兼具完整性与合成性。如表 8-1 所示。

表 8-1　语言障碍正念系统性护理总体策略

步骤	目标
第一步：小组成员与脑卒中失语患者沟通感情，彼此熟悉	加强沟通；建立信任
第二步：收集患者的价值观、兴趣和爱好，为接下来的健康教育提供素材	收集患者兴趣爱好
第三步：帮助患者适应从“健康者”到失语患者的角色转变过程	关注患者的情绪变化
第四步：鼓励患者做康复运动，使患者意识到现在的“自我”，并制定新的目标和计划	让患者重新认识自我
第五步：确定现在要解决的问题和达成的目标，并分析患者获得支持的途径	确定问题和目标；分析患者社会网络
第六步：帮助患者管理疾病和健康，支持患者建立健康促进的策略；支持患者学习失语症后必要的生活技能	帮助患者管理疾病；平衡患者日常生活
第七步：小组成员向患者分享成功者的案例和经验，督促患者加强训练	鼓励患者勇敢面对疾病，肯定患者的成绩

正念系统性语言护理方法如下。

1）入院评估：脑卒中患者入院后，在出现失语的第一时间由管床护士通知小组成员，小组成员在患者病情稳定后对其进行失语症状评估，评估表为《中国康复研究中心汉语标准失语症检查量表》(Chinese rehabilitation research center standard aphasia examination，CRRCAE)，该量表包括两部分，第一部分共 12 个问题，主要了解患者一般语言状况；第二部分由听理解、复述、说、出声读、阅读、抄写、描写、听写及计算九个项目构成。第一部分不计分，第二部分 9 个项目分别采用 6 等级（6～1 分）计分，记录 9 个方面的得分。

2）正念系统性语言护理：①构音肌训练。鼓励患者尽早进行张口、伸舌、鼓腮、嗑瓜子等动作以进行舌的伸缩及口腔肌群的训练。②软腭抬高练习。让患者最大限度地张大口腔，发出类似于“A”的发音或做出口型动作。③舌部伸缩运动。指导患者反复进行舌部的伸缩运动，舌部在口腔内做出上、下、左、右的伸缩运动，或让患者的舌部沿着上、下牙齿进行左右运动。④唇部训

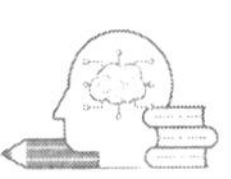

练。指导患者做出抿嘴、噘嘴动作。以上四步动作是构音器官的训练，指导患者在每天上午 10 点左右进行，根据患者身体状况，每日练习 30～50 min，患者熟练动作后可进行发音练习。发音训练可分为完全性失语发音训练和不完全性失语发音训练，对于完全性失语的患者，应指导患者从元音字母或者吹口哨开始训练发音，然后进行简单的单字练习，单字可选择双音词、短语、短句、句子等复杂的发音。对于不完全失语的患者，可根据患者的具体情况，进行双音词、短语、短句、句子等复杂发音的练习。发音训练是整个语言护理中的重要环节，在指导患者练习时可采取权宜灵活的方法，如为让患者以放松的心情练习，可选择患者喜欢的音乐或者轻音乐，让患者哼出歌词，在训练过程中，可不断地加大音量，让患者哼出声音；为加强患者的记忆力，可拿出食物卡片，让患者找出早上吃过的食物并说出来；患病前喜欢书法的患者可指导其进行书写练习，并让患者把书写后的单词、短语、短句、句子读出来等。

3）正念心理护理：脑卒中患者出现失语症状后，经常伴随着焦虑、恐惧、悲观、沮丧等负面情绪，严重者可能有自杀倾向。因此小组成员在日常护理过程中要严密观察患者心理状态，参照小组成员制定的护理策略，主动积极和患者沟通，表扬患者在语言训练中取得的成绩，同时加强对患者及家属进行疾病相关知识的宣教，采用案例法树立患者战胜疾病的信心，及时纠正其负性情绪，提高康复训练的积极性和依从性。

4）延续护理：小组成员根据每位患者在住院期间的语言康复状况制定患者出院后的语言康复计划，以保证患者语言康复训练的延续性。在延续护理中，根据每位患者的身体条件和家庭条件进行门诊随访和入户随访，如条件许可的患者，告诉其家属每 3 周带患者来院随访一次；门诊随访困难的患者采取入户随访，每周 1 次。住院期间干预 4 周，延续性护理 12 周，共 16 周。

正念系统性语言护理可以全面了解患者的家庭背景、社会关系和言语障碍程度，准确把握患者的心理状态和疾病康复情况，为患者提供更好的护理服务。同时，根据制定的护理策略，设置了 7 个护理步骤，每个步骤之间循序渐进，不仅在心理上让患者有被安慰、被满足和被重视的感觉，更让患者增强治疗的信心。相比于简单的常规护理，系统护理不仅能把握患者的心理状态，更为每一位患者制定了适合自身的训练和康复计划，如对存在构音困难的患者，加大构音肌的训练强度；对能说出单个词但语速严重受损的患者，加大患者的发音训练强度，让患者跟着音乐和节奏调整语速等。在此基础上，还开展了延续性护理，确保患者康复训练的延续性。

3. 家庭跟进式康复护理　家属参与是我们康复护理中所强调的，家属的积极态度以及协助是患者最有力的支持，也可以增加医患之间的交流，调动患者对康复治疗的积极性，从主观上拥有希望，对疾病康复充满信心，有利于整体康复。因此，为了进一步改善患者的言语障碍，需通过系统化持续干预来实现。为了解决大多数患者出院后缺乏医务人员的专业指导及监督，无法配合训练，影响康复进程，提出了家庭跟进式护理，这是一种优质护理模式，着重患者家属、医护共同参与护理工作的重要性，借助家属将护理工作延伸到家庭，帮助加强患者自我纠错意识，深入浅出地讲解言语训练的意义，建立正确的认知，发挥主观能动性，配合治疗提高疗效。

家庭跟进式护理的模式包括以下方面。

1）组成跟进小组：成员有医生、护士以及治疗师。在出院前小组成员对患者基本情况和家属照护能力进行评估，根据评估结果制定具体的跟进计划。责任护士指导患者居家自我护理、自我言语锻炼方法，培训家属如何做好家庭护理以及监督指导工作。

2）建立患者护理个案：由主管护士录入患者基本信息，出院评估结果，康复训练计划及后期追踪随访内容及需要解决的问题，以供随访后续工作中随时查找信息。

3）建立医患微信群：把治疗师和护士录制语言锻炼的相关视频、疾病相关知识的科普文章发送到群里，以便患者在家中学习训练。鼓励患者在群里互相交流，病友之间建立友好关系，从而缓解患者的负面情绪。

4）跟进计划：在出院 7 d 后由主管护士进行一次家庭访问，以后每两周随访 1 次，为期 3 个月。内容包括：指导患者正确的饮食方法，规律服药，了解患者内心需求，讲解坚持训练的重要性，增强康复信心，针对患者的具体情况指导家属帮助患者培养兴趣爱好，主动参加社会活动。观察患者言语训练完成情况，教会患者掌握言语训练要点。嘱咐家属按要求监督患者坚持言语训练，每天两次，每次 20 min。指导家属在日常生活中，要多鼓励支持患者主动用口语与人交流，禁止使用手势及肢体语言。外地患者则可以通过视频远程教育的方式进行访问，观察患者言语训练完成情况，发现问题及时更正。同时叮嘱家属要严格督促患者定期进行言语康复训练，遇到问题及时联系跟进小组。

(5）评估与改进：每两周进行一次组内会议，评价护理计划实施效果并进行相应的调整。

三、言语障碍的传统康复护理

中医辨证护理：中医特色辨证护理是通过对患者的临床症状与病因病机进行综合分析，针对不同证型的患者，针对病情的阴阳、虚实、寒热等开展相应的护理干预措施。在临床上，对患者进行中医辨证分析，并根据辨证结果以传

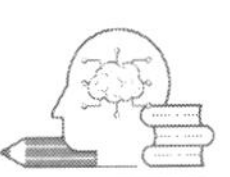

统中医理论为指导，根据患者的临床表现与病因病机分为气虚络瘀型、肝肾亏虚型以及风痰瘀阻型三型。

1）气虚络瘀型：患者多见肢体偏枯萎软，面色萎黄，口眼㖞斜，舌紫有瘀点、瘀斑，苔薄白，脉细涩或细弱。在护理中叮嘱患者多读书看报，同时大声朗读，以强化嘴部肌肉；同时要指导患者每天热水洗脸、洗脚，刺激肢端血流循环，舒经活络、益气活血。

2）肝肾亏虚型：患者多有半身不遂或偏瘫，形体消瘦、肢体拘挛变形，舌强不语，舌淡红，脉沉细。症见腰膝酸软，手足蠕动，耳鸣眼花，多梦易醒等。在护理中要注意保证患者充足的休息，保持病房安静；可以通过嚼口香糖、吃瓜子等锻炼嘴部肌肉；三餐注意营养搭配，可加枸杞、山药、当归等滋补肝肾之品炖汤，睡前用热水洗脚，同时配合足部推拿。

3）风痰瘀阻型：患者半身不遂，肢体萎软麻木，口眼㖞斜，舌强语謇，舌暗紫，苔滑腻，脉弦滑。多见多愁善感、情志不舒，并伴有周身针刺痛。护理中加强对患者的情志干预，指导家属多与患者沟通，使其保持相对愉悦的心情；饮食则以清淡为主，避免进食辛辣油腻之物，同时远离生冷肥甘厚味等生痰之品，注意吸痰。有研究证实：在脑卒中患者的康复护理中开展中医特色辨证护理干预，可以有效提高患者的语言功能。

四、中西医结合康复护理

中西医均对脑卒中言语障碍的语言康复进行了广泛的临床应用研究，成绩斐然。但是任何一种单纯的治疗康复方案都不能获得较为满意的效果，因此目前临床上对于言语障碍的治疗倾向以综合治疗为主。张慧敏等的研究表明，语言康复训练能明显改善脑卒中运动性失语患者的语言功能，可提高患者的日常生活语言沟通能力及失语商，降低失语程度，疗效稳定并有累加蓄积效应。韩冰等采用针刺联合计算机辅助训练语言功能，有效提高了脑损伤后失语症患者的语言功能，疗效优于单纯计算机辅助训练。也有学者在语言康复训练的基础上配合耳穴贴压治疗脑卒中后运动性失语，疗效满意。另外，针康法结合音乐疗法能有效治疗运动型失语症，疗效显著，是临床治疗失语症一种可行有效的方法。

五、结语

据世界卫生组织（WHO）的调查资料显示，目前脑卒中失语症的康复护理时间多在 2 年以上，而且仅有 20%的患者可望完全恢复。国内失语症康复治疗开展近 20 年，但还并不普及。在卒中高发、康复需求量大的环境下，卒中后早期开展康复的理念逐年提高。康复护理已不再局限于传统的遵医嘱给药，还包括讲解用药方法，进行健康宣教、管路护理等方面，康复护理也形成了自己独有的特色。康复护理的方法以及模式也是多种多样的，从单一的护理方法到综合以及系统的康复护理方法，都在不断地进步以及探索，寻找高效的、针对性的、可操作性的护理方法，以期最大限度地改善患者的言语功能，仍是今后需要努力的一个方向，另外大数据的研究支持也是必不可少的。

第九章　脑卒中言语障碍研究展望

第一节　脑卒中言语障碍管理专家共识

循证医学证实，脑卒中康复是降低致残率最有效的方法，也是脑卒中组织化管理模式中不可或缺的关键环节。现代康复理论和实践证明，有效的康复训练能够改善患者功能障碍，加速脑卒中的康复进程，降低潜在的护理费用，节约社会资源。脑卒中康复的根本目的是最大限度地减轻障碍和改善功能，预防并发症，提高ADL，最终使患者回归家庭，融入社会。规范的康复流程和治疗方案对降低急性脑血管病的致残率，提高患者的生活质量具有十分重要的意义。

高达40%的脑卒中患者中存在言语障碍及其相关的认知损害（例如说、听、读、写、做手势和/或语言运用的问题）。脑卒中后最常见的言语障碍是失语症和构音障碍。必要的干预措施有助于最大限度地恢复交流能力，并且可以防止习得性废用或不适当的代偿行为。语言治疗的目标是：①促进交流的恢复。②帮助患者制定交流障碍的代偿方法。③教育并促使患者周围的人们与患者进行交流，减少患者的孤独感，并满足患者的愿望和需求。脑卒中患者存在一系列交流问题，这些问题或者独立于失语症之外或者伴随失语症同时发生。由于失语症的病因各不相同，因而需要一系列有针对性的治疗方法和干预手段。到目前为止，由于大部分试验或者方法仍存在缺陷，或者样本太小，失语症治疗的有效性尚缺乏充分的证据支持。

在失语症介入治疗的时间方面已经开展了一些研究，一项包括失语症患者在不同恢复阶段治疗效果观察性研究的meta分析结果显示，如果在急性期开始治疗，经治疗恢复的患者人数比没有治疗自然恢复的患者人数高近两倍。而如果在急性期以后开始治疗，虽然改善效果可能不明显，但仍具有统计学意义。在所有的恢复阶段，经治疗患者的结局均好于未经治疗者，如果在急性期开始治疗，结局更好。分析结果提示，早期开展言语治疗更加有效。关于失语症治疗强度的随机和非随机试验分析显示，每周大于5 h与每周2 h的训练强度比较，前者有较好的阳性结果。国内亦有研究显示，连续强化训练有助于改善脑卒中后慢性失语症患者的语言技能，提示高强度的言语治疗似乎比低强度的治疗更有效。

关于构音障碍的康复，还没有发现任何高质量的研究。但是一些关于对其他神经疾病（例如帕金森病）患者构音障碍治疗的资料研究显示，进行针对性治疗或者最大化地保存残存功能，可改善患者的语言能力，例如强制性疗法、语音治疗和语义治疗，或使用手势语。强制性疗法通过主动抑制一些语言，迫使患者应用卒中后的语言，并集中进行训练。在辅助治疗中，计算机辅助疗法对患者也有帮助。一项非系统评价报道了增强和替换交流装置对严重失语的患者有一定作用。

许多文献论述了语言产生涉及的各个方面，包括发音、呼吸、韵律、发音运动和共振等，并对干预方法进行介绍，包括肌肉功能的刺激（口部肌肉系统的训练，生物反馈或热刺激），增强和替换交流系统，人工发音器官辅助装置（如腭托），代偿措施（如减慢语速），或者辅助翻译构音障碍患者语言的一些方法，检验这些干预方法的个案研究和病例报道显示，生物反馈对提高语音和改变强度有效，扩音器能有效提高语音，腭托能有效纠正腭咽闭合不全患者鼻音过重的现象，并且提高音量。国内研究显示，康复训练与发音肌肉电刺激的联合治疗对脑卒中后遗症期运动性痉挛型构音障碍患者可能有效。

2019 年《中国脑血管病临床管理指南——卒中康复管理》对构音障碍和失语症康复分别给出如下推荐意见。

（一）失语症康复推荐意见

交流评估应包括访谈、对话、观察、标准化测试或非标准化项目，评估言语、交流认知、语言运用、阅读和写作，识别交流的优势和缺点，以及确定有用的代偿策略（Ⅰ类推荐，B 级证据）。

当面对面评估不可能或不切实际时，远程康复是合理的（Ⅱa 类推荐，A 级证据）。

使用个体化干预措施治疗认知交流障碍是合理的，治疗目标包括影响韵律、理解力、言语表达和语言运用的明显交流障碍；伴随或引起交流障碍（包括注意力、记忆力和执行功能）的认知缺陷（Ⅱa 类推荐，B 级证据）。

推荐对失语症患者进行失语症康复治疗（Ⅰ类推荐，A 级证据）。

强化治疗很可能是有必要的，但关于最佳数量、强度、分布或持续时间尚未达成共识（Ⅱa 类推荐，B 级证据）。

计算机治疗可作为语言治疗的补充手段（Ⅱa 类推荐，B 级证据）。

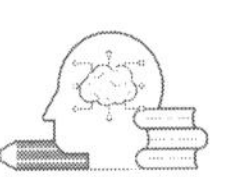

团体治疗在失语症的各个治疗阶段都可能是有用的，包括社区失语症团体的应用（Ⅱa 类推荐，B 级证据）。

脑刺激技术作为行为言语和语言治疗的辅助手段被认为是实验性的，因此目前不推荐常规使用（Ⅱb 类推荐，B 级证据）。

针灸用于治疗失语症可能是有益的（Ⅱa 类推荐，B 级证据）。

音乐用于治疗失语症可能是有益的（Ⅱa 类推荐，B 级证据）。

（二）构音障碍康复推荐意见

各种测验与各类仪器及软件结合使用更能够客观地描述构音障碍，以便确定更加有效的治疗方法（Ⅱa 类推荐，B 级证据）。

运动性言语障碍的干预应个体化，包括针对下列目标的行为学技术和策略：言语的生理学支持，包括呼吸、发声、发音和共鸣；言语生成的全局方面，如音量、语速和韵律（Ⅰ类推荐，B 级证据）。

辅助性和替代性交流装置和治疗方法应被用作言语治疗的补充手段（Ⅰ类推荐，C 级证据）。

可考虑环境调整，包括听众教育，以改善交流效果（Ⅱa 类推荐，C 级证据）。

可考虑使用帮助促进社交参与和提高社会心理健康的活动（Ⅱa 类推荐，C 级证据）。

2011 年中国脑卒中康复治疗指南中对于语言和交流障碍的康复方案给出如下推荐意见。

（1）建议由言语治疗师对存在交流障碍的脑卒中患者从听、说、读、写、复述等几个方面进行评价，对语音和语义障碍的患者进行针对性的治疗（Ⅱ级推荐，C 级证据）。

（2）建议脑卒中后失语症患者早期进行康复训练，并适当增加训练强度（Ⅰ级推荐，A 级证据）；集中强制性语言训练有助于以运动性失语为主的患者的语言功能恢复（Ⅱ级推荐，B 级证据）。

（3）对构音障碍的脑卒中患者，建议采用生物反馈和扩音器提高语音和改变强度，使用腭托代偿腭咽闭合不全，应用降低语速、用力发音、手势语等方法进行代偿（Ⅲ级推荐，C 级证据）。

（4）对严重构音障碍患者可以采用增强和代偿性交流系统来提高和改善交流能力（Ⅲ级推荐，C 级证据）。

第二节　脑卒中言语障碍的机制及定位研究

一、脑卒中言语障碍的机制研究

（一）神经可塑性机制

一般观点认为，脑卒中后失语的恢复可能与3种神经活动密切相关：①左侧大脑半球病变区及其周围区对语言处理任务的功能重建。②右侧大脑半球语言区镜像区激活和重组。③非优势半球激活可能阻碍言语功能的恢复。上述3种机制并非单独存在，而是交互作用。多种因素可以影响失语症的康复，包括脑卒中严重程度、病变部位、病灶大小和病变种类（缺血性或出血性卒中）等，从而限制左侧大脑半球病灶周围和（或）右侧大脑半球进行语言处理任务时的神经可塑性，或者非优势半球激活（可能是不良刺激）。正常双侧大脑半球之间存在相互抑制作用，并通过胼胝体传递，即一侧大脑半球的兴奋性增加伴随对侧大脑半球镜像区的抑制。这种相互抑制作用是平衡的，但发生左侧脑卒中时这种平衡被打破：左侧大脑半球对右侧大脑半球的抑制作用减弱，而右侧大脑半球对左侧大脑半球的抑制作用占优势，导致原有的语言网络分区破坏，言语功能障碍，从而出现失语症状。失语症患者于脑卒中早期可出现一定程度的自发性恢复，但是相关神经机制尚不明确。语言的产生依靠全脑语言区的协调作用，神经影像学研究显示，双侧大脑半球之间以及大脑半球内的语言网络于脑卒中后发生数分钟到数年的结构和功能重建。多项研究显示，大脑半球参与失语症的恢复，其与失语症开始时间、患者年龄和特定任务要求有关。一项纵向影像学研究显示，脑卒中后非流畅性失语急性期，进行语言任务时双侧大脑半球均未激活；至亚急性期，右侧大脑半球出现较强的参与语言功能；至慢性期，左侧大脑半球重新获得主导地位，而右侧大脑半球则可能产生不良适应，这可能是由于右侧大脑半球经胼胝体的抑制作用增强或语言功能恢复过程中大脑皮质发生错误重塑。

1. 右侧大脑半球在失语症康复中的作用　脑卒中后失语患者右侧大脑半球激活对语言任务功能重建的作用尚存争议，关键影响因素是发病时间和病灶大小。Thiel和Zumbansen总结了用于阐释脑卒中后言语功能改善的神经可塑性变化模型，其中，脑补偿策略层次模型中唯有左侧大脑半球重要语言区损害，右侧大脑半球方支持部分言语功能的恢复。早在1971年，Kinsbourne即

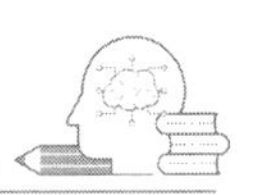

发现广泛性左侧大脑半球脑卒中后失语患者经右侧颈动脉注射异戊巴比妥后，残留的言语功能被阻断。另一项研究显示，接受左侧大脑半球切除术的患者在缺乏左侧大脑半球的情况下，言语功能明显恢复，表明右侧大脑半球的语言区镜像区具有语言任务处理能力，但是通常被优势的左侧大脑半球经胼胝体抑制。Saur 等发现，右侧大脑半球网络的瞬时激活可能是实现左侧大脑半球网络良好恢复和正常所必需的。代偿性重建模型则认为，右侧大脑半球激活区并不完全与左侧大脑半球梗死灶同源，且证实其中一些区域对言语功能的恢复确实是有益的，而另一些区域则是有害的。Martin 等对 5 例慢性失语症患者进行词汇命名任务时行 fMRI 检查，4 例为轻至中度非流畅性失语、1 例为重度完全性失语，前者左侧大脑半球激活强于右侧大脑半球，后者右侧大脑半球激活远高于左侧大脑半球，提示右侧辅助运动区（SMA）激活不一定有利于言语功能的恢复，反而可能阻碍言语功能的恢复。Turkeltaub 等对 1 例 72 岁慢性脑卒中后失语患者右侧额下回进行抑制性经颅磁刺激（TMS）治疗，可以即刻改善命名能力，但 3 个月后右侧脑卒中复发；行为学评价亦证实，言语功能较其他认知域损害明显，抑制性经颅磁刺激与右侧脑卒中矛盾的效应表明，一些右侧大脑半球区域对言语功能的恢复确实是有益的，而另一些区域则是有害的。胡雪艳等认为，左侧脑卒中后右侧大脑半球的参与仅是替代作用，反映出神经恢复过程中出现适应不良或效率低下的可塑性；无效的言语功能重建可能干扰更高效的语言处理能力，进一步阻碍左侧大脑半球网络的恢复。因此，右侧大脑半球激活并非一定有助于言语功能的恢复。

2. 左侧大脑半球在失语症康复中的作用 众多研究也已达成共识，左侧大脑半球病灶周围活性增强对失语症的康复具有促进作用。Breier 等对慢性失语症患者进行脑磁图（MEG）检查，与正常成人相比，尽管患者左侧颞上回激活减弱，但是左侧颞上回周围激活增强，推测病灶周围大脑皮质功能重建对语言功能的康复具有重要作用。Marcotte 等对 9 例慢性失语症患者进行语言治疗后行 fMRI 检查，结果显示，显著的治疗效果与左侧前运动皮质（broca 区 6 区）明显激活相关。研究显示，左侧大脑半球语言区损害至少导致 2 个区域皮质抑制解除，即病灶周围和经胼胝体连接的等位区，这种去抑制作用可能增强大脑皮质语言区活动。因此，言语功能损伤区域的抑制解除可能促进左侧大脑半球病灶周围重塑和功能重建，左侧大脑半球病灶周围认为是引起语言环路激活的关键区域。

3. 小脑在语言任务处理中的作用 近 10 年，小脑在语言任务处理中的作用逐渐受到重视，临床、解剖学和功能影像学研究显示，小脑涉及多种言语功能，主要包括语义加工、言语记忆、语言学习、词语检索和生成等，其中，在语言学习和语法语义加工过程中，小脑和左侧额下回的连接区活化。语言的非运动成分主要涉及小脑右侧小叶Ⅵ区和Ⅶ区，该区域与前额叶和顶叶相连，与高级语言加工有关，其受损可以使多种言语功能损害，包括命名能力、言语流畅性、词语产生、语言逻辑、词根补充和语法理解等。

（二）低灌注、低代谢理论

脑卒中后失语，其失语类型主要取决于脑卒中发病急性期的病灶部位，而影像学检查结果往往与经典的解剖定位相对应，并且其失语程度更为严重。如优势半球额下回后部病变引起 broca 失语，颞上回后部病变引起 wernicke 失语，深部白质的弓状纤维束及缘上回病变引起传导性失语，分水岭区病变引起经皮质性失语等。然而李红玲等研究者指出语言功能是综合了整个大脑的功能，并不局限于脑组织的特定部位。语言的生成不仅是由语言功能区独立完成，言语障碍也不仅与语言功能区病损有关，而是与整个大脑半球的病变有关。人脑在不执行特定的语言任务时存在着较为广泛的语言功能相关网络，该网络的存在可能是维持语言功能必要的神经解剖或结构基础。脑卒中后失语的发病机制相对比较复杂，呈现多样化。目前多认为其发病机制可能为病变直接破坏语言功能区或病变对语言功能区的远隔效应所致，或为两者共同作用的结果。而远隔效应是指与脑组织病灶相隔较远但存在神经联系的脑区，发生了功能的缺失。随着医学影像学的发展，上述观点得到了证实，如失语的类型与经典的解剖定位不完全相符，语言功能区病变没有失语，而小的局限的病灶却可导致完全性失语等。目前研究者们主要通过观察病灶区域脑组织的代谢率及其血流量的变化来探讨脑卒中后失语的发生、发展机制。正常情况下，代谢物在脑组织中以其特定的浓度存在，当发生病变时，代谢物浓度会发生改变。脑卒中患者病灶内血流中断，其周围区域血流量降低，出现低代谢。语言功能区的血流量、代谢率降低，可引起失语，失语时不仅语言中枢出现低灌注、低代谢，其他部位也可以出现相同的情况。如 Hillis 等研究者对 wernicke 失语患者血流量的变化进行了动态观察，发现在发病初期，wernicke 区存在着低灌注的情况，通过人工干预，当 wernicke 区的血流量得到一定程度的恢复后，患者的听理解能力得到了提高。再如 Heiss 等研究者发现无论是 wernicke 失语还是 broca 失语，优势半球 wernicke 区、broca 区与对侧镜像区相比存在低代谢的现象。即语言功能区的低灌注、低代谢可能是失语的发病机制。

二、脑卒中言语障碍的定位研究

卒中后言语障碍机制复杂，且不同言语障碍类型与脑损伤部位的关系一直

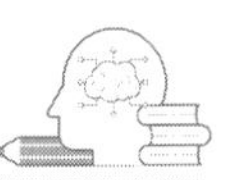

不明确。命名性失语特指以命名不能为主要症状的失语综合征，语言的其他方面保留相对完整，占全部失语症的9.3%～16%。作为经典的失语症类型之一，近年来，基于MRI T_1WI的脑区定位研究发现，卒中后慢性期命名性失语症病变部位不确定，而急性期命名性失语症病变部位多位于优势半球颞叶；基于弥散张量成像的研究提示，皮质下白质，尤其是左侧额下回白质在命名加工中发挥重要作用；基于fMRI的脑网络研究认为，命名性失语症患者语言功能的损伤与一些特定灰质脑区间的连接破坏有关。

（一）基于MRI T_1WI的定位研究

1. 脑卒中慢性期　Yourganov等对98例（命名性失语35例、运动性失语33例、感觉性失语7例、传导性失语13例、完全性失语10例）慢性失语症患者MRI进行研究，提取可用于支持失语分类的脑区，结果其他4种失语均可提取到可用于分类的特征性损伤部位，只有命名性失语由于所涉及的脑区覆盖其他类型而无法进行特征提取。这可能是由于各型慢性失语症恢复期都可转归为命名性失语，甚至仅遗留命名障碍，这也是命名性失语的病灶可在优势半球不同部位的一个重要原因。

2. 脑卒中急性期　对起病后急性期即表现典型的命名性失语症患者，病变部位仍不确定。一项基于T_1WI的特征性提取分析表明，从发病最初就表现为命名性失语症的患者，脑损伤主要位于优势半球颞中回前半部、颞极（brodmann 21区和38区）和颞中回后部（brodmann 37区）。此外，优势半球颞中回与枕叶接合区、外侧前额叶皮质（brodmann 45区和46区）和深部白质也有部分损伤。在条件允许的前提下，对脑卒中患者应尽早进行语言评估，避免将其余类型转归来的命名性失语错误纳入，对命名性失语的定位研究意义重大；对发病就表现为命名性失语及由其他类型转归的命名性失语患者进行对照研究，对进一步揭示命名性失语症的发病机制也有重要意义。

（二）基于弥散张量成像（diffusion tensor imaging，DTI）的研究

1. 皮质下白质损伤　DTI是唯一可在活体进行脑白质结构成像的MRI技术。临床发现，一些皮质下白质，如放射冠、基底节区的损伤也可以引起命名性失语。与语义加工相关的前颞叶后部在命名过程中起着非常重要的作用；白质纤维追踪研究发现，与左侧额下回连接的白质损伤，对患者的命名加工有明显影响，但不影响患者语义理解。也有研究指出，命名性失语患者语言能力的恢复模式（右侧额叶的激活、额下回后部和辅助运动区之间的白质连接增强/减弱）取决于左侧大脑半球损伤的大小。

2. 皮质下白质损伤引起命名性失语的可能机制　基于DTI的结构网络分

析发现，某些脑区之间白质纤维连接受到破坏，会导致命名性失语症，尤其是皮质下损伤所致的命名性失语症，但仍无明确结论。有研究指出，皮质下损伤引起命名性失语的发生机制可能为：①基底节结构参与语言形成，其损害直接导致失语。②皮质下损害对相应皮质区的远隔效应，即相应皮质区脑血流灌注不足，引起语言中枢功能障碍。③皮质下病变阻断皮质与皮质下的功能联系，使皮质区因传入减少而发生功能和代谢下降，导致失语。

在失语症的相关研究中，尤其是命名性失语症的发生及恢复机制研究中，除研究皮质外，结合白质的研究，尤其是血氧水平依赖的静息态和任务态fMRI和基于脑连接技术的功能网络研究，进行受损皮质之间白质纤维的追踪，寻找功能受损的结构基础，对揭示失语症的发生机制意义重大。

（三）基于灌注加权成像（perfusion weighted imaging，PWI）的研究

磁共振灌注成像研究的是机体的动态过程，在保证一定的时间分辨率的前提下，可以同时描计组织供血动脉的流入过程、组织内血流经过的过程和静脉血液流出的过程。PWI直观地反映了脑组织中血流量的相对多少，高信号区域提示为血流灌注丰富部分，低信号区为血流灌注减少区，它对组织血流灌注的反映是客观的，其像素中只包含对比剂进入微循环后对组织信号造成的影响，基本上不受其他因素的干扰。王拥军等学者通过观察25例运动性失语患者的PWI检测结果发现，运动性失语患者左侧broca区与对侧镜像区相比存在低灌注现象；在25例患者中，有1例患者左侧额叶与顶叶均出现了低灌注，这表明失语时不仅语言中枢出现低灌注，其他部位也可以出现低灌注的表现。

（四）基于磁共振波谱分析（magnetic resonance spectroscopy，MRS）的研究

磁共振波谱分析是功能磁共振成像的一种，通过观察组织代谢产物中的氢质子，可测定12种脑代谢产物和神经递质的共振峰，即N-乙酰天门冬氨酸（NAA）、胆碱（Cho）、肌酸（Cr）、磷酸肌酸（PCr）、肌醇（MI）、谷氨酰胺（Gln）、谷氨酸盐（Glu）、葡萄糖（G）、乳酸（Lac）、乙醇（ethanol）、酮体（K）。其中NAA、Cho、Cr、Lac是4种常见代谢物质，与脑梗死发生、发展关系密切。在病理状态下，NAA、Cho、Cr 3种代谢物相互之间比率发生变化，而乳酸以其特有的双峰波谱出现。当它们的浓度发生一定变化时，H-MRS曲线可产生不同的比率及峰值，利用其可以确定组织细胞结构或代谢的异常。Feeney等学者通过MRS观察到，缺血性卒中患者病灶累及的区域较对侧镜像区出现低代谢。神经元活性降低早期可以没有形态学的改变，但会影响细胞的代谢率。监测细胞代谢率的变化，可以评估病灶周围功能受损的情

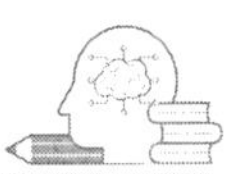

况，细胞水平的功能异常可影响神经元的代偿反应，因此，梗死灶周围代谢降低的程度，可以作为功能受损程度的标志，并可评估预后。

（五）基于 fMRI 的脑网络研究

1. fMRI 的基本原理　fMRI 包括任务相关和静息态两种模式。而静息态因其便于操作、干扰少等优点被广泛应用。静息态功能磁共振（resting-state functional MRI，Rs-fMRI）实质上是利用氧合血红蛋白及脱氧血红蛋白在磁场中对血氧水平的依赖，即血氧水平依赖功能磁共振成像（blood oxygenation level dependent functional magnetic resonance imaging，BOLD-fMRI）来研究脑和行为的关系。通过 BOLD 成像技术，可将功能成像与解剖细节结合起来，能够显示失语患者及正常人在执行语言任务时的大脑活动情况，对比研究失语患者及正常人语言功能区的变化。

2. 功能网络　近年来，随着影像技术的进步，基于血氧水平依赖的静息态和任务态 fMRI、脑连接技术的功能网络研究，以及基于 DTI 的结构网络研究，被广泛应用于多种认知功能研究，多数学者认为用脑网络学说解释认知功能的实现和损伤较分散的脑区定位更具合理性。fMRI 研究发现，命名性失语症患者语言功能损伤与一些特定灰质脑区之间的连接破坏有关。不包括语音、词形的语义任务可使健康对照组和失语症患者随后的图片命名任务成绩提高。这时，对照组与语义处理相关的脑区，如右侧舌回（延伸到楔前叶）和左枕下回（延伸到梭状回），短期内出现激活增强；而无论长期还是短期，失语症患者的激活主要位于左半球与语义加工相关的区域和右半球的同源区。

3. 结构像与 fMRI 结合的研究　结构像与 fMRI 结合的研究指出，与正常对照组相比，命名性失语症患者右颞回、右侧顶下小叶、缘上回和左枕中回激活体积明显增大，右尾状回和双侧丘脑激活体积减小；右颞回、右侧顶下小叶和右侧楔前叶之间，以及右角回及右枕上回之间的功能连接增强，右侧尾状回、辅助运动区和背外侧额上回之间的连接减弱；此外，左枕中回与左侧额中回之间的连接强度与行为成绩呈正相关。

第三节　脑卒中言语障碍的非侵入性脑刺激技术

一、经颅磁刺激治疗脑卒中言语障碍的研究

经颅磁刺激（transcranial magnetic stimulation，TMS）是利用脉冲磁场

作用于中枢神经系统（主要是大脑），改变皮质神经细胞的膜电位，使之产生感应电流，影响脑内代谢和神经电活动，从而引起一系列生理生化反应的非侵入性神经刺激技术，具有无痛、无创、简单、快捷等特点。根据TMS刺激脉冲形式不同，可以将TMS分为以下几种刺激模式：单脉冲TMS（single TMS，sTMS）、双脉冲TMS（double pulse TMS，pTMS）、rTMS及爆发性θ波刺激（theta burst stimulation，TBS）。其中，rTMS是指在同一个刺激部位上给予规律重复的低频或高频刺激，这种重复性刺激可以使更多的神经元得到兴奋，生物效应持续时间更长。低频TMS是指频率≤1Hz的磁刺激，可以使大脑皮质兴奋性下降；高频TMS则是指频率＞1Hz的磁刺激，可以使大脑皮质的兴奋性增加。在治疗脑卒中后言语障碍方面取得了一定疗效。

（一）低频rTMS刺激右侧大脑半球

低频rTMS作用于右侧broca区是当前rTMS治疗卒中后失语症最常用的方案。Harvey DY等招募9名慢性失语患者，进行为期10 d的低频rTMS刺激（1Hz，90%RMT，右侧broca），于治疗前、治疗后2个月、治疗后6个月分别评估患者的图片命名功能，结果发现患者命名准确性提高，并在第6个月时效果最佳，同时功能磁共振成像（functional magnetic resonance imaging，fMRI）发现，长期的rTMS刺激可使激活的命名区后移，从brodmann45区后移到6、44、46区，并且左半球命名区激活也增加，该研究说明用低频rTMS作用于右半球，可通过调节右半球词语检索区域的募集来改善命名功能，并非通过完全抑制右半球的活性。Haghighi M等招募12名卒中后失语患者，随机分为低频rTMS治疗组（1Hz，右侧broca）和伪刺激组，进行为期2周的rTMS和标准言语治疗，并于治疗前和治疗后评估言语功能，结果提示低频rTMS改善了言语功能。Iikhani M等选取24例脑血管意外所致的运动性失语患者，进行低频（1Hz，右侧broca）rTMS治疗，用wilcoxon检验对患者的语言流畅度进行前后对照，表明低频rTMS可以显著改善非流利性失语。然而Heikkinen PH等研究结论却与既往研究相反，招募17名慢性卒中后失语的患者，A组用低频（1Hz，右侧broca）rTMS治疗＋强化语言-运动训练，B组伪刺激＋强化语言-运动训练，结果显示低频rTMS并未改善言语功能，可能的原因是入选的患者左侧病灶较大，初级语言处理脑区严重损害，此时言语功能的恢复需依赖右侧半球镜像区域语言功能网络的重组，该研究用低频抑制了右侧broca区，因此并未通过rTMS改善言语功能。

（二）高频rTMS刺激左侧大脑半球

Dammekens E等的一项病例研究发现，用高频rTMS（10Hz）刺激左半

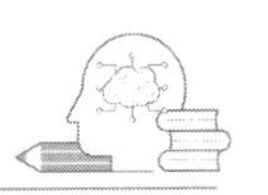

球额下回连续 3 周，改善了失语症患者的复述、命名、理解能力。国内张慧团队报道了 1 例 39 岁左侧脑卒中后传导性失语的患者，给予 10 d 的高频 rTMS 刺激（5Hz，左侧 broca），同时进行标准的言语治疗，治疗前后进行 fMRI 研究大脑功能变化，结果显示患者言语功能显著提高并且疗效持续到治疗后 2.5 个月，fMRI 结果提示与右侧半球相比，左侧半球显著激活，尤其是病灶周围区。王甜甜等招募了 24 名卒中后失语症的患者，病程 2～3 个月，随机分为高频 rTMS 组（5Hz，左侧 broca）、低频 rTMS 组（1Hz，右侧 broca）、对照组，所有患者均进行常规的言语治疗。治疗 2 周后结果显示，低频和高频 rTMS 均能改善言语功能，且两者疗效无显著差异，可能的原因是样本量偏小，且该研究只选用了视图命名一项任务。目前关于高频 rTMS 刺激左半球治疗卒中后失语症的文献多为病例报道或小样本研究，原因可能是高频 rTMS 刺激受损半球诱发癫痫的风险更高。

（三）高频 rTMS 刺激右侧大脑半球

Chieffo R 等将 5 名慢性卒中后失语患者随机先后进行高频、低频、伪刺激 3 组 rTMS 治疗（H 线圈，右侧额下回），治疗前和每组治疗后进行图片命名功能检测。研究表明，高频（10Hz）rTMS 对图片命名能力的改善显著高于低频（1Hz）。虽然每组 rTMS 治疗间隔 6 d，但不排除上一次 rTMS 治疗的残存效应。然而相反的是，国内的胡雪艳等将 40 名卒中后非流利性失语患者随机分成 4 组，高频 rTMS 组（10Hz，右侧 broca）、低频 rTMS 组（1Hz，右侧 broca）、伪刺激组、对照组，所有组接受标准的药物治疗、物理治疗和言语训练，在治疗前、治疗结束后即刻、治疗结束后 2 个月进行言语能力的评估，结果发现低频和高频均能改善言语功能，且低频能立即改善言语功能并能持续很长时间，而高频仅产生了长期疗效，并且低频改善更显著。两个研究结果不一致的原因可能是试验设计方案不同，还有线圈类型不同、半球受损程度不同、病程不同、治疗时间不同、样本量不同等。Hara T 等对 8 例卒中后失语的右利手患者进行功能性近红外光谱技术（functional near-infrared spectroscopy，fNIRS）测试，分为左半球激活组和右半球激活组。左半球激活组接受低频 rTMS（1Hz，右侧 broca）刺激，右半球激活组给予高频 rTMS（10Hz，右侧 broca）刺激，治疗 11 d，结果表明两组的言语功能均有显著改善，且改善程度相似；同时，比较干预前后的 fNIRS 变化发现，半球间失衡和目标半球激活失衡等到了解决。因此，按照双峰平衡恢复模型，先用 fNIRS 检测半球活性，根据受损半球结构储备程度来制定 rTMS 方案是合理的。

（四）双侧半球联合刺激

临床上大部分研究均集中在单侧刺激，然而不同频率的双侧刺激对卒中后失语症的恢复疗效如何值得探讨。Khedr EM 等首个将双半球 rTMS 刺激应用于临床治疗卒中后失语中，试验组在言语治疗的基础上，先给予右侧 broca 区 1 000 个脉冲（1Hz，110%RMT），再给予左侧 broca 区 1 000 个脉冲（20 Hz，80%RMT），连续治疗 10 d，于治疗前、治疗后 1 个月、治疗后 2 个月随访，发现与伪刺激对照组相比，言语功能显著改善，并且治疗结束后 2 个月效果仍显著，但该试验未设置单侧刺激对照组，未与单侧刺激疗效进行对比。在随后的试验中，Vuksanovi J 对卒中后非流利性失语的患者采用左侧 broca 区间歇性 TBS 和右侧 broca 区持续性 TBS，结果显示言语功能较其他单侧刺激有更全面的改善，主要体现在短期言语记忆、言语学习等，而不仅仅是命名功能。国内目前尚无双侧半球联合刺激的研究。笔者认为，双侧刺激的效果需要更多研究加以论证，且应注意与单侧刺激对比，同时需考虑高频与低频的刺激顺序是否会对研究结果产生不同的效果。

（五）应用局限性

rTMS 已广泛应用于脑卒中后失语症的治疗，但治疗方案多集中在应用低频 rTMS 抑制非优势半球镜像区，对于半球损伤重的患者可能会无效甚至不利于言语功能的恢复，原因是“半球间抑制理论”作为大多数研究的基本原理过于简单，无法适用于损伤严重的患者。虽然许多研究表明 rTMS 对改善失语患者的康复有帮助，但几乎没有试验使用完全相同的方案，这意味着评估真正的有效性和重现性通常是不可能的。另外，针对高频对单侧大脑半球刺激，高频与低频联合的双侧大脑半球刺激的 rTMS 治疗方案、参数设置、刺激部位的研究较缺乏。大部分研究主要集中在非流利性失语，其他类型失语研究较少。要做到刺激部位的精准定位，虽然已有导航定位系统，但因其昂贵的价格，实验室应用偏多，无法在临床应用中广泛推广。

（六）未来展望

个性化定制 rTMS 治疗，将显著提高卒中后失语的康复成功率，未来的研究应该聚焦于此。如何个性化定制 rTMS 治疗方案，首先应该完善“双峰平衡恢复模型”，而该模型的核心部分为“结构储备”，如何测量结构储备非常重要，而结构储备因患者而异，目前并未有很好的测量方法，未来可结合 fMRI、PET 等影像学技术以及皮质脊髓束的电生理技术来测量。除了结构储备外，如何控制好影响语言恢复的其他因素也非常重要，包括干预的及时性、年龄、性别、共病、同时进行的药物治疗、病变的性质，病变的部位等。未来研究需对失语症进行分类，进一步探索 rTMS 对其他类型失语症的影响。最后，应对 rTMS 参数的最佳组合、治疗的时间和随访时间等制定专业的指南或共识。

二、经颅直流电刺激治疗脑卒中言语障碍的研究

脑卒中后失语的经颅直流电刺激参数通常是，刺激电流 1～2 mA，刺激时间 10～30 min。改变经颅直流电刺激的刺激极性、刺激强度和刺激时间，可以改变大脑皮质的兴奋性，但刺激参数与治疗效果并非呈绝对的线性相关，增加刺激强度、延长刺激时间未必可以提高治疗效果。因此，在大多数脑卒中后失语康复治疗方案的设计中，将经颅直流电刺激与语言治疗相结合，潜在地优化语言治疗期间语言刺激的效果，其细胞分子机制可能是，不仅有 N-甲基-D-天冬氨酸受体（NMDAR）的参与，而且有钙离子通道介导的钙离子内流，从而诱导产生经颅直流电刺激依赖的细胞膜去极化。如前所述，语言区和言语功能正常是双侧大脑半球相互影响和调节的结果，一旦优势半球语言区受损，原有的双侧大脑半球之间的平衡打破，经颅直流电刺激通过阳极或阴极不同的放置位置，可以改变大脑皮质的兴奋性，从而调节双侧大脑半球之间的抑制失衡。目前，经颅直流电刺激的放置方案主要包括，通过 A-tDCS 或 C-tDCS 调节病灶周围活性、通过 A-tDCS 或 C-tDCS 调节左侧语言区对应的右侧镜像区活性、通过 A-tDCS 激活左侧大脑半球的同时应通过 C-tDCS 抑制右侧大脑半球。

（一）通过 A-tDCS 或 C-tDCS 调节病灶周围活性

Monti 等对 8 例脑卒中后慢性非流利性失语患者进行 A-tDCS 和 C-tDCS 治疗，1 个电极置于左侧额颞区、1 个电极（参考电极）置于右侧肩部，刺激强度为 2 mA、刺激时间 10 min，再进行图片命名能力测验，结果显示，左侧额颞区 A-tDCS 和假刺激对图片命名能力无改善作用，而 C-tDCS 对图片命名准确性的改善效果显著，因此认为，言语功能障碍可能是左侧大脑皮质抑制性中间神经元高度活动所致，C-tDCS 通过降低左侧大脑皮质抑制性回路的兴奋性，使言语功能改善；但是该项研究没有考虑到失语症类型和严重程度，且将电极置于相同位置，使某些患者的言语功能受损区成为刺激区，因此对 A-tDCS 未能改善命名能力的结果存有争议。Baker 等对 10 例额叶和非额叶损害的脑卒中后失语患者进行经颅直流电刺激交叉试验，即 5 d 的 A-tDCS 或者 5 d 的假刺激联合语言治疗，以 fMRI 显示的进行命名任务时最高激活区—左侧额叶为刺激部位，结果显示，A-tDCS 联合语言治疗可以显著增加命名的准确性。汪洁等对 1 例左侧顶叶缺血性卒中后 7 个月发生 Gerstman 综合征的患者分别进行 10 次书写训练和 10 次书写训练联合经颅直流电刺激，阳极置于左侧

顶叶 P3 导联位置、阴极置于对侧肩部，结果显示，进行 20 min/次、1 次/d 的 A-tDCS 治疗后，书写训练联合经颅直流电刺激组患者听写、看图书写、自发性书写的准确性显著增加，书写错误如部件替代、遗漏、笔画遗漏和无反应明显减少，因此认为，经颅直流电刺激可以直接兴奋书写相关大脑皮质，使病变周围未受损的皮质神经元兴奋性升高，进而改善书写能力。

（二）通过 A-tDCS 或 C-tDCS 调节左侧语言区对应的右侧镜像区活性

对右侧大脑半球是采取 A-tDCS 还是采取 C-tDCS 尚无统一定论。Vines 等对 6 例病程＞ 1 年的 broca 失语患者进行语言治疗的同时行右侧额下回 A-tDCS 治疗，结果显示，语言流畅性明显改善，他们认为，右侧大脑半球与语言中枢相对应的部位激活。考虑到降低 broca 区右侧大脑半球镜像区活性，可以下调该区域神经元活动，从而降低健侧对患侧异常增强的大脑半球间抑制，Friederici 等采用双盲交叉设计试验对慢性失语症患者行 broca 区右侧大脑半球镜像区 C-tDCS 治疗，结果显示，语言治疗联合 C-tDCS 可以显著增加图片命名的准确性，而假刺激对图片命名能力无改善。Floel 等对 12 例失语症患者进行右侧颞叶 A-tDCS、C-tDCS 或假刺激，同时进行计算机命名任务训练，结果显示，与假刺激相比，A-tDCS 和 C-tDCS 均提高命名能力，尤以 A-tDCS 的效果更显著、更持久（2 周）。既往认为，脑卒中慢性期右侧大脑半球的募集是适应不良，该项研究提出脑卒中慢性期右侧大脑半球激活并非总是适应不良，有可能被调制为对言语功能恢复有益的模式。该项研究显示的右侧颞叶 C-tDCS 治疗后命名能力改善，表明右侧大脑半球 A-tDCS 和 C-tDCS 均可能是有益的。

（三）通过 A-tDCS 激活左侧大脑半球的同时应通过 C-tDCS 抑制右侧大脑半球

Jung 等纳入 37 例左侧脑卒中患者，其中 10 例伴流畅性失语、27 例伴非流畅性失语，均行经颅直流电刺激，阴极置于右侧 broca 区镜像区、阳极置于左侧眶上回，进行 10 次刺激，结果显示，失语商显著提高。Lee 等对 11 例脑卒中后失语患者进行经颅直流电刺激时使用 2 对电极，1 对由置于左侧额下回的阳极和置于左侧腹部肌肉的参考电极组成，1 对由置于右侧额下回的阴极和置于右侧腹部肌肉的参考电极组成，比较双侧刺激模式与单侧刺激模式（即左侧额下回 A-tDCS）的效果，结果显示，两种刺激模式均显著增加命名的准确性，而双侧刺激模式还可以减少反应时间。Saidmanesh 等对 20 例非流畅性失语患者进行经颅直流电刺激，阳极置于左外侧前额叶皮质、阴极置于对侧对称位置，进行 10 次刺激后发现，失语商、命名准确性和工作记忆均显著提高，

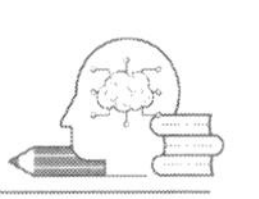

因此认为，无论病变部位位于何处，进行相同区域的经颅直流电刺激后行为学均显著改善，此时分析个体数据至关重要，以评价病灶大小和病灶部位对经颅直流电刺激治疗效果的影响。

（四）小脑 A-tDCS

部分重症脑卒中后失语患者左侧颅骨缺损或双侧大脑半球缺血性卒中，均限制经颅直流电刺激的应用，因此，与言语功能相关的小脑作为刺激靶点受到青睐。国外研究显示，右侧小脑经颅直流电刺激可促进受试者言语功能，对正常对照者行右侧小脑半球后外侧 A-tDCS 治疗，语言流畅性和句子语义预测均显著改善。Sebastian 等采用交叉设计试验对 1 例双侧大脑中动脉闭塞（MCAO）致失语和构音障碍患者行右侧小脑半球后外侧 A-tDCS 治疗，同时联合拼写训练，治疗 2 个月，单词拼写和图片命名能力均改善。最近一项进行右侧小脑 C-tDCS 治疗的研究显示，C-tDCS 治疗较 A-tDCS 或假刺激在动词生成任务中的反应时间即刻缩短，但 7 d 后行 C-tDCS 治疗的患者任务完成度和反应时间改善均有所下降，表明右侧小脑半球 C-tDCS 治疗有潜在负面影响。

总体而言，经颅直流电刺激对脑卒中后失语具有显著改善作用。在单侧刺激模式中，与语言任务相关联时，无论是刺激极性（阳极或阴极）还是位置（左侧或右侧大脑半球）均有效；无论是失语症类型、病变部位、刺激部位还是治疗任务，双侧刺激模式均显示出阳性结果。对于重症脑卒中患者，右侧小脑半球经颅直流电刺激可以提高拼写和词生成能力。然而，研究对象病程、发病部位和语言症状不同，即使采取相同的刺激方案，也可能导致不同的治疗效果。我们建议，脑卒中后不同时期，考虑到大脑皮质激活状态不同，进行某一部位 A-tDCS 或 C-tDCS 治疗前应考虑语言任务对大脑皮质的激活状态；此外，对侧是否代偿值得进一步研究。

第四节　脑卒中言语障碍康复治疗技术评价与展望

一、基础训练

脑卒中患者的言语障碍主要体现在构音及韵律方面，而“呼吸、发声、共鸣”三大系统的正常运行为有效恢复构音及韵律能力打下基础，故在康复治疗时应以“呼吸、发声、共鸣”为基础训练。

1. 呼吸训练　言语过程中需要瞬间吸入大量的气体，以维持言语时自然的发声、共鸣等；若呼吸能力存在异常，则会对言语功能产生影响。脑卒中患者常表现为呼吸方式异常、呼吸支持下降等。针对呼吸能力异常患者，应采取呼吸训练，包括：①腹式呼吸训练，在不同的体位下给予腹部压力，帮助患者掌握正确的腹式呼吸方式。赖日英等探讨了腹式呼吸训练对于弛缓型言语障碍患者的有效性，训练后实验组达到句子水平的比例显著高于对照组，且清晰度显著提高。②最长声时或逐字增加句长训练：嘱一口气内尽可能发连续、平稳的长音或连贯地朗读句。③呼吸肌力量训练：帮助患者获得足够的声门压力，从而维持最大呼气/吸气压力。Darling-White 对运动不及型言语障碍患者实施呼吸肌力量训练后，患者最大呼气压力增加，言语呼吸功能显著提升。

2. 发声训练 通过控制声门，在各种音调和响度范围内产生规律的振动，从而发出不同音质的声音。根据患者的言语障碍表现，选择合适的发声训练方法，包括音调训练、响度训练、音质训练，改善发声肌群的肌张力，逐渐恢复正常发声。

1）音调训练：声带周围肌肉肌力、肌张力异常易导致音调异常，如痉挛型言语障碍的脑卒中患者常出现低音调。根据患者年龄选择对应的训练音阶，按音阶的升高或下降让患者重复发音，过渡至在连续语音中以正常音调发声。Voge 通过实验证明在家庭治疗中采用言语强化的训练形式能够显著提高患者对音调的控制能力。Kim 对 6 例脑卒中后言语障碍患者治疗时增加音乐元素训练，结果发现患者的音调能力和言语运动协调性明显改善。表明将音乐元素与音调训练在康复治疗中相结合，能激活运动性语言中枢帮助患者恢复正常音调。

2）响度训练：响度即声带振动的幅度，目前国内外常用的响度训练方法为励-协夫曼响度治疗（Lee-Silverman voice treatment，LSVT），若重于增强发声源，提高响度，可帮助患者恢复良好音质的发声响度，保持适度的声带张力和声门闭合能力。同时能提高其他言语功能，如发声功能、语速功能、言语清晰度等。LSVT 最初针对帕金森病（运动不及型言语障碍）设计，后又发现 LSVT 同样适用于其他类型言语障碍的治疗，如脑卒中、脑瘫、进行性核上神经麻痹等。LSVT 强调高强度的训练，且需要患者尽最大努力完成训练，促进对发声相关的感觉运动系统的恢复。治疗流程建议为每天 1 h，每周 4 次训练，维持 4 周，训练内容包括增大发声运动的力度和幅度，并逐渐将训练效果泛化至日常中。Park 对 8 例言语障碍患者采用 LSVT 法治疗，发现治疗后患者言语的响度及清晰度均显著提高。Wenke 等对 10 例脑卒中及脑外伤患者实施为期 4 周的 LSVT 治疗后，患者言语的响度、频率范围、单词和句子清晰度均显著增加，且半年后治疗效果仍较大程度维持。

3）音质训练：脑卒中后患者音质异常多见，常表现为哑声、气息声等。①对嘶哑声者可采用打嘟法进行训练，患者在呼气的同时利用双唇振动带动声带振动，进行平稳的发声打嘟，以维持声带连续及稳定的振动频率。②对气息声者可采用硬起音训练，患者借助健侧用力运动的同时用力发声，以减少气息声的出现。③对于肌张力过高的患者可选择喉部按摩法进行训练，治疗师通过按摩患者的喉部肌群帮助患者缓解喉外部肌群的肌张力，以减少发声时的紧张程度。黄前进、李曦光均通过随机对照实验证明音质训练能显著改善发声功能。

3. 共鸣训练　脑卒中后言语障碍，尤其是迟缓型、痉挛型言语障碍患者多伴有鼻音过重，表现为在发非鼻音时出现过多的鼻腔共鸣；训练目标为减少鼻腔共鸣、增加口腔共鸣。庞子健针对脑损伤患者采用“推撑”“引导气流”等康复治疗，经过 30 d 以上的康复治疗后，患者的共鸣功能及整体言语功能显著提升。“推撑”要点为在双手用力推物体的同时发舌后部音，促进软腭运动；针对有鼻漏气的患者使用引导气流法，通过吹气球等引导气流通过口腔，减少鼻漏气。此外，鼻音过重的患者也可通过持续正压通气（oontinuous positive airway pressure，CPAP）进行被动治疗，改善软腭上抬、咽后壁及咽侧壁的收缩运动。Cahill 曾对脑外伤后鼻音过重的患者采用 CPAP 治疗，4 周后鼻腔共鸣显著减少。

二、针对性训练

脑卒中患者的言语障碍主要体现在构音、韵律方面，表现为声母构音不准确、语速偏慢、重音过度、语调单一等，康复治疗的主要目标是帮助患者达到清晰、流畅的语音，故在康复治疗时应以“构音、韵律”训练为主。

1. 构音训练　构音清晰度下降是脑卒中后言语障碍的主要表现之一，降低了言语可懂度，可通过口部运动训练、构音音位训练提高构音能力。

1）运动训练：口部运动即构音器官的运动，是言语构音的基础。口部运动训练（oral motor exercises，OMEs）已广泛应用于国外言语障碍患者的干预，利用本体觉和触觉刺激技术，改善下颌、唇、舌和上腭等构音器官的感知觉，帮助减少患者异常的口运动模式，建立正常口部运动模式，利于准确构音。Rumbach 调查了口部运动训练在澳大利亚言语康复行业中的使用情况，结果表明其为成人言语康复治疗的基础形式。根据患者特定构音器官的运动或功能异常，选择合适的训练内容。口部运动训练的主要内容包括改善构音器官的感知觉、夸大构音器官运动的范围、提高某一构音器官运动的准确性、增加构音器官间的灵活协调运动能力等。舌是最精细的构音器官，目前口部运动训练的主要对象为舌的运动训练，其次为唇。Kent 的研究表明，口部运动训练适用于多种类型障碍患者，如发育性言语语言障碍、运动性言语障碍、吞咽障碍等。周静、张茜等对脑卒中后言语障碍患者进行了口部运动训练康复效果的研究，治疗内容包括感觉刺激、提高口部肌力、构音器官运动训练，均发现口部运动训练能显著改善言语功能。

2）构音音位训练：在汉语普通话体系下，构音器官之间的协调运动形成具体的声韵组合，构成字、词、句。构音训练则有助于改善构音器官的协调运动能力，提高患者的构音清晰度。汉语普通话的每个声母都具备特定的发音特征，患者易将存在唯一发音特征区别的两个音位相混淆，临床上将具有以上特征的两个音位进行对比训练，称为音位对比训练。Dodd 研究证明音位对比训练能有效提高音声障碍儿童的言语功能；贺花兰以“听觉识别”和“听说对比”为主要形式，发现通过最小音位对比训练后，患者声母及韵母正确率分别提高 46.67％和 42.36％，构音能力显著改善。由于音声障碍儿童在构音方面也主要表现为声母和韵母构音不准确，所以尽管目前尚无针对脑卒中的音位对比训练研究报告，但音位对比训练也可适用于脑卒中后言语障碍患者，此有待进一步研究。

2. 韵律训练　脑卒中后言语障碍患者常表现为韵律特征变化不规律，在患者自发表达时尤其明显，直接影响患者的沟通能力及人际交往能力。患者可同时存在产生性韵律异常和接受性韵律异常，即同时对自发言语的韵律和所听到的语音韵律认识不清。韵律训练按照其特征分为语速训练、语调训练、重音训练等，依赖于听觉反馈、视觉反馈、视听联合反馈，着重于改善超音段音位特征，提高言语可懂度及自然度。

1）语速训练：言语过程中发音时间或停顿时间异常均可导致语速异常，脑卒中后言语障碍患者常表现为语速过慢或语速不规律。Duffy 提出任何类型的言语障碍均可通过降低语速来提高对语速的控制能力，最终提高言语可懂度。Nuffelerp 通过实验证明降低语速可显著提高言语障碍患者的言语可懂度，并且他还强调，自主控制语速、手打节拍、字母板、延迟听觉反馈（delayed auditory feed back，DAB）等方法均能降低语速，其中手打节拍和字母板是最有效的训练形式。

2）语调训练：脑卒中后言语障碍患者常表现为语调单一，在表达情感时语调特征减少。有研究证明，患者通常对不同句类的语调感知正确率不同，疑问句正确率显著低于陈述句。Heid 提出“SPRINT”治疗（speech rate and intonation therapy），每次治疗的前半小时实施降低语速治疗，后半小时采用陈述句和疑问句实施语调治疗。治疗过程中，患者被要求交替朗读陈述句与疑问

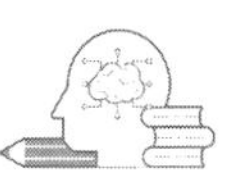

句，并且时刻注意朗读陈述句时句尾语调下沉，朗读疑问句时句尾语调上升，以提高患者区分两种句类的能力，治疗后，患者的语速和语调控制能力均显著提高。

3）重音训练：汉语普通话中的重音在句中所处位置不同，表达重点也不同。脑卒中患者常表现为整句持平或过度的重音、重音削减。临床常使用以下方法提高重音能力。①标记法：通过具体标记，如“下划线、加粗、标红”等视觉提示标明重音所在位置，并改变重音在句中的不同位置，让患者按要求朗读，提高患者对重音的控制。②对比重音任务（cont rastive stress tasks）：让患者有意识地调整重音并改善其言语表现，提高言语自然度。Kus chman 通过研究发现，患者通过调整不同句子时长中的重音可以有效增加其沟通能力。

第五节 脑卒中言语障碍药物治疗进展

脑卒中后言语功能障碍患者的治疗越来越受到重视，并成为当今医学界的艰巨任务和攻关热点。近年来药物治疗相关的报道多集中在多巴胺类、胆碱类和脑保护性药物的作用，虽然药物治疗失语症的证据尚不明确，存在一定的争议，但药物治疗无疑是关键的治疗方向之一。

一、脑卒中言语障碍药物分类及作用

（一）多巴胺能类药物

多巴胺能药物是第一个被开发为治疗失语症的药物。其代表药物为溴隐亭（bromocriptine），它是一种多肽类麦角生物碱，为多巴胺受体激动剂，也是目前研究较多的治疗失语症的药物之一，是最早被作为失语症治疗的药物，因为该药对帕金森病的运动不能综合征有效，也被认为可能对言语的输出通路有作用。有一些研究者提倡将溴隐亭作为单独的药物或语言康复治疗的辅助药物来治疗各个类型的非流利型失语，特别是皮质间运动性失语症，并认为溴隐亭的最佳剂量因人而异，仍需进一步进行临床研究。有专家推测用药后言语输出的改善多发生在损伤较轻且主要发生在皮质下的损害以及经皮质运动性失语，改善可能和多巴胺能药物刺激了上行的中脑-皮质通路，从而增强了受损言语脑区的输出活动有关。但也有部分严格设计的研究也没有获得溴隐亭治疗非流利性失语有效的证据。

安非他明（amphetamine），又称苯丙胺，是一种起间接作用的拟交感神经胺，可以促进去甲肾上腺素和多巴胺的释放。右苯丙胺促进单胺、去甲肾上腺素、多巴胺及5-羟色胺在突触前膜的释放，并抑制这些神经递质的再吸收。右苯丙胺的这一作用有助于修复梗死灶周围脑组织的突触功能障碍，对语言通路有长期的增强效应及重塑作用。据报道，有些研究指出安非他明可以对感觉运动整合、双眼深度知觉、言语记忆、Wisconsin卡片分类的反应时间异常等行为缺陷的恢复有帮助，其加速行为的恢复被认为与促进实验性脑梗死后神经元发芽和突触形成的作用相一致。也有的研究提出安非他明可能作为神经调节剂，增加了中枢神经系统去甲肾上腺素水平，对大脑重塑有促进作用，可以帮助脑卒中患者的言语恢复，与行为学治疗结合促进了言语功能的恢复。

左旋多巴偶尔也用于治疗卒中后失语症。有研究显示左旋多巴能提高失语症患者的语言的流畅性和复述能力，且在前额有病灶的患者效果更显著。研究者认为有两种假说可以解释左旋多巴的临床作用：①左旋多巴可以促进额叶的自我修复过程。②左旋多巴刺激前额叶，前额叶有调节注意力、工作记忆、组织能力、自我监督能力这些执行功能的生理作用，左旋多巴的这一刺激作用可以全面提高患者的学习能力，从而增强了患者在康复训练过程中的获得新技能及行为改变的能力。但是研究者认为第二种机制说服力较弱，该实验的结果显示左旋多巴的临床疗效具有高选择性，且依赖于病灶位置。

（二）乙酰胆碱酯酶抑制剂

胆碱能活动可能偏重左颞叶，而命名和词汇记忆缺陷也常由左颞叶损害所致。胆碱能阻滞剂有损害健康人的命名作用。与左颞叶有关的神经病学综合征，如阿尔茨海默病，多和降低的胆碱能活动有关。因此，抗胆碱酯酶药物可以提高胆碱能的活动，改善词汇-语义加工和言语记忆，常被用来治疗颞叶损伤导致的失语症。其中的代表性药物有多奈哌齐、加兰他敏等。

多奈哌齐（donepezil）是一个选择性中枢作用的乙酰胆碱酯酶抑制剂，目前临床用于稳定轻度至中度痴呆患者的认知障碍。轻度至中度血管性认知障碍的患者使用多奈哌齐与认知和全脑功能显著改善相关，包括在日常生活活动的能力改善，有研究表明，乙酰胆碱酯酶抑制剂可通过抑制谷氨酸盐的释放来阻止神经系统损伤以及变性疾病的发生、凋亡的激活，从而改善记忆力减退情况。因此多奈哌齐被尝试用于治疗失语症。有部分研究表明，多奈哌齐能显著提高血管性痴呆的认知功能、半球功能及日常生活活动的能力，并且皮质损害的患者较皮质下损害的患者改善明显。尽管多奈哌齐治疗卒中后失语有效的可用数据是有限的，但是还是有部分研究发现盐酸多奈哌齐治疗期间可以改善全脑语言功能，可能对完全性失语有积极作用，其言语评分包括命名和理解均显

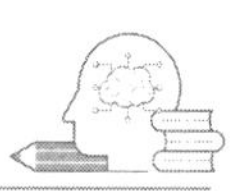

著增高，并和脑脊液中乙酰胆碱酯酶水平的增高显著相关。此外，最近有体外实验研究表明，多奈哌齐具有保护作用，以对抗局部缺血对神经细胞的损害，但这个作用与乙酰胆碱酯酶抑制作用无关。

加兰他敏是一种乙酰胆碱酯酶抑制剂，也能调节烟碱受体。在用于治疗阿尔茨海默氏痴呆时，主要提高认知、行为和日常生活的活动能力。有一些数据支持使用加兰他敏治疗慢性卒中后失语的有效性，加兰他敏可能会提高语言功能。

（三）氨基酸类神经递质药物

吡拉西坦（piracetam）是 γ-氨基丁酸的环状衍生物，是可以对认知和记忆产生潜在影响的药物制剂，具有神经保护和抗凝血作用。目前在临床上主要用于治疗与年龄相关的认知功能障碍，同时在治疗诵读困难方面也有疗效。它通过促进乙酰胆碱和兴奋性氨基酸释放，可以使梗死灶周围受累的但仍有生命力的脑组织的代谢功能趋于正常化，减轻毛细血管痉挛，减少血栓形成，增加细胞膜顺应性，从而提高氧的吸收。这些效应可以促进急性期脑卒中的神经性及功能性的恢复。它也可以促进胆碱能和谷氨酸的神经传递，从而改善动物和健康人的学习和记忆功能。有研究表明，当语言治疗同吡拉西坦合用时可以提高失语的恢复。有学者通过研究吡拉西坦对于失语症患者脑电图和临床表现的作用，发现使用吡拉西坦后患者言语功能显著改善，脑电图有显著的 α 节律由额叶转移到枕叶，可能和皮质-丘脑环路的重建有关。

（四）N-甲基-D-天冬氨酸受体拮抗剂

美金刚是一种非竞争性的，具有中度亲和力和电压依赖性的 N-甲基-D-天冬氨酸（N-methyl-D-aspartic acidreceptor，NMDA）受体拮抗剂。脑卒中后，由于缺血、缺氧所致的细胞代谢障碍造成突触前膜再摄取谷氨酸的过程受阻，细胞间隙谷氨酸累积，NMDA 受体激活，钙离子大量内流，形成细胞内钙超载，导致细胞线粒体功能受到抑制，核酸内切酶和凋亡蛋白酶被激活，最终出现神经元凋亡受损。美金刚可以在病理情况下阻断钙离子通道以及谷氨酸浓度升高导致的神经元损伤，也可以适时增加 NMDA 受体数量和功能，有助于改善记忆能力，还可以保护病理状态下的神经元，对缺氧和缺血的脑组织也起到一定保护作用。因此美金刚是一种较好的治疗血管性认知障碍的药物，近年来已有大规模的临床试验发现美金刚对阿尔茨海默病患者的语言障碍有所改善，因此，有学者开始研究美金刚对失语症的疗效，研究显示美金刚和强化言语训练单独使用，均可改善失语程度，而美金刚与强化言语训练联合治疗的效果更显著，且在 4 周的随访中美金刚的疗效持续存在。

二、目前药物治疗存在的问题

目前失语症的药物治疗尚缺乏明确的证据，在这个研究领域，药物的研究数量非常低，国内尤其明显，很多药物试验仍缺乏可靠的大规模长期研究报道，并且现已报道的治疗失语症的药物疗效多联合传统的语言训练或其他治疗方法，单独治疗者少见，加之多为小样本中短期对照试验，其单独疗效还有待商榷。另外，患者的年龄、受教育程度、利手、失语症的类型和严重程度、是否伴有其他认知或情绪异常、药物介入的时机、用药剂量和持续时间、是否配合言语治疗、言语功能评定的方法等，都影响着治疗效果。

附　　录

附录 1　相关评定量表

表 1　失语症严重程度分级标准

分级	标准
0 级	无有意义的口语或听理解能力
1 级	所有言语交流均通过片段的言语来表达，大部分需要听者推测、询问和猜测，可交流的信息范围有限，听者在言语交流中感到困难
2 级	在听者的帮助下，可以进行熟悉话题的交流。对陌生话题常常不能表达自己的思想，使患者与检查者感到言语交流困难
3 级	在极少的帮助下或无帮助下，患者可以讨论几乎所有的日常问题。由于言语表达和（或）理解能力的减弱，使某些谈话出现困难或不能交谈
4 级	言语流利方面或理解方面有某些明显的障碍，但思想和言语表达尚无明显限制
5 级	极小的、可分辨得出的言语障碍；患者主观上可能感到有点困难，但听者不一定能明显觉察到

表 2　言语可理解度分级法

分级	判断标准
5	连贯的言语可被所有人听懂，在日常语境下儿童（的言语）容易被听懂
4	连贯的言语可被少有聆听聋人言语经验的人听懂
3	连贯的言语需要听者集中注意力并结合唇读方可被听懂
2	连贯的言语不可懂，但（儿童口语中的）单个词语在语境和唇读提示下可被听懂
1	连贯的言语不可懂，口语中的词语不能完全被辨认，主要交流方式为手势

表 3　改良 Frenchay 版构音障碍评定

功能		损伤严重程度				
		a 正常← →严重损伤 e				
		a	b	c	d	e
反射	咳嗽					
	吞咽					
	流涎					
呼吸	静止状态					
	言语时					
唇	静止状态					
	唇角外展					
	闭唇鼓腮					
	交替发音					
	言语时					
颌	静止状态					
	言语时					
软腭	进流质食物					
	软腭抬高					
	言语时					
喉	发音时间					
	音调					
	音量					
	言语时					
舌	静止状态					
	伸舌					
	上下运动					
	两侧运动					
	交替发音					
	言语时					

续表

<table>
<tr><td colspan="2" rowspan="3">功能</td><td colspan="5">损伤严重程度</td></tr>
<tr><td colspan="5">a 正常←　　→严重损伤 e</td></tr>
<tr><td>a</td><td>b</td><td>c</td><td>d</td><td>e</td></tr>
<tr><td rowspan="4">言语</td><td>读字</td><td></td><td></td><td></td><td></td><td></td></tr>
<tr><td>读句子</td><td></td><td></td><td></td><td></td><td></td></tr>
<tr><td>会话</td><td></td><td></td><td></td><td></td><td></td></tr>
<tr><td>速度</td><td></td><td></td><td></td><td></td><td></td></tr>
<tr><td colspan="7">评定指标：项数/总项数</td></tr>
<tr><td colspan="7">评定级别。正常：28～27/28；轻度障碍：26～18/28；中度障碍：17～14/28；
重度障碍：13～7/28；极重度障碍：6～0/28</td></tr>
</table>

表 4　汉语失语症检查表（ABC 法）

姓名：　　性别：　　年龄：　　科室：　　床号：　　住院号：

主诉：

诊断：　　检查日期：

一、谈话（流畅度 9～27 分、信息量 0～6 分）

1. 问答（录音）

	回答	特征	备注
（1）您好些吗			
（2）您以前来过这吗			
（3）您叫什么名字			
（4）您多大岁数了			
（5）您家住在什么地方			
（6）您做什么工作（或退休前做什么工作）			
（7）您简单说说您的病是怎么得起来的，或您怎么不好			
（8）让患者看图片，叙述			

流畅度________/27 分

信息量________/6 分

2. 系列语言

	实数数	备注
从 1 数到 21		
总分 /21 分		

二、理解

1. 是/否问题（共 60 分）

Ⅰ问题、答案、表达方式与评分								
问题	正确答案	表达方式				评分		言语特征
		言语	手	头	闭眼			
(1) 你的名字是张小红吗	否					2		
(2) 你的名字是李华明吗	否					2		
(3) 你的名字是（真名）吗	是					2		
(4) 你家住在前门/鼓楼吗	否					2		
(5) 你家住在（正确地名）吗	是					2		
(6) 你住在通州区/延庆吗	否					2		
(7) 你是大夫吗	否					2		
(8) 我是大夫吗	是					2		
(9) 我是男的/女的吗	否					2		
(10) 这个房间的灯亮着吗	是					2		
(11) 这个房间的门是关着的吗	否					2		
(12) 这儿是旅馆吗	否					2		
(13) 这儿是医院吗	是					2		
(14) 你穿的衣服是红/蓝色的吗	否					2		
(15) 纸在火中燃烧吗	是					4		
(16) 每年中秋节在端午节前过吗	否					4		
(17) 您吃香蕉时先剥皮吗	是					4		
(18) 在本地七月下雪吗	否					4		
(19) 马比狗大吗	是					4		
(20) 农民用斧头割草吗	否					4		
(21) 一斤面比二斤面重吗	否					4		
(22) 冰在水里会沉吗	否					4		
总分						/60		

2. 听辨认（共 90 分，45 项，每项 2 分）

实物	＜5″ 2 分	＞5″ 1 分	0 分	图形	＜5″ 2 分	＞5″ 1 分	0 分	图画	＜5″ 2 分	＞5″ 1 分	0 分
梳子				圆				钥匙			
铅笔				方				火柴			
钥匙				三角				梳子			
火柴				螺旋				铅笔			
花				五星				花			

动作	＜5″ 2 分	＞5″ 1 分	0 分	颜色	＜5″ 2 分	＞5″ 1 分	0 分	家具	＜5″ 2 分	＞5″ 1 分	0 分
吸烟				红				窗户			
喝水				黄				椅子			
跑步				蓝				电灯			
睡觉				绿				桌子			
摔倒				黑				床			

身体	＜5″ 2 分	＞5″ 1 分	0 分	身体	＜5″ 2 分	＞5″ 1 分	0 分	身体	＜5″ 2 分	＞5″ 1 分	0 分
耳朵				中指				右耳			
鼻子				胳膊肘				左眼			
肩膀				眉毛				左拇指			
眼睛				小指				右手腕			
手腕				拇指				右中指			

听辨认总分：___/90 分。

3. 口头指令（共 80 分）

Ⅱ指令和评分	总分	评分	备注
(1) 把手举起来	2		
(2) 闭上眼睛	2		
(3) 指一下房顶	2		
(4) 指一下门[2]，然后[2]再指窗户[2]	6		
(5) 摸一下铅笔[2]，然后[2]再摸一下钥匙[2]	6		
(6) 把纸翻过来[4]，再把梳子[2]放在纸上边[4]	10		
(7) 用钥匙指梳子[5]，然后放回原处[5]	10		
(8) 用梳子指铅笔[5]，然后交叉放在一起[7]	12		
(9) 用铅笔[2]指纸一角[4]，然后[2]放在另一角处[4]	12		
(10) 把钥匙[2]放在铅笔和梳子中间[10]，再用纸盖上[6]	18		
总分	/80 分		

三、复述（共 100 分）

1. 词复述（共 24 分）

题号	问题	满分	评分	言语特征	备注
(1)	门	1			
(2)	床	1			
(3)	尺	1			
(4)	哥	1			
(5)	窗户	2			
(6)	汽车	2			
(7)	八十	2			
(8)	新鲜	2			
(9)	天安门	3			

续表

题号	问题	满分	评分	言语特征	备注
(10)	四十七	3			
(11)	拖拉机	3			
(12)	活蛤蟆	3			
总分					

2. 句复述（共 76 分）

题号	问题	满分	评分	言语特征
(1)	听说过	3		
(2)	别告诉他	4		
(3)	掉到水里啦	5		
(4)	吃完饭就去遛弯	7		
(5)	办公室电话铃响着吧	9		
(6)	他出去以后还没有回来	10		
(7)	吃葡萄不吐葡萄皮	8		
(8)	所机全微他合（每秒 2 字）	12		
(9)	当他回到家的时候，发现屋子里坐满了朋友	18		
总分				

复述总分________/100 分

四、命名

1. 词命名（共 40 分，20 项）

实物	反应 2	触摸 1	提示 0.5	实物	反应 2	触摸 1	提示 0.5	身体	反应 2	触摸 1	提示 0.5	图片	反应 2	触摸 1	提示 0.5
铅笔				皮尺				头发				跑步			
纽扣				别针				耳朵				睡觉			
牙刷				橡皮				手腕				吸烟			
火柴				表带				拇指				摔跤			
钥匙				发卡				中指				喝水			
词命名总分 /40 分															

2. 列名

记录前半分钟和后半分钟说出的蔬菜名____，____。

3. 颜色命名（共 12 分）

请告诉我，这是什么颜色？红____ 黄____ 黑____ 蓝____ 白____ 绿____ 评分____

问题	答案	评分 2	言语特征
1. 晴天的天空是____的	蓝		
2. 春天的草是____的	绿		
3. 煤是____的	黑		
4. 稻谷熟了是____的	黄		
5. 牛奶是____的	白		
6. 少先队员的领巾是____的	红		
总分			

颜色命名总分____/12 分

4. 反应命名（共 10 分）

问题	答案	评分 2	言语特征
1. 您切菜用什么	刀		
2. 看什么可以知道几点了	钟、表		
3. 用什么点烟	火柴、打火机		
4. 天黑了什么可以使房间亮	电灯、蜡烛		
5. 到哪儿能买到药	医院、药店		
总分______/10 分			

五、阅读

1. 视-读（共 10 分，每项 1 分）

内容	评分 1	言语特征	内容	评分 1	言语特征
明			妹		
肚			鸭		
动			村		
和			砂		
睛			转		
总分	/10 分				

2. 听字-辨认（共 10 分，每字 1 分）

目标词		备选词					得分	备注
（第）47		17	74	14	47	407		
（水）田		由	甲	申	电	田		
（喝）水		永	水	本	木	术		
成（功）		戊	成	戌	咸	威		
唱（歌）		倡	昌	唱	畅	常		
（棉）被		背	被	披	杯	倍		
（铅）笔		币	必	笔	比	毕		
（电）灯		登	灯	邓	瞪	等		
（您）好		佳	良	棒	冠	好		
坏（人）		次	差	坏	下	未		
总分	/10 分							

3. 字-画匹配（共40分，共20项，朗读、配画各1分）

图画	朗读	配画	图形	朗读	配画	动作	朗读	配画	颜色	朗读	配画
钥匙			圆形			喝水			黑		
铅笔			方块			跑步			红		
火柴			三角			睡觉			黄		
梳子			螺旋			吸烟			绿		
菊花			五星			摔倒			蓝		
总分			朗读 /20分					配画 /20分			

4. 读指令，并执行（共30分）

内容	朗读		执行		言语特征
(1) 闭眼	1		1		
(2) 摸右耳	1		1		
(3) 指门[1]，再指窗户[2]	3		3		
(4) 先摸铅笔[2]，后摸钥匙[2]	4		4		
(5) 用梳子[3]指铅笔，然后交叉[3]放在一起	6		6		
总分	/15分		/15分		

5. 读句选答案填空（共30分）

句子	答案	评分		备注
(1) 苹果是……的	原的、圆的、圆圈、方的	2		
(2) 解放军带……	呛、枪、强、仓	2		
(3) 老王修理汽车和卡车，他是……	清洁工、司机、机器、修理工	6		

续表

句子	答案	评分		备注
(4) 孙悟空本领高强，会七十二变，若不是……，唐僧怎管得住他	想取经、紧箍咒、如来佛、猪八戒	10		
(5) 中国地大物博，人口众多，但是人均可耕地少，因此，应该珍惜……	经济、水源、承包、土地	10		
总分	/30 分			

六、书写

1. 写姓名、地址（共 10 分）

	评分	特征
姓名 3		
地址 7		
总分	/10 分	

2. 抄写（共 10 分，每字 1 分）

北京是世界文明的都市____/10 分

3. 系列书写 1～24（最高 20 分）

____/20 分

4. 听写（共 34 分）

(1) 偏旁（共 5 分）

立人 1	言 1	提手 1	走之 1	土 1	总分

（2）数字（共 7 分）

各 1 分		各 2 分		总分	
7	15	42	193	1860	

（3）字（共 5 分，每字 1 分）

火柴	铅笔	嘴的口	方块	黄颜色	总分

（4）词（共 10 分，每字 1 分）

梳子	钥匙	睡觉	跑步	五星	总分

（5）短句（共 7 分，每字 1 分）

春风吹绿了树叶	评分：　　　　分

听写总分：____/34 分

5. 看图写字（共 20 分，每图 2 分）　　____/20 分

6. 写病情（最高 5 分）　　____/5 分

七、结构与空间（共 19 分）

1. 照图画（共 10 分）

图一 1	图二 2	图三 3	图四 4	总分
				/10 分

2. 摆方块（共 9 分）

方块一 1.5	方块二 3	方块三 4.5	总分
			/9 分

结构与空间总分：____/19 分

八、运用（最高 30 分）

1. 面部（共 8 分）

	执行 2	模仿 1	用实物 0.5	未完成 0	备注
咳嗽					
吹灭火柴					
鼓腮					
用吸管吸水					
总分					

2. 上肢（共 8 分）

	执行 2	模仿 1	用实物 0.5	未完成 0	备注
挥手再见					
致礼					
刷牙					
梳头					
总分					

3. 复杂（共 14 分）

	得分	备注
假装划火柴（3），点烟（3）		
假装把信纸叠起来（3），放进信封（3），封好（2）		
总分		

运用总分：____/30 分

九、计算（每题 2 分，共 24 分）

加法			减法			备注
5 + 4 = 9，20，1，8	6 + 7 = 12，13，52，14	9 + 3 = 6，17，12，21	6 − 2 = 8，4，12，3	8 − 3 = 5，11，24，16	11−7=18，4，8，17	
乘法			除法			
4 ×2=6，2，8，1	6 ×7 = 13，21，2，42	8 ×3 = 5，11，24，40	9 ÷3 = 12，3，6，27	64 ÷8 = 40，56，8，32	35 ÷7 = 5，28，12，21	
总分　　　　/24 分						

表 5　ABC 法评定结果总结表

口语表达							听理解			阅读							书写							
信息量	流利性	系列语言	复述	命名			是/否题	听辨认	口头指令	视读	听字辨认	字画匹配		读指令执行		填空	姓名地址	抄写	听写	系列书写	看图书写	自发书写		
				词命名	反应命名	颜色命名						朗读	理解	朗读	理解									
																								%
																								100
																								90
																								80
																								70
																								60
																								50
																								40
																								30
																								20
																								10

附录2 相关针灸穴位定位

手太阴肺经穴

中府 Zhōngfǔ（LU1）在胸部，横平第一肋间隙，锁骨下窝外侧，前正中线旁开6寸。

尺泽 Chǐzé（LU5）在肘区，肘横纹上，肱二头肌腱桡侧缘凹陷中。

孔最 Kǒngzuì（LU6）在前臂前区，腕掌侧远端横纹上7寸，尺泽（LU5）与太渊（LU9）连线上。

列缺 Lièquē（LU7）在前臂，腕掌侧远端横纹上1.5寸，拇短伸肌腱与拇长展肌腱之间，拇长展肌腱尺侧凹陷中。

太渊 Tàiyuān（LU9）在腕前区，桡骨茎突与舟状骨之间，拇长展肌腱尺侧凹陷中。

少商 Shàoshāng（LU11）在手指，拇指末节桡侧，指甲根角侧上方0.1寸（指寸）。

手阳明大肠经穴

商阳 Shāngyáng（LI1）在手指，示指末节桡侧，指甲根角侧上方0.1寸（指寸）。

三间 Sānjiān（LI3）在手背第2掌指关节桡侧近端凹陷中。

合谷 Hégǔ（LI4）在手背，第2掌骨桡侧的中点处。

阳溪 Yángxī（LI5）在腕区，腕背侧远端横纹桡侧，桡骨茎突远端，解剖学“鼻烟窝”凹陷中。

手三里 Shǒusānlǐ（LI10）在前臂，肘横纹下2寸，阳溪（LI5）与曲池（LI11）连线上。

曲池 Qūchí（LI11）在肘区，尺泽（LU5）与肱骨外上髁连线的中点处。

臂臑 Bìnào（LI14）在臂部，曲池（LI11）上7寸，三角肌前缘处。

肩髃 Jiānyú（LI15）在三角肌区，肩峰外侧缘前端肱骨大结节两骨间凹陷中。

迎香 Yíngxiāng（LI20）在面部，鼻翼外缘中点旁，鼻唇沟中。

足阳明胃经穴

承泣 Chéngqì（ST1）在面部，眼球与眶下缘之间，瞳孔直下。

四白 Sìbái（ST2）在面部，眶下孔处。

地仓 Dìcāng（ST4）在面部，口角旁开0.4寸（指寸）。

颊车 Jiáchē（ST6）在面部，下颌角前上方一横指（中指）。

下关 Xiàguān（ST7）在面部，颧弓下缘中央与下颌切迹之间的凹陷中。

头维 Tóuwéi（ST8）在头部，额角发际直上0.5寸，头正中线旁开4.5寸。

梁门 Liángmén（ST21）在上腹部，脐中上4寸，前正中线旁开2寸。

天枢 Tiānshū（ST25）在腹部，横平脐中，前正中线旁开2寸。

归来 Guīlái（ST29）在下腹部，脐中下4寸，前正中线旁开2寸。

伏兔　FúTù（ST32）在股前区，髌底上6寸，髂前上棘与髌底外侧端的连线上。

梁丘　Liángqiū（ST34）在股前区，髌底上2寸，股外侧肌与股直肌肌腱之间。

足三里　Zúsānlǐ（ST36）在小腿外侧，犊鼻（ST35）下3寸，犊鼻（ST35）与解溪（ST41）连线上。

上巨虚　Shàngjùxū（ST37）在小腿外侧，犊鼻（ST35）下6寸，犊鼻（ST35）与解溪（ST41）连线上。

下巨虚　Xiàjùxū（ST40）在小腿外侧，犊鼻（ST35）下9寸，犊鼻（ST35）与解溪（ST41）连线上。

丰隆　Fēnglóng（ST41）在小腿外侧，外踝尖上8寸，胫骨前肌的上缘。

解溪　Jiěxī（ST42）在踝区，踝关节前面中央凹陷中，拇长伸肌腱与趾长伸肌腱之间。

内庭　Nèitíng（ST45）在足背，第2、3趾间。趾蹼缘后方赤白肉际处。

厉兑　Lìduì（ST46）在足趾，第2趾末节外侧，指甲根角侧后方0.1寸（指寸）。

足太阴脾经穴

隐白　Yǐnbái（SP1）在足趾，大趾末节内侧趾甲根角侧后方0.1寸（指寸）。

太白　Tàibái（SP3）在跖区，第1跖趾关节近端赤白肉际凹陷中。

公孙　Gōngsūn（SP4）在跖区，第1跖骨底的前下缘赤白肉际处。

三阴交　Sānyīnjiāo（SP6）在小腿内侧，内踝尖上3寸，胫骨内侧缘后际。

地机　Dìjī（SP8）在小腿内侧，阴陵泉（SP9）下3寸，胫骨内侧缘后际。

阴陵泉　Yīnlíngquán（SP9）在小腿内侧，胫骨内侧髁下缘与胫骨内侧缘之间的凹陷中。

血海　Xuèhǎi（SP10）在股前区，髌底内侧端上2寸，股内侧肌隆起处。

大横　Dàhéng（SP15）在腹部，脐中旁开4寸。

大包　Dàbāo（SP21）在胸外侧区，第6肋间隙，在腋中线上。

手少阴心经穴

极泉　Jíquán（HT1）在腋区，腋窝中央，腋动脉搏动处。

少海　Shàohǎi（HT3）在肘前区，横平肘横纹，肱骨内上髁前缘。

通里　Tōnglǐ（HT5）在前臂前区，腕掌侧远端横纹上1寸，尺侧腕屈肌腱的桡侧缘。

阴郗　Yīnxī（HT6）在前臂前区，腕掌侧远端横纹上0.5寸，尺侧腕屈肌腱的桡侧缘。

神门　Shénmén（HT7）在腕前区，腕掌侧远端横纹尺侧端，尺侧腕屈肌腱的桡侧缘。

少冲　Shàochōng（HT9）在手指，小指末节桡侧，指甲根角侧上方0.1寸（指寸）。

手太阳小肠经穴

少泽　Shàozé（SI1）在手指，小指末节尺侧，指甲根角侧上方0.1寸（指寸）。

后溪　Hòuxī（SI3）在手内侧，第5掌指关节尺侧近端赤白肉际凹陷中。

腕骨　Wàngǔ（SI4）在腕区，第 5 掌骨底与三角骨之间的赤白肉际凹陷中。

养老　Yǎnglǎo（SI6）在前臂后区，腕背横纹上 1 寸，尺骨头桡侧凹陷中。

支正　Zhīzhèng（SI7）在前臂后区，腕背侧远端横纹上 5 寸，尺骨尺侧与尺侧腕屈肌之间。

肩贞　Jiānzhēn（SI9）在肩胛区，肩关节后下方，腋后纹头直上 1 寸。

天宗　Tiānzōng（SI11）在肩胛区，肩胛冈中点与肩胛骨下角连线上 1/3 与下 2/3 交点凹陷中。

颧髎　Quánliáo（SI18）在面部，颧骨下缘，目外眦直下凹陷中。

听宫　Tīnggōng（SI19）在面部，耳屏正中与下颌骨髁突之间的凹陷中。

足太阳膀胱经穴

睛明　Jīngmíng（BL1）在面部，目内眦内上方眶内侧壁凹陷中。

攒竹　Cuānzhú（BL2）在面部，眉头凹陷中，额切迹处。

天柱　Tiānzhù（BL10）在颈后区，横平第 2 颈椎棘突上际，斜方肌外缘凹陷中。

风门　Fēngmén（BL12）在脊柱区，第 2 胸椎棘突下，后正中线旁开 1.5 寸。

肺俞　Fèishù（BL13）在脊柱区，第 3 胸椎棘突下，后正中线旁开 1.5 寸。

心俞　Xīnshù（BL15）在脊柱区，第 5 胸椎棘突下，后正中线旁开 1.5 寸。

膈俞　Géshù（BL17）在脊柱区，第 7 胸椎棘突下，后正中线旁开 1.5 寸。

肝俞　Gānshù（BL18）在脊柱区，第 9 胸椎棘突下，后正中线旁开 1.5 寸。

胆俞　Dǎnshù（BL19）在脊柱区，第 10 胸椎棘突下，后正中线旁开 1.5 寸。

脾俞　Píshù（BL20）在脊柱区，第 11 胸椎棘突下，后正中线旁开 1.5 寸。

胃俞　Wèishù（BL21）在脊柱区，第 12 胸椎棘突下，后正中线旁开 1.5 寸。

肾俞　Shènshù（BL23）在脊柱区，第 2 腰椎棘突下，后正中线旁开 1.5 寸。

大肠俞　Dàchángshù（BL25）在脊柱区，第 4 腰椎棘突下，后正中线旁开 1.5 寸。

膀胱俞　Pángguāngshù（BL28）在骶区，横平第 2 骶后孔，骶正中嵴旁开 1.5 寸。

次髎　Cìliáo（BL32）在骶区，正对第 2 骶后孔中。

委中　Wěizhōng（BL40）在膝后区，腘横纹中点。

膏肓　Gāohuāng（BL43）在脊柱区，第 4 胸椎棘突下，后正中线旁开 3 寸。

魂门　Húnmén（BL47）在脊柱区，第 9 胸椎棘突下，后正中线旁开 3 寸。

阳纲　Yánggāng（BL48）在脊柱区，第 10 胸椎棘突下，后正中线旁开 3 寸。

志室　Zhìshǐ（BL52）在腰区，第 2 腰椎棘突下，后正中线旁开 3 寸。

秩边　Zhìbiān（BL54）在骶区，横平第 4 骶后孔，骶正中嵴旁开 3 寸。

承山　Chéngshān（BL57）在小腿后区，腓肠肌两肌腹与肌腱交角处。

飞扬　Fēiyáng（BL58）在小腿后区，昆仑（BL60）直上 7 寸，腓肠肌外下缘与跟腱移行处。

昆仑　Kūnlún（BL60）在踝区，外踝尖与跟腱之间的凹陷中。

申脉　Shēnmài（BL62）在踝区，外踝尖直下，外踝下缘与跟骨之间凹陷中。

京骨　Jīnggǔ（BL64）在跖区，第5跖骨粗隆前下方，赤白肉际处。

至阴　Zhìyīn（BL67）在足趾，小趾末节外侧，趾甲根角侧后方0.1寸（指寸）。

足少阳肾经穴

涌泉　Yǒngquán（KI1）在足底，屈足卷趾时足心最凹陷中。

然谷　Rángǔ（KI2）在足内侧，足舟骨粗隆下方，赤白肉际处。

太溪　Tàixī（KI3）在踝区，内踝尖与跟腱之间的凹陷中。

大钟　Dàzhōng（KI4）在跟区，内踝后下方，跟腱附着部前缘凹陷中。

照海　Zhàohǎi（KI6）在踝区，内踝尖下1寸，内踝下缘边际凹陷中。

复溜　Fùliū（KI7）在小腿内侧，内踝尖上2寸，跟腱前缘。

俞府　Shùfǔ（KI127）在胸部，锁骨下缘，前正中线旁开2寸。

手厥阴心包经穴

天池　Tiānchí（PC1）在胸部，第4肋间，前正中线旁开5寸。

曲泽　Qǔzé（PC3）在肘前区，肘横纹上，肱二头肌肌腱的尺侧缘凹陷中。

间使　Jiānshǐ（PC5）在前臂前区，腕掌侧远端横纹上3寸，掌长肌腱与桡侧腕屈肌之间。

内关　Nèiguān（PC6）在前臂前区，腕掌侧远端横纹上2寸，掌长肌腱与桡侧腕屈肌腱之间。

大陵　Dàlíng（PC7）在腕前区，腕掌侧远端横纹中，掌长肌腱与桡侧腕屈肌腱之间。

劳宫　Láogōng（PC8）在掌区，横平第3掌指关节近端，第2、3掌骨之间偏于第3掌骨。

中冲　Zhōngchōng（PC9）在手指，中指末端最高点。

手少阳三焦经穴

关冲　Guānchōng（TE1）在手指，第四指末节尺侧，指甲根角侧上方0.1寸（指寸）。

中渚　Zhōngzhǔ（TE3）在手背，第4、5掌骨间，第4指关节近端凹陷中。

阳池　Yángchí（TE4）在腕后区，腕背侧远端横纹上，指伸肌腱的尺侧缘凹陷中。

外关　Wàiguān（TE5）在前臂后区，腕背侧远端横纹上2寸，尺骨与桡骨间隙中点。

支沟　Zhīgōu（TE6）在前臂后区，腕背侧远端横纹上3寸，尺骨与桡骨间隙中点。

天井　Tiānjǐng（TE10）在肘后区，肘尖上1寸凹陷中。

肩髎　Jiānliáo（TE14）在三角肌区，肩峰角与肱骨大结节两骨间凹陷中。

翳风　Yìfēng（TE17）在颈部，耳垂后方，乳突下端前方凹陷中。

耳门　ěrmén（TE21）在耳区，耳屏上切迹与下颌骨髁突之间的凹陷中。

丝竹空　Sīzhúkōng（TE23）在面部，眉梢凹陷中。

足少阳胆经穴

瞳子髎　Tóngzǐliáo（GB1）在面部，目外眦外侧 0.5 寸凹陷内。

听会　Tīnghuì（GB2）在面部，耳屏间切迹与下颌骨髁突之间的凹陷中。

曲鬓　Qǔbìn（GB7）在头部，耳前鬓角发际后缘与耳尖水平线的交点处。

率谷　Shuàigǔ（GB8）在头部，耳尖直上入发际 1.5 寸。

完骨　Wángǔ（GB12）在头部，耳后乳突的后下方凹陷中。

本神　Běnshén（GB13）在头部，前发际上 0.5 寸，头正中线旁开 3 寸。

阳白　Yángbái（GB14）在头部，眉上 1 寸，瞳孔直上。

头临泣　Tóulínqì（GB15）在头部，前发际上 0.5 寸，瞳孔直上。

风池　Fēngchí（GB20）在颈后区，枕骨之下，胸锁乳突肌上端与斜方肌上端之间的凹陷中。

肩井　Jiānjǐng（GB21）在肩胛区，第 7 颈椎棘突与肩峰最外侧点连线的中点。

日月　Rìyuè（GB24）在胸部，第 7 肋间隙中，前正中线旁开 4 寸。

京门　Jīngmén（GB25）在上腹部，第 12 肋骨游离端的下际。

带脉　Dàimài（GB26）在侧腹部，第 11 肋骨游离端垂线与脐水平线的交点上。

环跳　Huántiào（GB30）在臀区，股骨大转子最凸点与骶管裂孔连线的外 1/3 与内 2/3交点处。

风市　Fēngshì（GB31）在股部，直立垂手，掌心贴于大腿时，中指尖所指凹陷中，髂胫束后缘。

阳陵泉　Yánglíngquán（GB34）在小腿外侧，腓骨头前下方凹陷中。

光明　Guāngmíng（GB37）在小腿外侧，外踝尖上 5 寸，腓骨前缘。

悬钟　Xuánzhōng（GB39）在小腿外侧，外踝尖上 3 寸，腓骨前缘。

丘墟　Qiūxū（GB40）在踝区，外踝的前下方，趾长伸肌腱的外侧凹陷中。

足临泣　Zúlínqì（GB41）在足背，第 4、5 跖骨底结合部的前方，第 5 趾长伸肌腱外侧凹陷中。

足窍阴　Zúqiàoyīn（GB44）在足趾，第 4 趾末节外侧，趾甲根角侧后方 0.1 寸（指寸）。

足厥阴肝经穴

大敦　Dàdūn（LR1）在足趾，大趾末节外侧，趾甲根角侧后方 0.1 寸（指寸）。

行间　Xíngjiān（LR2）在足背，第 1、2 趾间，趾蹼缘后方赤白肉际处。

太冲　Tàichōng（LR3）在足背，第 1、2 跖骨间，跖骨底结合部前方凹陷中，或触及动脉搏动。

中封　Zhōngfēng（LR4）在踝区，内踝前，胫骨前肌的肌腱的内侧缘凹陷中。

蠡沟　Lígōu（LR5）在小腿内侧，内踝尖上 5 寸，胫骨内侧面的中央。

曲泉　Qūquán（LR8）在膝部，腘横纹内侧端，半腱肌肌腱内缘凹陷中。

章门　Zhāngmén（LR13）在侧腹部，在第 11 肋游离端的下际。

期门　Qīmén（LR14）在胸部，第 6 肋间隙，前正中线旁开 4 寸。

督脉穴

长强　Chángqiáng（GV1）在会阴区，尾骨下方，尾骨端与肛门连线的中点处。

腰阳关　Yāoyángguān（GV3）在脊柱区，第 4 腰椎棘突下凹陷中，后正中线上。

命门　Mìngmén（GV4）在脊柱区，第 2 腰椎棘突下凹陷中，后正中线上。

至阳　Zhìyáng（GV9）在脊柱区，第 7 腰椎棘突下凹陷中，后正中线上。

大椎　Dàzhuī（GV14）在脊柱区，第 7 颈椎棘突下凹陷中，后正中线上。

哑门　Yǎmén（GV15）在颈后区，第 2 颈椎棘突下凹陷中，后正中线上。

风府　Fēngfǔ（GV16）在颈后区，枕外隆凸直下，两侧斜方肌之间的凹陷中。

百会　Bǎihuì（GV20）在头部，前发际正中直上 5 寸。

上星　Shàngxīng（GV23）在头部，前发际正中直上 1 寸。

素髎　Sùliáo（GV25）在面部，鼻尖的正中央。

水沟　Shuǐgōu（GV26）在面部，人中沟的上 1/3 与中 1/3 交点处。

印堂　Yìntáng（GV29）在头部，两眉毛内侧端中间的凹陷中。

任脉穴

中极　Zhōngjí（CV3）在下腹部，脐中下 4 寸，前正中线上。

关元　Guānyuán（CV4）在下腹部，脐中下 3 寸，前正中线上。

气海　Qìhǎi（CV6）在下腹部，脐中下 1.5 寸，前正中线上。

神阙　Shénquè（CV8）在脐区，脐中央。

下脘　Xiàwǎn（CV10）在上腹部，脐中上 2 寸，前正中线上。

中脘　Zhōngwǎn（CV12）在上腹部，脐中上 4 寸，前正中线上。

膻中　Dànzhōng（CV17）在胸部，横平第 4 肋间隙，前正中线上。

天突　Tiāntū（CV22）在颈前区，胸骨上窝中央，前正中线上。

廉泉　Liánquán（CV23）在颈前区，喉结上方，舌骨上缘凹陷中，前正中线上。

承浆　Chéngjiāng（CV24）在面部，颏唇沟的正中凹陷处。

经外奇穴

金津、玉液：在口腔内，当舌系带两侧静脉上，左为金津，右为玉液。

聚泉：位于口腔内，当舌背正中缝的中点处。

海泉：在口腔内舌下面，将舌卷起，在舌下中央系带中点处，即金津、玉液穴中央取之。

上廉泉：在廉泉穴上 1 寸，或于前正中线颌下 1 寸，当舌骨与下颌缘之间凹陷处取穴。

旁廉泉：位于廉泉穴旁开 1 寸处，左右各一穴。

开音：位于结喉旁开 2 寸，当人迎穴后上方处。

四强：位于大腿伸侧正中线，髌骨中线上 5.5 寸，或髌骨上缘中点直上 4.5 寸处，即胃经伏兔穴下 1.5 寸的内侧，左右计 2 穴。

夹脊：位于背部，从第 1 胸椎至第 5 腰椎，棘突下两侧，旁开 0.5 寸，一侧 17 个穴。

胆囊：在小腿外侧上部，当腓骨小头前下方凹陷处（阳陵泉）直下 2 寸。

四神聪：位于头顶百会穴前、后、左、右各旁开 1 寸处，共 4 穴。

太阳穴：在颞部，当眉梢与目外眦之间，向后约一横指的凹陷处。

头针

运动区：上点在前后正中线的中点向后移 0.5 cm 处，下点在眉枕线和鬓角发际前缘相交区（若鬓角不明显者，可从颧弓中点向上引一垂直线，将此线与眉枕线交点前 0.5 cm 处作为点），上下两点的连线即为运动区。

晕听区：位于头部，自耳轮尖向上 1.5 cm 处，向前后各引 2 cm 的水平线。

言语一区：运动区可分为上、中、下三部，下部是运动区的下 2/5，为面运动区，亦称言语一区。

言语二区：从顶骨结节后下方 2 cm 处引一平行于前后正中线的直线，向下取 3 cm 长直线。

言语三区：晕听区中点向后引 4 cm 长的水平线。

视区：从旁开前后正中线 1 cm 的平行线与枕外粗隆水平线的交点开始，向上引 4 cm 的垂直线。

运用区：从顶骨结节起向下引一垂直线，同时引与线成夹角为 40°的前后两线，3 条线的长度均为 3 cm。

颞三针：耳尖直上发际上二寸为第一针，在第一针水平向前后各旁开一寸为第二、第三针。

顶颞前斜线：位于头顶部侧面，头部经外奇穴前神聪（百会前 1 寸，又名前顶）与颞部胆经悬厘之间的连线。

顶颞后斜线：位于头顶部侧面，顶颞前斜线之后 1 寸，与其平行的线，即督脉百会穴与颞部胆经曲鬓穴之间的连线。

颞前线：位于头颞部两鬓内，从额角下部向耳前鬓发外引一斜线，自颔厌穴到悬厘段，属足少阳胆经。

顶中线：位于头顶部正中线上，百会穴至前顶穴之间的连线，属督脉。

顶旁线：位于头顶部，督脉旁 1.5 寸，从膀胱经通天穴向后引一条长 1.5 寸的线（一说 2 寸），属足太阳膀胱经。

参考文献

[1] Andrade CR,Queiroz DP,Sassi FC.Electromyography and diadochokinesia:a study with fluent and stuttering children[J].Profono,2010,22 (2):77-82.

[2] Bohra V,Khwaja GA,Jain S,et al.Clinicoanatomical correlation in stroke relatedaphasia [J].Ann Indian Acad Neurol,2015,18(4):424-429.

[3] Cahill LM, Murdoch BE, Theodoros DG. Perceptual and instrumental analysis of laryngeal function after traumatic brain injury in childhood[J].J Head Trauma Rehab, 2003,18(3):268-283.

[4] Carrillo L,Ortiz KZ.Vocal analysis (auditory-perceptual and acoustic) in dysarthrias[J]. Profono,2007,19(4):381-386.

[5] Hoffmann M,Chen R.The spectrum of aphasia subtypes and etiology in subacutestroke [J].Journal of Stroke & Cerebrovascular Diseases,2013,22(8):1385-1392.

[6] Horton SK,Murdoch BE,Theodoros DG,et al.Motor speechimpairment in a case of childhood basilar artery stroke:treatment directions derived from physiological and perceptu-al assessment[J].Pediatr Rehabil,1997,1(3):163-177.

[7] Netsell R.Speech aeromechanics and the dysarthrias:implications for children with traumatic brain injury[J].J Head Trauma Rehab,2001,16(5):415-425.

[8] RAGLIO A,OASI O,GIANOTTI M,et al.Improvement of spontaneous language in stroke patients with chronic aphasia treated with music therapy: a randomized controlled trial[J].Int J Neurosci,2016,126(3):235-242.

[9] Sataloff RT,Praneetvatakul P,Heuer RJ,et al.Laryngeal electromyography:clinical application[J].J Voice,2010,24(2):228-234.

[10] Simmons Laurie.Dorthea Orem's self care theory as related to nursing practice in hemodialysis.[J].Nephrology nursing journal: journal of the American Nephrology Nurses' Association,2009,36(4):419-421.

[11] Vitorino J.Laryngeal function:a comparative analysis between children and adults subsequent to traumatic brain injury[J].J Head Trauma Rehab,2009,24(5):374-383.

[12] Walshe M,Peach RK,Miller N.Dysarthria impact profile:development of a scale to measure psychosocial effects[J].Int J Lang Comm Dis,2009,44(5):693-715.

[13] Wang YT,Kent RD,Kent JF,et al.Acoustic analysis of voice in dysarthria following stroke[J].Clinical Linguistics&Phonetics,2009,23(5):335-347.

[14] 艾孜孜·萨迪尔.中西医结合治疗脑梗死后失语症40例的临床分析[J].中国实用医药,2010,5(9):128-129.

[15] 柏树今.《系统解剖学》[M].北京:人民卫生出版社,2013.

[16] 蔡丽娇,陈锦秀.音乐疗法在失语症康复中的应用[J].中华护理杂志,2012,47(8):766-768.
[17] 蔡丽娇.音乐疗法在脑卒中运动性失语症患者康复护理中的应用效果[J].中华现代护理杂志,2016,22(8):1101-1104.
[18] 蔡丽娇.徵调干预对脑卒中失语症患者语言康复的效果研究[D].福州:福建中医药大学,2012.
[19] 曹野.金津、玉液点刺放血治疗中风后失语45例[J].江西中医药,2013,44(10):53-54.
[20] 晁文波.针灸治疗中风失语症临床研究[J].中国中医基础医学杂志,2009,15(8):619-625.
[21] 陈国平.对脑卒中所致语言功能障碍患者进行早期康复护理的效果探讨[J].当代医药论丛,2018,16(8):264-266.
[22] 陈梦阳,谭洁,张泓,等.针灸治疗运动性构音障碍的系统评价[J].中国针灸,2019,39(2):215-221.
[23] 陈艳,潘翠环,龚卓,等.多奈哌齐联合言语训练治疗脑卒中后失语症的临床观察[J].中国康复,2013,28(5):336-338.
[24] 陈莺,李焰生,王智樱,等.多奈哌齐治疗卒中后失语的疗效观察[J].中华内科杂志,2010,49(2):115-118.
[25] 陈玉华.针刺巨阙穴治疗中风失语[J].山东中医杂志,1992,12(5):46-48.
[26] 陈玉兰,马玉芹,杨艳丽.脑卒中患者构音障碍康复护理研究[J].现代护理,2005,165(16):1358-1359.
[27] 陈卓铭.语言治疗学-学习指导和习题集[M].北京:人民卫生出版社,2008.
[28] 程国彭.医学心悟[M].北京:人民卫生出版社,1963.
[29] 程杏轩.医述[M].合肥:安徽科学技术出版社,1983.
[30] 迪晓霞,司海燕,周青,等.脑卒中失语症的康复效果分析[J].临床医学研究与实践,2018,3(22):33-34.
[31] 董洪涛,李静.经络穴位经皮给药系统的机理的探讨[J].中医杂志,1998,11(8):52-54.
[32] 费爱华.解语膏穴位贴敷结合针刺治疗中风后运动性失语临床研究[J].中国针灸,2015,35(11):1099-1102.
[33] 符少杨,董春秀,全权.针刺舌下三针、颞三针治疗中风失语症38例观察[J].医学理论与实践,2012,25(10):1166-1168.
[34] 傅豫川.唇腭裂畸形的治疗[M].武汉:湖北科学技术出版社,2002.
[35] 高素荣.失语症[M].2版.北京:北京大学医学出版社,2006.
[36] 高天.音乐治疗学基础理论[M].北京:世界图书出版公司,2007.
[37] 高修明,夏媛,郭琳,等.基于视频互动的远程康复模式对脑卒中偏瘫患者疗效的研究[J].中国继续医学教育,2017,9(22):211-213.
[38] 高雁鸿,粟茂.头针治疗脑卒中后失语的临床观察[J].四川中医,2014,32(2):144-146.
[39] 龚海蓉,蔡丽娇.脑卒中后失语症患者语言康复护理的现状及展望[J].包头医学院学

报，2015，31(6)：164-165.

[40] 桂萍，胡玉萍.脑卒中早期康复护理研究进展[J].中西医结合护理(中英文)，2018，4(3)：166-169.

[41] 何怡，庞子建，李胜利.运动性构音障碍的发声空气动力学检查及疗效[J].中国康复理论与实践，2018，24(10)：1187-1194.

[42] 洪秋阳，王世广.董氏奇穴结合体针治疗中风失语症疗效观察[J].北京中医药，2012，31(10)：765-766.

[43] 黄丽，邵芙蓉，王晓妹，等.心理干预对老年脑卒中患者康复效果和生活质量的影响[J].中国老年学杂志，2013，33(21)：5280-5282.

[44] 黄娜，黄琳娜，安军明.方氏头针治疗中风后失语症 24 例[J].陕西中医学院学报，2014，37(1)：29-31.

[45] 黄琴.语言图片识别卡在脑卒中失语症患者中的康复护理效果[J].实用临床护理学电子杂志，2017，2(32)：14-18.

[46] 黄永禧，王宁华.康复护理学[M].北京：北京大学医学出版社，2007，53.

[47] 黄昭鸣，籍静媛.实时反馈技术在言语矫治中的应用[J].中国听力语言康复科学杂志，2004，5(6)：35-39.

[48] 黄昭鸣.言语治疗学[M].上海：华东师范大学出版社，2017.

[49] 李定明.针刺治疗脑出血的临床观察报告[J].中医杂志，1988，29(5)：30-32.

[50] 李福胜，张婷，曾西.言语治疗技术[M].武汉：华中科技大学出版社，2012.

[51] 李光辉，田立军，马艳玲，等.中风后失语的中医药治疗[J].内蒙古中医药，2015，34(2)：115-116.

[52] 李红枝.头针配合功能训练治疗中风失语疗效观察[J].中西医结合心脑血管病杂志，2010，8(5)：553-554.

[53] 李洪艳，胡靖雪，赵丽.正念系统性语言护理在脑卒中运动性失语患者中的应用[J].广西医学，2020，42(8)：1055-1057.

[54] 李辉萍，徐伟，宋涛.盐酸美金刚治疗脑卒中后失语症的临床疗效观察[J].中国康复医学杂志，2014，29(10)：973-975.

[55] 李继安.通关开窍针法治疗缺血性中风早期失语症观察[J].中国针灸，2005，25(11)：760-762.

[56] 李隽.醒脑开窍针刺法治疗中风失语症 30 例[J].河南中医，2010，36(6)：598-599.

[57] 李兰英.综合康复护理训练治疗脑卒中吞咽障碍的疗效观察[J].中国实用神经疾病杂志，2017，20(7)：131-133.

[58] 李立伟，侯建炜.罗伊适应模式在临床护理中的应用现状[J].全科护理，2019，17(1)：15-17.

[59] 李良，岳增辉.刺络放血配合语言康复训练治疗中风后运动性失语临床观察[J].针灸临床杂志，2011，27(7)：24-26.

[60] 李胜利.第二次全国残疾人抽样调查言语残疾标准研究[J].中国康复理论与实践，

2007,13(9):801-803.

[61] 李胜利.语言治疗学[M].2版.北京:人民卫生出版社,2013.

[62] 李胜利.语言治疗学[M].3版.北京:人民卫生出版社,2018.

[63] 李胜利.运动性构音障碍言语、声学及疗效的研究[J].中国康复理论与实践,2006,12(7):591-592.

[64] 李树春.小儿脑性瘫痪[M].郑州:河南科学技术出版社,2000.

[65] 李韬,张江,刘洋.头针配合语言训练治疗中风后运动性失语49例[J].长春中医药大学学报,2008,24(2):200-201.

[66] 李霞,窦逾常,闫雪.针药结合治疗中风后丘脑性失语[J].针灸临床杂志,2012,28(1):27-28.

[67] 李湘力,蔡敬宙,江钢辉.舌三针治疗中风失语30例[J].针灸临床杂志,2009,25(7):6-8.

[68] 李晓琳,常静玲.论中风后失语辨证中的“痰”与“窍”[J].中华中医药杂志,2016,31(9):3450-3454.

[69] 李振宇,吴宇金.放血疗法治疗中风失语疗效观察[J].医学信息(中旬刊),2010,15(8):2053-2054.

[70] 李种泰.解语丹结合针刺治疗中风失语疗效观察[J].辽宁中医杂志,2005,32(3):250-252.

[71] 励建安.康复治疗技术新进展[M].北京:人民军医出版社 2014.

[72] 励建安.社区康复[M].南京:东南大学出版社,2004.

[73] 廖明霞,杨春光,朱彬,等.舌三针配合颞三针治疗中风失语症临床观察[J].四川中医,2016,34(05):180-182.

[74] 林润,陈锦秀,林茜,等.徵调音乐对脑卒中后运动性失语的效果观察[J].中国康复医学杂志,2014,29(2):137-140.

[75] 林志洪.颞前线丛刺配合舌咽针治疗中风后运动性失语的临床观察[D].哈尔滨:黑龙江中医药大学,2016.

[76] 刘春英.早期康复护理干预对缺血性脑卒中偏瘫患者生活能力的影响[J].中国医药指南,2020,18(16):207-208.

[77] 刘芳,童丽萍,鲍金艳.头针体外配合语言训练治疗脑血管病失语症33例临床观察[J].黑龙江医学,2002,26(1):33-34.

[78] 刘桂连.早期康复护理对脑卒中失语症患者言语功能恢复的作用研究[J].当代医学,2016,22(13):115-116.

[79] 刘锦,乔嘉斌.针刺治疗中风后失语症疗程观察[J].辽宁中医杂志,2008,35(2):281-283.

[80] 刘玲玲,李骁飞,马本绪.梅花针叩刺配合调神通络法治疗缺血性脑卒中后运动性失语30例临床观察[J].中国中医药科技,2016,23(5):613-614.

[81] 刘龙江.李燕梅教授治疗中风失语症经验研究[D].郑州:河南中医药大学,2016.

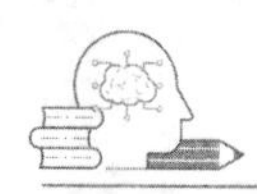

[82] 刘梦月,盛佑祥,赵宁.脑卒中后失语症弥散张量成像的研究进展[J].中国实用神经疾病杂志,2020,23(14):1273-1277.

[83] 刘睿,杨文明.中风后失语症的中医药临床研究述要[J].中西医结合心脑血管病杂志,2017,15(21):2723-2726.

[84] 刘阳歧.针刺治疗急性脑血管病失语症疗效观察[J].中国针灸,1996,16(11):6-8.

[85] 刘媛媛,王翠.语言康复辅以音乐疗法对失语症患者语言功能的影响[J].中国听力语言康复科学杂志,2019,17(2):136-139.

[86] 刘源源,祝婕.神仙解语丹加减联合舌三针治疗中风后失语症 51 例临床疗效观察[J].世界中医药,2016,11(9):1752-1754.

[87] 柳刚,韩为,黄学勇,等.重灸百会穴法治疗脑中风后失语症 30 例临床研究[J].时珍国医国药,2016,27(5):1136-1138.

[88] 卢红云,黄昭鸣.口部运动治疗学[M].上海:华东师范大学出版社,2010.

[89] 罗卫平,黄红缨,朱洁艳.舌针配合语言训练治疗脑梗死致运动性失语的临床研究[J].中华中医药学刊,2010,28(11),2451-2454.

[90] 马杏娟,王许平.早期康复护理对青年脑卒中构音障碍患者临床疗效评价[J].世界最新医学信息文摘:连续型电子期刊,2015,15(2):245-246.

[91] 莫小琴,罗燕,郑景辉.金津、玉液放血治疗中风失语系统评价[J].辽宁中医药大学学报,2016,18(2):127-129.

[92] 倪小佳,陈耀龙,蔡业峰.中西医结合脑卒中循证实践指南(2019)[J].中国循证医学杂志,2020,20(8):901-912.

[93] 裴培,申鹏飞.针刺治疗急性脑梗死伴运动性失语临床观察[J].中国中医急症,2013,22(5):801-802.

[94] 朴振洙.针刺配合语言康复训练治疗中风后运动性失语的临床研究[D].长春:长春中医药大学,2016.

[95] 齐燕,殷星,赵晶晶.针刺金津玉液联合解语丹加减方治疗风痰瘀阻型脑梗死后运动性失语的临床观察[J].中医药导报,2016,22(3):88-90.

[96] 乔玉,彭拥军,孙建华.基于数据挖掘探讨针灸治疗中风后失语取穴规律研究[J].针灸临床杂志,2018,34(11):46-49.

[97] 石冰.唇腭裂修复外科学[M].成都:四川大学出版社,2004.

[98] 双晓萍,陈乞,谭子虎.谭子虎教授针药结合治疗中风后失语[J].吉林中医药,2015,35(8):782-784.

[99] 孙海昌,丁姝月.针灸与语言康复训练治疗中风失语症的临床研究进展[J].西部中医药,2018,31(4):127-129.

[100] 孙会芳,倪朝民.失语症的康复治疗:研究与应用[J].中国临床康复,2006,10(22):125-127.

[101] 孙铭.头皮针语言区治疗中风失语 100 例临床疗效观察[J].针灸临床杂志,2004,20(8):29-31.

[102] 孙青热.头针梅花针叩刺结合语言康复训练治疗缺血性中风失语临床研究[D].石家庄:河北医科大学,2010.

[103] 孙宜文,张淑欣,王青波,等.常见功能障碍患者的居家康复研究进展[J].中国社区医师,2020,36(10):6-8.

[104] 孙长慧,胡瑞萍,白玉龙.音乐疗法在言语康复中的应用进展[J].中国康复理论与实践,2013,19(7):623-625.

[105] 谭忻风.针刺舌下三针颞三针治疗中风失语症的临床分析[J].基层医学论坛,2015,19(31):4383-4384.

[106] 陶伟芳,杨中原.脑卒中失语症患者的康复护理现状[J].天津护理,2013,21(2):174-176.

[107] 田代华.素问[M].北京:人民卫生出版社,2005.

[108] 田莉.言语治疗技术[M].2版.北京:人民卫生出版社,2014.

[109] 万勤.言语科学基础[M].上海:华东师范大学出版社,2013.

[110] 万萍.言语治疗学[M].北京:人民卫生出版社,2012.

[111] 王晨冰,唐强,朱路文,等.脑卒中后构音障碍康复治疗的研究进展[J].山东中医杂志,2018,37(3):258-261.

[112] 王俊霞,年莉.中风后失语的中医治疗研究进展[J].中医临床研究,2012,4(1):114-116.

[113] 王茂斌.关于康复医疗服务体系建设的若干问题[J].中国康复医学杂志,2012,27(7):587-589.

[114] 王山,张敏尚,王秋景.针灸治疗中风失语症42例[J].辽宁中医药大学学报,2008,10(12):130-132.

[115] 王双,彭轩,夏晓萱,等.运动控制理论在运动性构音障碍治疗中的初步探讨[J].中国继续医学教育,2020,12(18):168-171.

[116] 王涛.中药联合针灸治疗缺血性中风后失语临床观察[J].中国中医急症,2012,21(1):112-113.

[117] 王婷婷,屈云.中国脑卒中云康复现状[J].华西医学,2020,35(6):652-657.

[118] 王阳秭,李鸿艳,冯琼,等.远程康复在脑卒中康复中的应用进展[J].中国康复医学杂志,2019,34(10):1241-1244.

[119] 王莹娜,何小俊.联合式言语训练手册在脑卒中非流畅性失语症患者言语康复中的应用[J].护理研究,2020,34(5):925-928.

[120] 王玉花,马娜.神经内科护理中对脑卒中康复护理的临床研究[J].临床研究,2019,27(4):167-168.

[121] 王玉龙.康复评定学[M].北京:人民卫生出版社,2014.

[122] 王执中.针灸资生经[M].上海:上海科学技术出版社,1959.

[123] 王左生,王丽梅.言语治疗技术[M].2版.北京:人民卫生出版社,2014.

[124] 吴昌国.中藏经[M].南京:江苏科学技术出版社,1985.

[125] 吴海生,蔡来周.实用言语治疗学[M].北京:人民军医出版社,1995.

[126] 吴海生.实用言语治疗学[M].北京:华夏出版社,1995.

[127] 夏晨,王珏,吴旭,等.针刺督脉及舌体治疗中风失语症临床观察[J].中国针灸,2001,21(9):519-521.

[128] 肖艺秀.耳穴贴压配合头针治疗中风后运动性失语的临床观察[D].福州:福建中医药大学,2010.

[129] 邢春艳.语言功能康复治疗对脑卒中失语症患者的影响[J].当代护士(中旬刊),2020,27(4):91-92.

[130] 徐舒,李泓钰,杜晓霞,等.经颅直流电刺激治疗脑卒中后失语研究进展[J].中国现代神经疾病杂志,2018,18(6):461-466.

[131] 徐婉月,蔡圣朝.穴位敷贴联合舌针治疗中风后运动性失语 60 例[J].中医药临床杂志,2016,28(9):1275-1277.

[132] 徐运瑜.廉泉穴合谷刺治疗中风失语症 37 例观察[J].浙江中医杂志,2007,42(5):287-288.

[133] 严定萍,刘沙鑫,熊淑芳.脑卒中运动性失语症伴抑郁的康复护理[J].华西医学,2010,25(11):2088-2089.

[134] 严隽陶,杨佩君,吴毅,等.脑卒中居家康复上海地区专家共识[J].上海中医药大学学报,2020,34(2):1-10.

[135] 杨旭东,朱菊清,刘爱京,等.头皮针治疗脑卒中患者 broca 失语 40 例临床观察[J].甘肃中医学院学报,2017,34(3):71-72.

[136] 姚爱娇,仝秀清.脑卒中后失语发病机制的功能性磁共振成像分析[J].世界最新医学信息文摘,2016,16(72):53-54.

[137] 叶虹.脑卒中患者早期康复护理干预措施的临床研究[J].中国医药导刊,2017,19(4):426-427.

[138] 叶娜,张玉梅.卒中后命名性失语症脑损伤定位的研究进展[J].中国康复理论与实践,2018,24(8):880-883.

[139] 伊红琴,刘虹轩.社区护士脑卒中康复护理知识的现状调查[J].当代医学,2010,16(14):118-119.

[140] 尹丽丽,李春梅,王海荣.针刺早期干预中风后运动性失语疗效观察[J].中国中医药信息杂志,2013,20(6):70-71.

[141] 于佳佳.针刺配合语言康复训练治疗中风后失语症的临床研究[D].沈阳:辽宁中医药大学,2015.

[142] 俞爱红,袁婉欢,谢玉.循证护理在脑卒中失语症患者早期康复护理中的应用[J].护理实践与研究,2011,8(10):27-28.

[143] 袁萍,夏颖.脑损害后构音障碍患者语言治疗的有效性[J].中国临床康复,2003,7(31):4280-4278.

[144] 袁文超,张颖,杨坚,等.区域三级康复网络服务体系对脑卒中患者生活自理能力及生

存质量的影响[J].中国康复,2016,31(4):290-291.
[145] 张海霞.言语治疗技术[M].北京:中国医药科技出版社,2019.
[146] 张贺诚,刘悦,马燕红.右侧大脑半球在脑梗死后失语症康复的作用探讨[J].医学影像学杂志,2018,28(7):1211-1213.
[147] 张虎,张大尉,董继革.针灸配合中医五行音乐疗法治疗卒中后运动性失语伴焦虑患者的临床研究[J].中西医结合心脑血管病杂志,2017,15(24):3194-3196.
[148] 张杰,赵红义,郑健刚.中风后失语的研究现状[J].天津中医药大学学报,2010,29(1):54-56.
[149] 张静,张梅,李平,等.启音开窍按摩法在中风后运动性失语患者家庭康复中的应用效果[J].中医药导报,2016,22(20):67-68.
[150] 张璐.张氏医通[M].上海:上海科学技术出版社,2006.
[151] 张捧娃,李来有.Orem 理论在脑卒中康复护理中的应用[J].护理实践与研究,2013,10(15):29-30.
[152] 张庆苏.语言治疗学实训指导[M].北京:人民卫生出版社,2013.
[153] 张权.脑梗死后运动性失语患者语言功能恢复机制的 fMRI 研究现状[J].天津:天津医科大学学报,2009,15(3):534-537.
[154] 张淑君,李景新,王振楠,等.针灸治疗卒中后遗症—运动性失语[J].CJCM 中医临床研究,2018,10(29):68-69.
[155] 张通,赵军,白玉龙,等.中国脑血管病临床管理指南(节选版)——卒中康复管理[J].中国卒中杂志,2019,14(8):823-831.
[156] 张通,赵军.中国脑卒中早期康复治疗指南[J].中华神经科杂志,2017,50(6):405-412.
[157] 张通.中国脑卒中康复治疗指南(2011 完全版)[J].中国康复理论与实践,2012,18(4):301-318.
[158] 张先锋.针刺开音穴为主治疗中风失语症 46 例[J].上海针灸杂志,2006,25(4):25-26.
[159] 张小英.舌针配合语言区穴位注射治疗中风失语症 44 例疗效观察[J].黑龙江中医药,2010,39(5):31-32.
[160] 张晓琪.针刺配合颈旁线打刺治疗中风假性延髓性麻痹的临床观察[D].石家庄:河北医科大学,2015.
[161] 张琰,赵雅宁,张盼,等.心智觉知训练联合规律运动对养老院老年人认知能力和生活质量的影响[J].中华物理医学与康复杂志,2014,36(1):39-42.
[162] 张勇,傅立新,朱原,等.针刺治疗中风失语症疗效的系统评价[J].针灸临床杂志,2014,30(11):62-65.
[163] 张玉红.通关开窍法治疗中风失语 208 例[J].现代中西医结合杂志,2008,17(12):1870-1872.
[164] 张玉霞.针刺配合穴位按摩加开窍利咽棒治疗假性延髓性麻痹吞咽障碍 60 例[J].中医临床研究,2013,5(1):44-45.
[165] 赵爱花.互动式护理对脑卒中后抑郁患者康复的影响[J].中国实用神经疾病杂志,

2016,19(9):133-134.

[166] 赵甫刚,常丽静,邢军,等.脑卒中后构音障碍患者的临床特征以及舌针联合个性化构音训练治疗[J].辽宁中医杂志,2018,45(9):1950-1952.

[167] 赵红义,郑健刚,焦蕾.合谷雀啄刺法治疗脑卒中后假性延髓性麻痹构音障碍 30 例[J].山西中医,2009,25(5):41-42.

[168] 赵佶.圣济总录(上册)[M].北京:人民卫生出版社,1982.

[169] 赵丽华,王爱林,徐珍凤.脑卒中患者家庭康复锻炼依从性现状及影响因素调查分析[J].医学理论与实践,2020,33(18):3110-3112.

[170] 赵书会.早期康复护理对脑卒中失语症患者语言功能恢复的影响[J].中西医结合心血管病电子杂志,2016,4(2):175-176.

[171] 郑春红,张秀萍,杨传东.语言训练配合针刺治疗中风运动性失语的临床观察[J].中国实用医药,2012,7(13):234-235.

[172] 郑鸿,齐强.中药联合针灸治疗缺血性中风后失语的临床分析[J].内蒙古中医药,2016,35(6):63-65.

[173] 周义杰,胡启洋,王昭凤,等.中医药治疗卒中后运动性失语的研究进展[J].湖北中医杂志,2019,41(2):59-62.

[174] 朱桂华.58 例脑卒中致失语症的康复护理体会[J].工企医刊,2012,25(6):73-74.

[175] 朱婷,陈秀恩,郑洁皎.重复经颅磁刺激治疗脑卒中后失语症的机制和研究进展[J].按摩与康复医学,2020,11(4):5-8.

[176] 朱现民,岳敏,胡兴旺.针刺五泉穴治疗运动性失语 76 例临床观察[J].时珍国医国药,2011,22(2):447-448.

[177] 朱晓菊,何小俊.音乐疗法治疗脑卒中失语症的研究进展[J].护理研究,2020,34(2):288-290.

[178] 朱镛连.神经康复学[M].北京:人民军医出版社,2010.

[179] 祝路,吴春凤,叶卉.综合康复护理在脑卒中后言语障碍患者中的应用效果观察[J].中国医学创新,2019,16(12):80-83.

[180] 卓大宏.中国康复大全[M].北京:华夏出版社,1992.